Das große Buch der
HEILTEES

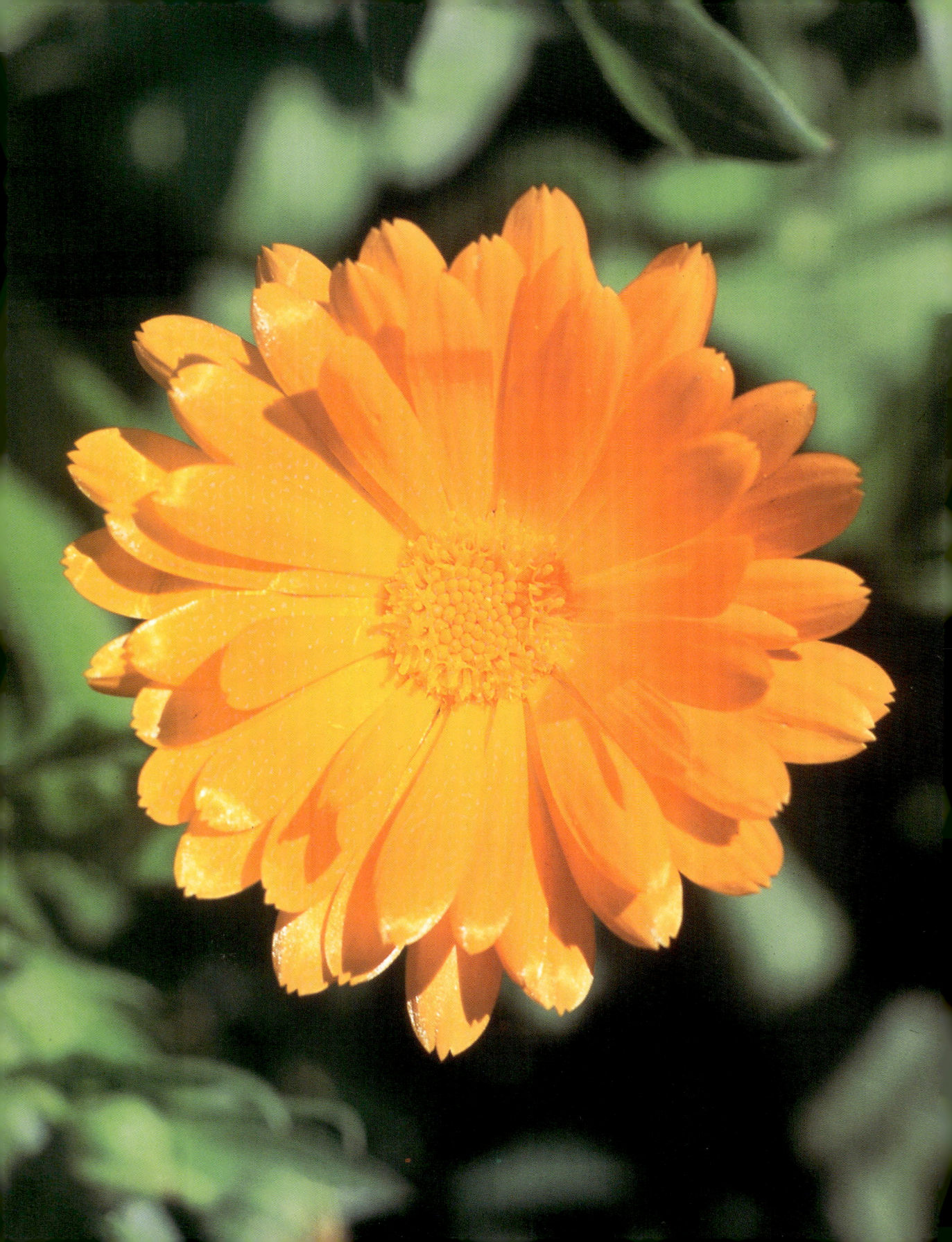

Wolfgang Möhring

Das große Buch der Heiltees

Die besten Teerezepte für Gesundheit und Wohlbefinden

SÜDWEST

Inhalt

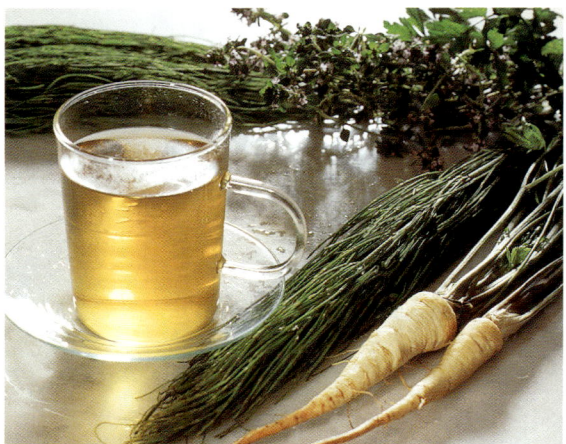

Aromatische Tees mit Heilwirkung.

Wilde Malve – Heilpflanze mit Schleimstoffen.

Inhalt

Stiefmütterchen wirken schmerzlindernd.

Schönheit und Vielfalt – bewusst sammeln.

Einleitung

Müssen wir bei kleineren Alltagsbeschwerden gleich zu starken Medikamenten greifen? Können Kopfschmerzen, Erkältungen oder Schlafstörungen nicht auch sanft behandelt werden? – Nuzten wir doch einfach das jahrhundertealte Wissen um die Heilkraft der Pflanzen. Versuchen wir, wieder etwas mehr in Einklang mit der Natur zu leben und uns ihrer reichhaltigen »Apotheke« zu bedienen. Heilpflanzen, deren Anwendung früher ausschließlich auf Erfahrung beruhte, sind heute wissenschaftlich erforscht, viele ihrer Wirkstoffe können genau definiert werden; aber auch die Grenzen einer Selbstmedikation werden inzwischen kritisch aufgezeigt. Dieses Buch hilft Ihnen, die richtigen Heiltees für Ihre Beschwerden zu finden. Sie werden erstaunt sein, wie vielfältig das Wirkungsspektrum einer einzigen Heilpflanze sein kann, aber auch wie durch die geschickte Kombination verschiedener Kräuter deren Wirkung sich wechselseitig verstärken kann. Sie haben die Wahl zwischen Einzeltees und Mischungen. Probieren Sie die Rezepte doch einfach aus!

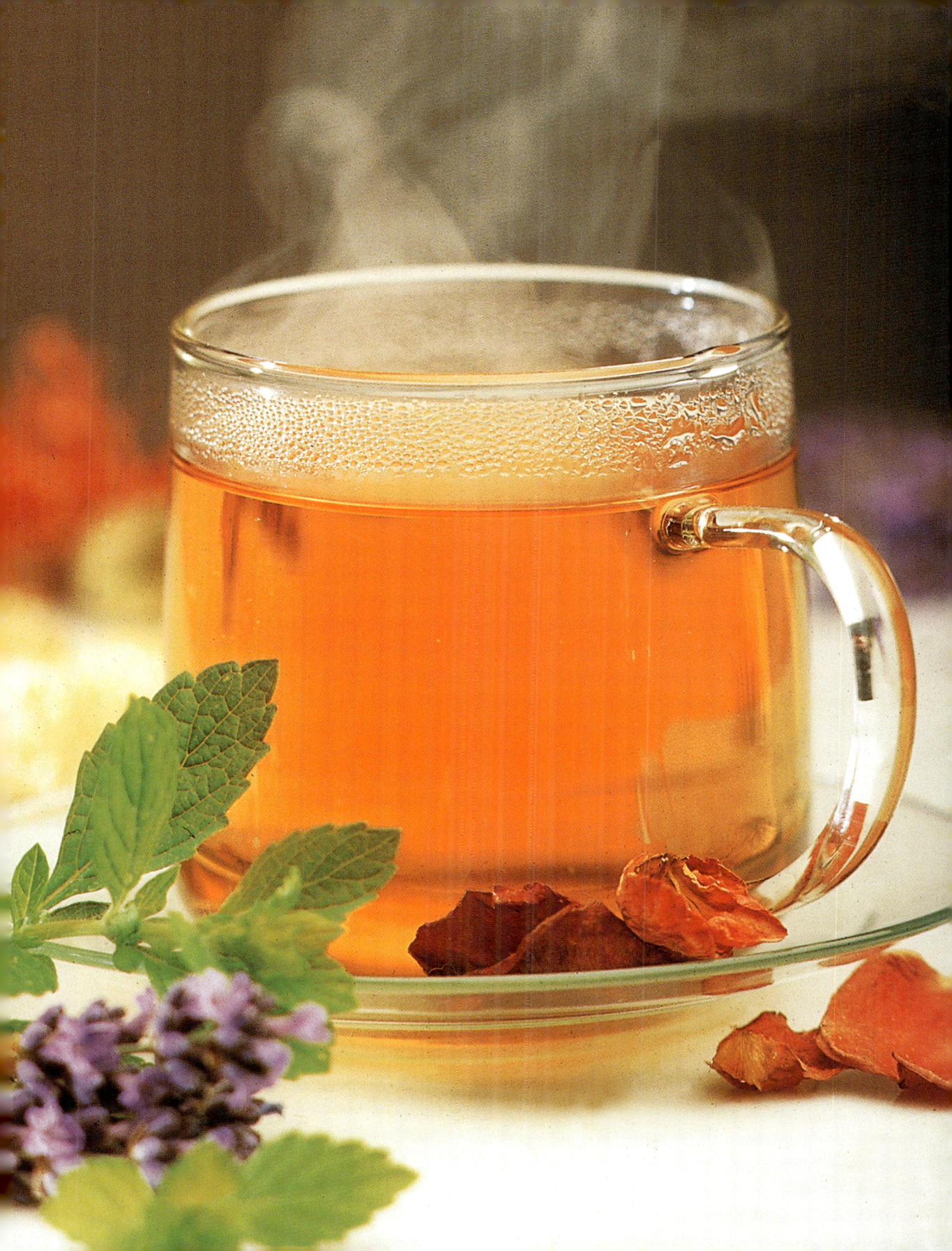

Pflanzen zur Krankheitsbehandlung

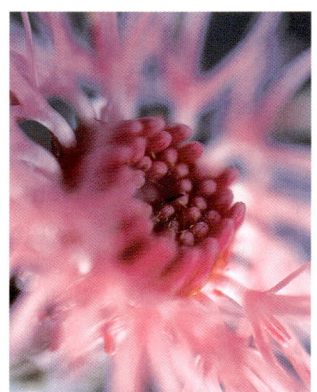

Die Natur – unsere Apotheke: Die Vielfalt der Pflanzen bietet ein breites Spektrum an heilenden und vorbeugenden Wirkstoffen.

Seit Urzeiten machen sich die Menschen die Heilkräfte der Pflanzen zunutze, um Beschwerden zu lindern und Krankheiten zu heilen. Zunächst probierten sie Pflanzen aus, die von kranken oder verletzten Tieren gefressen wurden. Später wurden Heilkräuter verwendet, deren Form, Farbe oder Beschaffenheit zu unserem Körper in Beziehung gesetzt wurde. Die stechende Distel z. B. wurde gegen inwendiges Stechen verwendet. Diese Methode nannte man Signaturenlehre. Manche Heilkundige verfügten auch über ein starkes intuitives Wissen über Wesen und Wirkung der Natur. Im Laufe vieler Jahrtausende wurde aus diesen Erfahrungen eine Wissenschaft, dessen ältestes Dokument das systematisch aufgebaute Heilpflanzenbuch des chinesischen Kaisers Shin-nong sein dürfte, der um etwa 3700 v. Chr. lebte. Im Altertum bildete die Pflanzenheilkunde mit ihren Tinkturen, Extrakten, Ölen und Tees eine tragende Säule der Naturheilkunde. Viele berühmte Ärzte, darunter Hippokrates, Dioskurides, Galen, Magnus und Paracelsus waren Meister auf diesem Gebiet.

Volksheilkunde und moderne Medizin im Einklang

Heute bereichern wertvolle Heilpflanzen wie etwa die Teufelskralle und der Gingkobaum unsere heimische Arzneipalette. Wissenschaftliche Forschungen haben die Wirksamkeit einer Reihe von Heilpflanzen eindeutig belegt, andere aber auch als unwirksam entlarvt. Bis jetzt wurde allerdings nur ein kleiner Teil aller Pflanzenarten auf ihre Heilwirkung hin untersucht. Dabei ist es interessant festzustellen, dass die auf Erfahrung und Beobachtung fußende Anwendungsweise der Volksheilkunde mit der der modernen

Medizin häufig nahezu identisch ist. Die Salizylsäure, die Mitte des vergangenen Jahrhunderts in Blüten und Blättern des Mädesüß nachgewiesen wurde, wird heute bei fieberhaften Erkrankungen und Gelenkrheumatismus eingesetzt. Die Volksheilkunde entdeckte diese Wirkungskraft salizylsäurereicher Pflanzen bereits vor Jahrhunderten. Mittlerweile wurden zahlreiche hochwirksame Inhaltsstoffe mit Hilfe biochemischer Untersuchungsmethoden in Pflanzen nachgewiesen, z.B. die für die Behandlung des kranken Herzens so wichtigen Herzglykoside, die im Roten und Wolligen Fingerhut enthalten sind. Diese und viele andere Pflanzenwirkstoffe liefern heute die Grundlage so mancher hochwirksamer Medikamente, die aus der Medizin nicht mehr wegzudenken sind. So etwa das Chinin aus der Chinarinde, das Morphin aus dem Schlafmohn, das Reserpin aus der indischen Schlangenwurz und das Atropin der Tollkirsche.

Die Mehrzahl der Heilpflanzen wirkt jedoch nicht genauso intensiv. Das bedeutet aber nur, dass die aus diesen Pflanzen hergestellten Heilmittel nicht sofort, sondern erst bei regelmäßiger Anwendung über einen längeren Zeitraum ihre Wirkung entfalten, z.B. Kamille zur Linderung von Entzündungen, Weißdorn bei Herzschwäche und Johanniskraut als Antidepressivum bei leichter

Heilmittel oder Gift?
Atropin ist ein hochgiftiger Inhaltsstoff nicht nur der Tollkirsche, sondern auch anderer Nachtschattengewächse wie z.B. des Bilsenkrauts oder des Stechapfels. Schon drei Beeren der Tollkirsche können tödlich wirken. In der Medizin wird Atropin für krampflösende sowie für pupillenerweiternde Medikamente (etwa bei Augenuntersuchungen) verwendet.

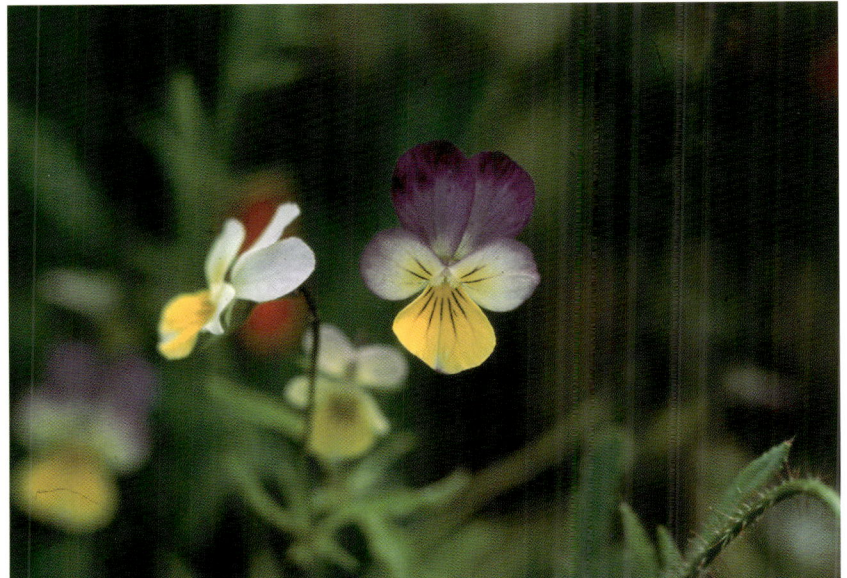

Stiefmütterchen werden bei Hauterkrankungen und rheumatischen Beschwerden eingesetzt.

bis mittelschwerer seelischer Verstimmung. Und ein ganz entscheidender Pluspunkt dieser Art von Heilpflanzen ist, dass sie verhältnismäßig nebenwirkungsarm sind.

Tees – mild aber wirksam

Gegenwärtig erleben wir ein neues starkes Interesse an Heilpflanzen. Das ist darauf zurückzuführen, dass die Möglichkeiten, schwere Krankheiten mit hoch dosierten chemischen und natürlichen Medikamenten in den Griff zu bekommen, in diesem Jahrhundert zwar enorm gestiegen sind, jedoch viele Patienten unter behandlungsbedürftigen leichteren Erkrankungen leiden, bei denen die Nebenwirkungen der potenten Medikamente zum Schweregrad der Beschwerden in keinem akzeptablen Verhältnis stehen. Hier werden zunehmend die milden, aber durchaus wirksamen Pflanzen eingesetzt, wobei sich Tee besonderer Beliebtheit erfreut. Richtig angewendet kann er bei unzähligen Beschwerden ein Quell der Gesundheit sein. Er ist leicht zubereitet und versorgt uns als wohlschmeckendes Getränk mit seinen wertvollen Inhaltsstoffen.

Geschichte der Kräuterkultur
Ausgrabungen der Pfahlbausiedlungen in Unteruhldingen am Bodensee beweisen, dass schon vor etwa 4 000 Jahren in Europa Heilkräuter kultiviert wurden. Die eigentliche Gartenkultur brachten jedoch die Römer in ihre besetzten Provinzen. Auf diese Weise wurden Zwiebelgewächse, Koriander, Kerbel, Kresse und Minze in unseren Regionen heimisch.

Rund um das Teebuch

Die Heilpflanzen, die in diesem Teebuch vorgestellt werden, eignen sich für den Laien. Heilpflanzen und ihre Teeanwendung können bei der Behandlung leichterer Beschwerden und zur allgemeinen Gesunderhaltung hervorragende Dienste leisten. Ihre Anwendung ist risikoarm, was nicht bedeutet, dass Tees in beliebigen Mengen und Zeiträumen eingenommen werden dürfen. Vor der Zubereitung eines Sie interessierenden Tees sollten Sie sich in den allgemeinen Kapiteln über die Zubereitungsverfahren, die richtige Anwendung und die Möglichkeit allergischer Reaktionen und anderer Nebenwirkungen informieren.

Die meisten Heilpflanzen sind im europäischen Raum heimisch. Wegen ihrer guten Wirksamkeit und steigenden Popularität wurden auch exotische Heilpflanzen in dieses Buch aufgenommen. Außerdem werden an geeigneter Stelle Tips zu weiteren wirksamen naturheilkundlichen Behandlungsmöglichkeiten gegeben.

Wozu dieses Buch?

Dieses Buch soll Ihnen bei der Zubereitung einer Vielzahl gut wirksamer Tees zur Seite stehen. Es behandelt einfache Krankheiten und Symptome und soll aufzeigen, wie Sie sich mit den Mitteln der Pflanzenheilkunde selbst behandeln können. Es soll Ihnen helfen, die körperliche Harmonie wiederzuerlangen. Entscheidend für eine erfolgreiche Behandlung ist die Anregung der Lebens- und Selbstheilungskraft unseres Körpers.

Einen großen Raum nimmt in diesem Buch die Krankheitsvorbeugung ein, denn am besten ist es, wenn man gar nicht erst krank wird. Gewöhnlich regen Naturheilverfahren die Abwehrkräfte des Körpers an und unterstützen somit das Immunsystem. Dabei spielt auch die Ernährung eine wichtige Rolle. Sie soll nicht nur schmackhaft sein, sondern alles enthalten, was wir brauchen.

Möglichkeiten und Grenzen

Das gewachsene Interesse nicht nur an heilenden Tees, sondern an sanften, natürlichen Heilweisen ganz allgemein – beispielsweise Akupressur, Kinesiologie, Bach-Blüten- und Aromatherapie – ist ein Zeichen dafür, dass sich die Haltung vieler Menschen ihrer eigenen Gesundheit gegenüber verändert hat. Sie wollen mehr auf ihren Körper hören und selbstverantwortlich mit sich umgehen. Diese Entwicklung ist sehr zu begrüßen, weil eine solche Haltung auf Dauer das gesamte, auf Abwege geratene und sehr teure Gesundheitssystem positiv verändern könnte. Nicht bei jeder Befindlichkeitsstörung muss man sich gleich in ärztliche Hände begeben, in vielen Fällen kann man sich sehr gut selbst helfen.

Das Heilteebuch wird Sie dabei unterstützen. Es möchte Sie mit den einzelnen Pflanzen und ihrer jeweiligen Wirkungsweise vertraut machen und Sie auch zum Selbstsammeln und -trocknen einladen. Gleichzeitig wird im Text immer wieder auf die Grenzen der Selbstbehandlungsmöglichkeiten mit heilenden Tees hingewiesen und eingegangen. Tees sind zwar wirksame Arzneimittel, bei ernsteren Erkrankungen können sie jedoch eine ärztliche oder heilpraktische Therapie allenfalls begleiten und unterstützen.

Gesunde Lebensweise
Pflanzenheilkunde (Phytotherapie) ist nur ein Teilgebiet der Naturheilkunde. Deshalb sollten die Heilanwendungen durch maßvolle Lebensführung, wie z. B. eine ausgewogene Ernährung und bewussten Umgang mit Genussmitteln (Alkohol, Kaffee) unterstützt werden. Auch Gymnastik, Entspannungs- und Atemübungen erhöhen den therapeutischen Erfolg von Pflanzenheilbehandlungen.

Die Inhaltsstoffe von Heiltees

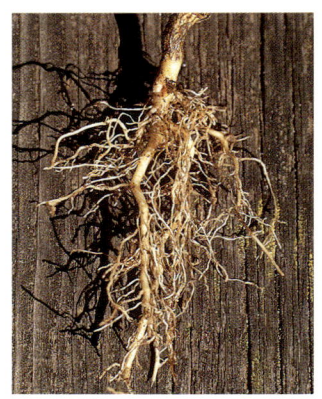

Eine geballte Ladung Biostoffe: Ginsengwurzeln enthalten neben ätherischen Ölen, Gerb- und Bitterstoffen auch verschiedene Glykoside.

Pflanzen und Kräuter nehmen Substanzen aus dem Boden auf und wandeln sie in ihrem Stoffwechsel in Bestandteile um, die unser Körper verdauen kann: in die Nahrungsgrundbausteine Kohlenhydrate, Proteine, Fette, Vitamine und Mineralien.

Andere Inhaltsstoffe, die im pflanzlichen Stoffwechsel gebildet werden, sind von medizinischem Wert, z. B. ätherische Öle, Alkaloide, Gerb- und Bitterstoffe. Sie wirken in unserem Organismus gezielt auf bestimmte Gewebe, Organe oder Funktionen, indem sie die Abwehrkraft stärken, die Funktion eines Organs unterstützen oder seine Heilung fördern. Einige dieser Substanzen dienen der Pflanze zur Aufrechterhaltung der Lebensvorgänge, andere als Lockstoffe für Insekten, damit die Blüten bestäubt werden und wieder andere als Abwehrstoffe, um die Pflanze vor Bakterien-, Pilz- oder Insektenbefall zu schützen. Weiterhin enthält jede Pflanze verschiedene Ballast- oder Begleitstoffe, die die Aufnahme der Wirkstoffe in unserem Körper beschleunigen oder verlangsamen können.

Wie sehr solche Nebenwirkstoffe die Gesamtwirkung einer Heilpflanze beeinflussen, sieht man, wenn man den Hauptwirkstoff isoliert. Er wirkt dann nicht selten anders oder stärker und hat mehr Nebenwirkungen. In Pflanzen ist eine Vielzahl verschiedener Haupt- und Nebenwirkstoffe enthalten, die sich ergänzen und verstärken oder auch schädliche Effekte einzelner Stoffe abschwächen. Daher ist die spezifische Wirkung einer Pflanze auf die Kombination der in ihr enthaltenen Stoffe zurückzuführen.

Die wichtigsten Wirkstoffe

• Alkaloide	• Bitterstoffe
• Glykoside	• Kieselsäure
• Ätherische Öle	• Flavonoide
• Gerbstoffe	• Saponine

Breite Einsatzpalette

Die Fortschritte der biochemischen und pharmazeutischen Untersuchungsmethoden in den vergangenen Jahrzehnten führten zur Entschlüsselung zahlreicher Inhaltsstoffe einzelner Pflanzen. Viele auf Erfahrung beruhende Anwendungsarten von Heilpflanzen erwiesen sich als richtig, einige zu breit gestreute Einsatzbereiche konnten eingegrenzt werden. Die meisten Heilpflanzen enthalten wie bereits geschildert mehrere aktiv wirksame Heilstoffe aus verschiedenen Stoffgruppen. Der vorherrschende Wirkstoff bestimmt das jeweilige Anwendungsgebiet einer Heilpflanze. Diese primären Heilstoffe sind die aktiven Bestandteile, die der pharmazeutischen Industrie als Grundlage oder Vorbild für Medikamente dienen. Aber auch die sekundären Wirkstoffe sowie die arzneilich weniger bedeutenden Stoffe (z. B. die Ballaststoffe), sind bedeutsam. Ballaststoffe spielen eine wichtige Rolle bei der Verdauung. Sie regen die Darmbewegungen an und beschleunigen oder verlangsamen die Aufnahme pflanzlicher Wirkstoffe in unserem Körper. Auch von vielen Flavonoiden ist bekannt, dass sie die Aufnahme anderer Wirkstoffe aus dem Darm erleichtern.

Die unterschiedlichen Wirkstoffe

Die arzneilich wirksamen Hauptstoffe sind nicht in allen Pflanzenteilen in gleichen Mengen vorhanden. Man findet hohe Konzentrationen in Wurzeln und Rinde, oder auch im Kraut, in Blüten, Blättern, Samen oder Früchten. Der Wirkstoffgehalt ist zudem durch den jeweiligen Standort der Pflanze bedingt sowie durch den Boden, der sie nährt. Weiteren Einfluss haben Jahreszeit, Wetter und Sonnenstand. Die Bedeutung all dieser Faktoren variiert je nach Pflanzenart und Pflanzenteil. Um sicherzugehen, dass man seinen Tee aus Heilpflanzen herstellt, die eine ausreichende Menge des benötigten Wirkstoffs enthalten, kauft man sie am besten in der Apotheke oder in seriösen Kräuterhäusern.

Es ist sinnvoll, sich einen Überblick über die hauptsächlichen Wirkstoffgruppen zu verschaffen, um der Heilkraft der Pflanzen auf die Spur zu kommen. Dabei werden im Folgenden jedoch nur

Morphologie der Pflanzen
Die heilenden Wirkstoffe einer Pflanze sind auf ihre verschiedenen Organe verteilt. Am meisten werden die chlorophyllhaltigen Blätter verwendet. Aber auch in Wurzeln, Früchten, Blüten, Samen, Holz und Rinde befinden sich hohe Konzentrationen von heilaktiven Substanzen.

die wichtigsten Inhaltsstoffe genannt, die auch für den Laienanwender von Bedeutung sind.

Alkaloide

Der Name »Alkaloid« ist abgeleitet von der chemischen Eigenschaft alkalisch: basisch, dem Gegenteil von sauer. Alkaloide gehören zu den wirksamsten Stoffen in der Pflanzentherapie. Heilpflanzen, die stickstoffhaltige, wasserlösliche Pflanzenbasen enthalten, beeinflussen das Nervensystem. Manche steigern die Drüsensekretion, andere regen die Muskelbewegungen des Darms und der Gebärmutter an. Immergrün mit dem Alkaloid Vinzamin fördert besonders die Hirndurchblutung, Erdrauch mit dem Alkaloid Fumarin regelt den Gallefluss. Auch das Koffein im Kaffee und das Nikotin im Tabak gehören zu dieser Stoffgruppe.

Die meisten der wirkungsstarken, alkaloidhaltigen Pflanzen sind der Anwendung durch Fachleute vorbehalten und eignen sich nicht für die Selbstbehandlung, da sie hochgradig giftig sind. Nur durch die Hand eines erfahrenen Therapeuten können sie ihre heilsame Wirkung entfalten. Diese »gefährlichen«, oft verschreibungspflichtigen Alkaloide, z. B. das krampflösende Atropin der Tollkirsche, das blutdrucksenkende Reserpin der Schlangenwurz und das schmerzbetäubende Morphin des Schlafmohns sind für viele Krankheiten von großer Bedeutung.

Ätherische Öle

Ätherische Öle sind stark riechende, leicht flüchtige Pflanzenstoffe, die nicht in den Pflanzenstoffwechsel zurückkehren. Sie sind charakteristische Inhaltsstoffe vieler Heilpflanzen und dienen ihnen als Insektenlockstoffe, als Schutz gegen Bakterien, Pilzbefall, Insektenfraß und Wasserverdunstung. Von ihren antibiotischen Eigenschaften macht die Pflanzenheilkunde reichlich Gebrauch. Der Anteil ätherischen Öls in Pflanzen schwankt zwischen 0,01 und etwa 10 Prozent. Hochkonzentriert findet man es in stark duftenden Pflanzen wie etwa Rosmarin, Thymian, Salbei und Fenchel. Wenn sich beim Zerreiben einer Pflanze, z. B. eines Grashalms, ein Duft entwickelt, ist ein ätherisches Öl vorhanden.

Duftstoffe
Die Duftentfaltung der Pflanzen ist sehr unterschiedlich. Entweder riechen sie zeitlich begrenzt, z. B. beim Aufblühen der Knospe um Insekten zur Bestäubung anzulocken, oder sie verströmen ihre Düfte bei Berührung, wie dies bei vielen aromatischen Kräutern der Fall ist.

Stärkung des Immunsystems

Die ätherischen Öle der unterschiedlichen Heilkräuter wirken auf ganz bestimmte Organbereiche besonders gut: Im Rachenraum wirkt z. B. Salbei, auf die Lunge wirken Thymian, Eukalyptus und Ysop, auf Nieren und Blase Wacholder, Petersilie und Sellerie, auf den Dünndarm Engelwurz, Fenchel, Kümmel und Wermut.
Neben der Anwendung als Tees werden ätherische Öle zum Gurgeln, für Spülungen, zur Inhalation, als Einreibung, in Kapselform und für Bäder verwendet.

Ätherische Öle setzen sich aus vielen verschiedenen Stoffen zusammen, von manchen Ölen sind heute über 100 verschiedene Inhaltssubstanzen bekannt. Die Wirkungen sind vielfältig, gemeinsam sind ihnen allen aber antibiotische, desinfizierende und das Immunsystem stärkende Eigenschaften, wenn auch in unterschiedlichem Ausmaß. Dazu kommen bei vielen Ölen noch spezifische Eigenschaften. Sie erleichtern das Abhusten, lösen Krämpfe, wirken harntreibend, stärken die Verdauungsorgane Magen, Darm, Leber und Gallenblase ebenso wie Herz und Kreislauf oder fördern die Durchblutung. Ätherische Öle werden auch sehr gut über die Haut resorbiert. Trotz ihrer »Aggressivität«, die Mikroben effektiv bekämpft, sind sie in der angegebenen Dosierung verwendet unschädlich für das kranke Gewebe. Eine kleine Dosis Thymianessenz (0,7 Milliliter) ist ausreichend, um die Mikroben in 1 000 Milliliter Flüssigkeit zu vernichten. Der Ort, an dem die ätherischen Öle unseren Körper verlassen, profitiert von ihrer antibiotischen Wirkung; die Lunge etwa von Eukalyptus und Latschenkiefer, Nieren, Blase und Harnwege von Petersilie und Paprika. Bei den nieren- und blasenwirksamen Heilpflanzen ist Vorsicht geboten. Falsche Anwendungen können zu Reizungen dieser Organe führen.

Arttypische Düfte
Ätherische Öle bilden sich in den Öldrüsen oder -schuppen der Pflanzen. Sie werden dann in den Ölzellen, -gängen oder -drüsenhaaren abgelagert und verbreiten ihren arttypischen Duft, indem sie bereits verflüchtigt durch die Oberhaut von Blättern und Blüten der Gewächse dringen. Aber auch Harze sind in ätherischen Ölen gelöst und bleiben nach deren Verflüchtigung als zäher Rückstand erhalten.

Bitterstoffe

Bitterstoffe sind keine chemische Gruppe. Sie bestehen u. a. aus Glykosiden, Laktonen und Alkaloiden. Die Volksheilkunde kann sich einer reichen Auswahl an Heilpflanzen bedienen, bei denen Bitterstoffe die Hauptwirksubstanzen sind. Fast alle bitteren Tees wirken wohl tuend auf den Magen-Darm-Trakt, indem sie die Bildung von Verdauungssäften anregen, den Appetit wecken und die Aufnahme von Nahrungsstoffen aus Magen und Darm fördern. Sie helfen bei so weit verbreiteten Beschwerden wie unregelmäßigem Stuhlgang, Blähungen, Appetitmangel und Völlegefühl. Traditionellerweise wird ihre verdauungsfördernde Wirkung in Form eines Gläschens Kräuterlikör oder -schnaps nach dem Essen genossen. Stattdessen kann man sich aber ebensogut auch ein Tässchen bitteren Kräutertee zubereiten. Da Bitterstoffe wasserlöslich sind, lassen sie sich als Tee sehr gut aufnehmen.

Bitterstoffe stärken nicht nur die Verdauung, sondern den gesamten Organismus. Bei Erschöpfung, häufiger Abgeschlagenheit und Blutarmut, während der Genesung und bei älteren Menschen dienen sie als kräftigendes Tonikum. Neuere Forschungen zeigten weitere Wirkungen auf: So verbessern Benediktenkraut und Enzian die Herztätigkeit, Wermut und Enzian unterstützen das körpereigene Abwehrsystem.

Bei der Dosierung sollte man sich an die im Rezept angegebenen Mengen halten, da zu hohe Dosen nicht selten zu Schleimhautreizungen führen können.

Einteilung der Bittermittel in drei Gruppen

• Die reinen *Amara* wie Tausendgüldenkraut, Enzianwurzel, Pomeranzenschalen und Chinarinde, die intensiv die Magensaftsekretion anregen und darüber hinaus auch eine allgemein kräftigende Wirkung entfalten. Sie finden Verwendung bei fehlendem Appetit, zur Verbesserung der Verdauungstätigkeit und bei verschiedenen Schwächezuständen, etwa in der Genesungszeit nach schweren Krankheiten und bei erschöpften Menschen.

• Die *Amara aromatica*, Bitterstoffpflanzen, die gleichzeitig nennenswerte Mengen an ätherischen Ölen enthalten wie Wermut, Engelwurz, Schafgarbe und Mariendistel. Zu der verdauungsanregenden und kräftigenden Wirkung der Bittermittel tritt die Wirkung der ätherischen Öle, wodurch das Anwendungsgebiet erweitert wird. So beeinflussen die Amara aromatica besonders den Darm sowie die Gallenblasen- und Leberfunktion, ergänzt durch die antibakterielle Wirkung der ätherischen Öle.

Bitterstoffe
Die wichtigen Arznei-, Aroma- und Würzpflanzen werden bestimmten Pflanzenfamilien zugeordnet. Bitterstoffe kommen vor allem in der Pflanzenfamilie der Korbblütler (Löwenzahn, Mariendistel und Wermut) sowie der Enziangewächse (Tausendgüldenkraut und Enzian) vor.

In welchen Pflanzen Flavonoide wie wirken	
▶ Birkenblätter	Harntreibend
▶ Rosskastanie und Weinraute	Gefäßwandstärkend
▶ Weißdorn und Arnika	Herzkräftigend, herzkranzgefäßerweiternd
▶ Linden-, Holunderblüten	Schweißtreibend

● Die *Amara acria*, Heilpflanzen, die bitter und scharf schmecken wie Galgant, Ingwer sowie Pfeffer. Amara acria sind hauptsächlich fremdländische Heilpflanzen, die vor allem als Gewürze Verwendung finden. Ebenso wie die reinen Amara und die Amara aromatica unterstützen sie die Verdauungsorgane.

Flavonoide

Unter dem Sammelbegriff »Flavonoide« werden verschiedene, sich im chemischen Grundgerüst gleichende pflanzliche Wirkstoffe zusammengefasst, die in zahlreichen Pflanzenfamilien vorkommen, von den niederen Grünalgen bis zu den hoch entwickelten Blütenpflanzen. Namengebend ist die gelbe Farbe vieler Flavonoidpflanzen (lateinisch *flavus* = gelb). In der Heilkunde werden Flavonoide hauptsächlich zur Krankheitsvorbeugung, bei chronischen Erkrankungen und zur Regulierung enzymatischer Vorgänge in den einzelnen Zellen eingesetzt. Die Flavonoide eignen sich besonders gut für lang andauernde Therapien, da sie nur kurz im Körper verweilen und rasch wieder ausgeschieden werden. So kommt es nicht zur Speicherung der Wirkstoffe und den damit möglicherweise verbundenen toxischen Störungen. An der Gesamtwirkung einer Heilpflanze sind Flavonoide immer aktiv beteiligt.

Die Wirkung eines Flavonoids richtet sich nach seiner genauen chemischen Beschaffenheit, nicht nur nach dem Grundgerüst, so dass es keine einheitliche Charakterisierung gibt. Beispiele für die vielfältigen Wirkungsweisen der Flavonoide sind die blutgerinnungs- und entzündungshemmende sowie kapillarabdichtende Wirkung von Buchweizen und Raute, die krampflösende von Kamille und Süßholz oder die leberschützende der Mariendistel.

Reichtum der Natur
Durch die nahezu unendliche Formenvielfalt der Natur gehen die Wissenschaftler davon aus, dass es mehr als 20 Millionen verschiedene Pflanzenwirkstoffe gibt, von denen erst ein Teil erforscht ist. Die einzelnen Substanzen wirken zwar auch allein, aber besser in Verbindung mit mehreren Wirkstoffen.

Gerbstoffe

Gerbstoffe finden sich in vielen Pflanzen. Sie dienen ihnen als Schutz bei Verletzungen. In der Pflanzenheilkunde sind die Hauptanwendungsgebiete von Gerbstoffen entzündete Schleimhäute wie bei Durchfällen, kleinere Wunden und Blutungen. Bei Verletzungen angewendet bewirken sie eine Verdichtung der Hautoberfläche, da sie die Gefäße zusammenziehen, und damit eine Steigerung der Widerstandsfähigkeit. Wundschorf kann sich durch die Verbindung der Gerbstoffe mit Zelleiweiß bilden. Auf verletzter Haut und Schleimhaut angesiedelten Bakterien wird so der Nährboden entzogen. Innerlich werden Gerbstoffe, beispielsweise aus Blutwurz und Heidelbeere, häufig bei Darmkatarrhen eingesetzt, bei denen sie beruhigend auf die gereizte Schleimhaut einwirken. Höhere Gerbstoffdosen können allerdings den Magen reizen. Äußerlich nutzt man Gerbstoffe wie die der Eichenrinde als Gurgelmittel bei Entzündungen von Mund, Rachen, Zahnfleisch sowie bei Hautentzündungen und Hämorrhoiden – in Form von Umschlägen, die mit Tees oder Auszügen aus gerbstoffhaltigen Pflanzen getränkt sind. Hamamelisrinde ist ein gerbstoffhaltiges Mittel, bei Entzündungen der Haut, bei Wunden und Hämorrhoiden.

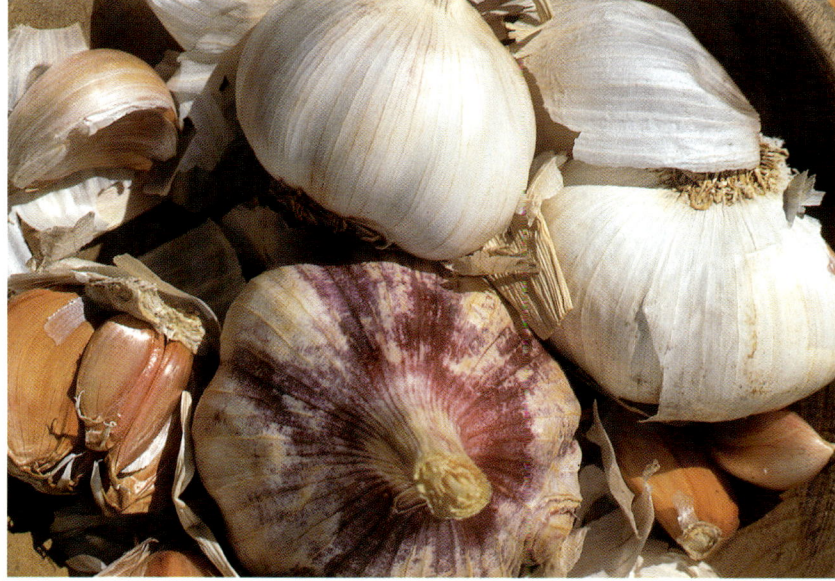

Seit Tausenden von Jahren findet Knoblauch seine Anwendung als Naturheilmittel. Der römische Geschichtsschreiber Plinius empfahl die Knolle gegen nicht weniger als 61 verschiedene Beschwerden.

Glykoside

Bei den Glykosiden handelt es sich um wichtige Pflanzenwirkstoffe, denen gemeinsam ist, dass sie bei Wasseraufnahme in einen zuckerhaltigen und einen nichtzuckerhaltigen Baustein gespalten werden können. Dabei bestimmt der »Nichtzucker« weitgehend die Wirkung. Flavonoide und Bitterstoffe sind oft Glykoside. Der Gruppe der Glykoside gehören auch stark wirkende Substanzen an. Zu den bekanntesten zählen die herzwirksamen Stoffe des Roten Fingerhuts und des Maiglöckchens, die phenolischen Glykoside der Bärentraubenblätter und die abführend wirkenden Anthranoide in Faulbaumrinde und Sennesblättern. Senfölglykoside befinden sich im Meerrettich, in der Kresse, in Knoblauch, Zwiebel und Senf. Auch die schweißtreibende Wirkung der Lindenblüten ist auf Glykoside zurückzuführen.

Kieselsäure

Verschiedene Heilpflanzen wie Ackerschachtelhalm und Spitzwegerich nehmen Kieselsäure aus dem Boden auf und lagern sie in ihrer Zellsubstanz und in ihren Zellmembranen ab. Kieselsäure ist auch ein unentbehrlicher Baustein des menschlichen Organismus, besonders von Bindegewebe, Haut, Sehnen, Bändern, Haaren und Nägeln. Kieselsäurehaltige Heilpflanzen finden besonders dort Verwendung, wo es in diesen Geweben durch verminderte Zufuhr von Kieselsäure über die Nahrung oder durch krankheits-, alters- oder sportbedingte Verschleißerscheinungen zu Schädigungen kommt. Nützlich ist Kieselsäure auch bei Menschen, die von Natur aus unter Bindegewebsschwäche leiden – eine der Ursachen für Krampfadern und Zellulite.

Saponine

Saponine gehören zur Gruppe der Glykoside. Mit Wasser abgekocht bilden sie, wie die namensgebende Seife (lateinisch *sapo* = Seife), Schaum. Man verwendet Heilpflanzen mit Saponinen, etwa Königskerze und Schlüsselblume, bei festsitzendem Husten, um den Schleim zu lösen. Dieser wird von den Saponinen verflüssigt

Der Pflanzenstoffwechsel
Jede Pflanze nimmt mit ihren Wurzeln anorganische, mineralische Stoffe wie Magnesium, Kalium, Phosphor, Stickstoff und Kieselsäure auf. In einem aufwändigen Umwandlungsprozess (Photosynthese) entstehen mit Hilfe von Sonnenlicht, Wasser, Kohlendioxid und Blattgrün die Endprodukte Sauerstoff und Traubenzucker, der dann zu einem Teil in Stärke umgebaut wird. Gleichzeitig werden bei diesem komplexen Prozess in Verbindung mit den resorbierten Mineralstoffen hochwertige Eiweiße, Fettsäuren und Aromastoffe erzeugt.

21

Die Schlüsselblume trägt in der botanischen Fachsprache den Namen »Primula veris«. Ihre Hauptwirkstoffe sind schleimlösende Saponine.

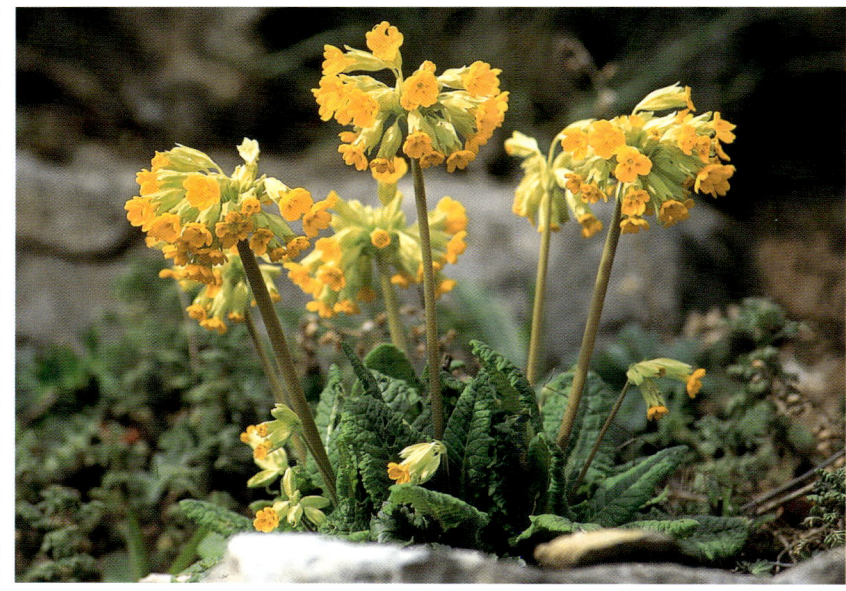

Eine besondere Pflanze
Der Lein, volkstümlich auch Flachs genannt, ist eine seit dem Altertum bekannte Kulturpflanze. Leinsamen werden vor allem bei Verdauungsbeschwerden eingesetzt, doch sollte das aus diesen Samen gewonnene Öl aufgrund seiner wertvollen ungesättigten Fettsäuren auch in unserer Ernährung größere Beachtung finden.

und lässt sich so leichter abhusten. Zudem wird durch eine leichte Reizung der Schleimhäute die Drüsensekretion angeregt. Saponinhaltige Pflanzen wie Süßholz sind auch wassertreibend, stoffwechselanregend und entzündungshemmend. Eine andere Saponingruppe, die steroiden Saponine, ähneln in ihrer Struktur menschlichen Hormonen. Die Ginsengwurzel ist hierzu das bekannteste Beispiel. Wertvoll für die Verwendung von Saponinen als Heilmittel ist auch ihre Eigenschaft, für den Magen normalerweise nicht aufnehmbare Pflanzenstoffe absorbierbar zu machen. Größere Mengen Saponine können jedoch die Magen-Darm-Schleimhaut reizen.

Schleimstoffe

Schleimstoffe sind kohlenhydrathaltige Stoffe, die in vielen Pflanzen vorkommen, oft aber nur in geringen Mengen, die man dann kaum nutzen kann. Die Schleimsubstanzen quellen mit Wasser vermischt zu einem kleisterartigen Schleimbrei auf, der sich als feine Schutzschicht auf gereizte Schleimhäute legt und sie so, etwa bei Entzündungen von Rachen und Kehlkopf (z.B. Eibischwurzel) oder auch bei Schleimhautkatarrhen der Verdauungsorgane (z.B. Leinsamen), vor weiterer Reizung abschirmt und beruhigt.

Eine Verwendungsmöglichkeit als Abführmittel bietet das Quellvermögen des Leinsamens: Aufgrund seiner Volumenvergrößerung drückt er gegen die Darmwand und fördert die Bewegung eines verstopften Darms.

Vitamine, Mineralien und Spurenelemente

Bei einem Überblick über die wichtigsten pflanzlichen Inhaltsstoffe dürfen Vitamine, Mineralien und Spurenelemente nicht fehlen. Sie sind für unseren Körper unentbehrlich als Baustoffe für Gewebe, Zellen, Enzyme und Hormone sowie für unser Immunsystem. Zudem beeinflussen sie die Funktionen unserer Organe und den Wasserhaushalt. Einige Pflanzen weisen besonders hohe Konzentrationen von einzelnen Vitaminen oder Vitamingruppen auf. In Weizenkeimen und grünen Blättern finden wir beispielsweise hohe Konzentrationen von Vitamin E, in Samen, Hülsenfrüchten, Nüssen und Getreidekeimlingen eine große Menge der Vitamin-B-Gruppe. Vitamin C (Askorbinsäure) ist vor allem in Zitrusfrüchten, Paprika, Hagebutten und noch vielen weiteren Obst- und Gemüsesorten enthalten. Mineralien sind in der Mehrzahl aller Heilpflanzen vorhanden, so Eisen in der Brennnessel, Kalzium und Magnesium im Fenchel, Eisen und Magnesium in der Hagebutte. Tees aus Heilpflanzen mit einem dieser Inhaltsstoffe können bei Mangelerscheinungen und bei erhöhtem Bedarf gezielt genutzt werden. Auch Frischpflanzensäfte mit ihrer Kombination aus Vitaminen und Mineralien sind heilkräftig.

Vitamine
Insgesamt gibt es 20 verschiedene Hauptgattungen von Vitaminen mit rund 200 chemischen Abkömmlingen (Derivaten). Zudem wird zwischen wasser- und fettlöslichen Vitaminen unterschieden. Da der Mensch diese wichtigen Moleküle nur in einem sehr geringen Ausmaß selbst herstellen kann, ist durch die Nahrung für eine ausgewogene Vitaminzufuhr zu sorgen.

Wirkstoffabkürzungen

Bei den einzelnen Heilpflanzen in diesem Buch sind die wichtigsten Wirkstoffgruppen in abgekürzter Form angegeben. Vitamine und Mineralien sind nur genannt, wenn sie in größerer Menge vorkommen.

Alk = Alkaloide	Kie = Kieselsäure
Äth = Ätherische Öle	Min = Mineralien
Bit = Bitterstoffe	Sap = Saponine
Fla = Flavonoide	Sp = Spurenelemente
Ger = Gerbstoffe	Sch = Schleimstoffe
Gly = Glykoside	Vit = Vitamine

Nebenwirkungen der Pflanzen

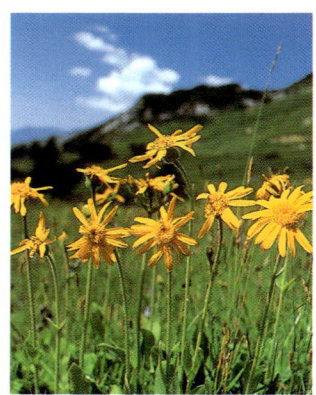

Auf Bergwiesen und Almen gedeiht die in Europa unter Naturschutz stehende Arnikapflanze.

Nicht zum Dauergebrauch
Bestimmte Heiltees sollten nur für die Dauer der Beschwerden getrunken werden, denn sie könnten bei einem längeren Gebrauch Reizungen der Verdauungsorgane und der Harnwege hervorrufen. Auch bei chronischen Krankheiten sollten immer wieder »teefreie« Wochen eingelegt werden.

Tees zur Linderung von Beschwerden und Krankheiten gehören zu den ältesten der bekannten Anwendungsformen von Heilpflanzen. Tee, das klingt harmlos. Vergessen Sie aber nicht, dass es sich bei Heilpflanzen um wirksame Arzneimittel handelt, auch wenn sie meist nebenwirkungsärmer und milder als vergleichbare synthetische Präparate sind. Das gilt vor allem für die dauerhafte Anwendung. Einige Heilpflanzen, die bei fachgerechter Anwendung nebenwirkungsfrei sind, können bei längerem Gebrauch Beschwerden verursachen wie etwa Reizungen der Magen-Darm-Schleimhaut, der Nieren und der Blase. In den einzelnen Pflanzenbeschreibungen und Rezepten wird auf mögliche Nebenwirkungen hingewiesen. Halten Sie sich also an die in diesem Buch angegebenen Dosierungen und Anwendungshinweise! Legen Sie bei chronischen Beschwerden nach einer Teephase eine Anwendungspause von einigen Wochen ein. Schwangere dürfen auf keinen Fall Teemischungen mit abführenden, stark anregenden oder harntreibenden Heilpflanzen verwenden, es sei denn, dies ist ärztlicherseits ausdrücklich erlaubt. Es gibt aber auch eine Anzahl von Tees, die Sie ohne jedes Risiko täglich trinken können.

Allergische Reaktionen

Immer mehr Kinder und Erwachsene leiden an allergischen Reaktionen, an Ekzemen, Heuschnupfen, Asthma oder verschiedenen Nahrungsmittelunverträglichkeiten. Bei über 20 000 Stoffen ist bisher eine mögliche allergieauslösende Wirkung nachgewiesen. Wobei nahezu alle natürlichen oder chemischen Substanzen Allergien verursachen können, oft erst nach vielen Jahren der Anwendung, in denen unser Immunsystem sensibilisiert wurde. Häufig ist die Fahndung nach dem allergieauslösenden Stoff sehr schwierig.

Bedeutende Qualitätsunterschiede

Heilpflanzen werden zunehmend angewendet, d. h. aber auch, dass im Gefolge der Massenproduktion nicht immer mit einem idealen Anbaugebiet, also gutem Boden und den richtigen Klimabedingungen gerechnet werden kann. Deshalb bringt nicht jede Pflanzenkultur die optimale Wirkstoffkombination hervor. In manchen Ländern der Dritten Welt werden außerdem chemische Spritz- und Düngemittel benutzt. Beziehen Sie Heilpflanzen daher aus verlässlichen Quellen.

Heilpflanzen aus der Apotheke haben den Vorteil, dass sie stichprobenartig auf Rückstände und Wirkstoffgehalt untersucht werden müssen. Auch seriöse Kräuterhäuser achten auf gute Qualität.

Die intakte Immunabwehr eines gesunden Menschen unterscheidet klar zwischen schädlichen und unschädlichen körperfremden Stoffen. Bei einem Allergiker werden harmlose, zuweilen sogar gesundheitsfördernde Substanzen als schädlich eingestuft und Antikörper der Sorte Immunglobulin E gebildet.

Am ehesten entstehen allergische Reaktionen bei der Heilpflanzenanwendung durch den direkten Kontakt mit der Haut. Anstatt mit der erwarteten Beschwerdelinderung, etwa bei einem Umschlag, reagiert der Körper mit Rötungen, kleinen Bläschen bis Blasen oder auch größeren wässrigen Schwellungen. Selten kann es auch zu allergischen Reaktionen der Darmschleimhaut kommen. Die betroffenen Personen reagieren nach der innerlichen Anwendung mit Übelkeit, Magenschmerzen und Durchfall.

Reaktionen von Haut und Schleimhaut

Häufigere allergische Reaktionen sind bekannt bei der Arnika, einer sehr wirkungsreichen Heilpflanze aus der Familie der Korbblütler. Die Arnika wird vorwiegend für Umschläge, aber auch für Heiltees benutzt, wobei die innerliche Anwendung dem Fachmann vorbehalten ist. Man vermutet, dass bei der äußerlichen Anwendung in Form von Tinktur, Salbe oder Umschlag der lange und hoch dosierte Gebrauch zu einer Sensibilisierung der Haut führt.

● Die Arnika ist, wie erwähnt, eine Korbblütlerpflanze. Von den Heilpflanzen dieser Gruppe sind vor allem Schafgarbe, Beifuß und

Abwehrreaktionen
Beim Krankheitsbild einer Allergie handelt es sich um eine überschießende Abwehrreaktion des Immunsystems gegenüber körperfremden, eigentlich unschädlichen Substanzen, die dann als Allergen erkannt werden. Am häufigsten verbreitet sind Haut- und Nahrungsmittelallergien sowie Heuschnupfen und allergisches Asthma.

Hundskamille (nicht die arzneilich verwendete Kamille) als gelegentliche Auslöser von allergischen Reaktionen bekannt.

Manchmal tritt eine so genannte Gruppenallergie gegen alle Korbblütler auf, daher finden Sie hier eine Liste der in diesem Buch behandelten Korbblütler:

Alant, Arnika, Artischocke, Beifuß, Benediktendistel, Goldrute, Grindelia, Kamille, Hirtentäschel, Huflattich, Klette, Kornblume, Löwenzahn, Mariendistel, Ringelblume, Schafgarbe, Sonnenblume, Sonnenhut, Wasserdost, Wegwarte, Wermut.

Wenn Sie an einer solchen Gruppenallergie leiden, können Sie sich die nicht korbblütlerhaltigen Teerezepte aussuchen.

● Überempfindlichkeiten sind auch bei Primeln bekannt – zwar selten bei der Schlüsselblume, aber häufig bei Becherprimeln (Zierpflanzen). Weniger oft kann es bei Efeu, Lavendel, Lorbeer, Minze und Zimt zu Allergien kommen.

Auch bei der äußeren Anwendung von Brennnesselblättern kann es zu starken Reaktionen wie Bläschenbildung mit nur langsamer Hautberuhigung kommen, ebenso bei Verwendung des kneippschen Heusacks.

● Ab und an treten Allergien der Darmschleimhäute auf, am häufigsten gegen Sellerie, manchmal bei Artischocke, Zitrusfrüchten, Petersilie und Spargel. Bei Überempfindlichkeiten der Darmschleimhaut ist meistens eine vorherige Sensibilisierung durch häufigen Genuss in großen Mengen erforderlich. Gelegentlich können auch gegen Anis und Fenchel Überempfindlichkeiten auftreten.

Photoallergie

Eine Besonderheit stellt die Photoallergie als Reaktion auf verschiedene cumarinhaltige Heilpflanzen dar. Cumarine wirken gefäßerweiternd und blutgerinnungsverzögernd, sie werden in der Haut abgelagert und gespeichert. Einige wichtige Heilpflanzen enthalten Cumarine, so das Johanniskraut, die Weinraute und der Buchweizen. Nach der äußerlichen oder innerlichen Anwendung solcher cumarinhaltiger Heilpflanzen in Form von Tee, Tinktur oder Extrakt kann es in Verbindung mit starker Sonneneinstrahlung zu allergischen Erscheinungen wie Sonnenbrand und starkem bläschenförmigem Hautausschlag kommen. In gravierenden Fällen

Unerschiedliche Wirkung Teeanwendungen mit Arnika als Therapeutikum bei Herz- und Kreislauferkrankungen sollten wirklich nur nach Rücksprache mit dem behandelnden Arzt begonnen werden. Es könnten möglicherweise Magen-, Darm- und auch zusätzliche Herzprobleme auftreten. Arnikatinktur oder -tee als Einreibung garantieren eine hervorragende Schmerzlinderung bei Verstauchungen, Muskelschmerzen und Hexenschuss. Sie können bedenkenlos zur Selbstmedikation eingesetzt werden. Eine mögliche Hautallergie ist bei richtiger Anwendung eher selten.

kann die Ausheilung sogar Wochen dauern, wobei nach der Heilung der Haut eine übermäßige Pigmentierung zurückbleiben kann. Der Grund für diese Reaktion ist eine Herabsetzung der Lichtreizschwelle der Haut durch die Einlagerung lichtsensibilisierender Stoffe von außen oder innen her. Ein Beispiel für diese Wirkung ist die so genannte Wiesengräserdermatitis, wenn bei starker Sonneneinstrahlung auf Liegewiesen die Haut in Kontakt mit cumarinhaltigen Pflanzen wie Wiesenlabkraut oder Wiesenruchkraut gekommen ist.

Wenn Sie längere Zeit einen Tee mit einer oder mehreren dieser Heilpflanzen trinken, die eine solche Überempfindlichkeit auslösen können, sollten Sie sich keiner intensiven Sonnen- und Lichteinstrahlung wie Sonnenbäder aussetzen.

Müssen Sie sich beispielsweise aus beruflichen Gründen länger in der Sonne aufhalten, sorgen Sie für einen geeigneten Lichtschutz, bedecken Sie Ihre Haut, und schützen Sie Ihr Gesicht, indem Sie einen Hut tragen. Eine gewisse Hilfe sind auch Sonnencremes mit hohem Lichtschutzfaktor. Unterschiedlich in Ausmaß und Häufigkeit des Auftretens kennt man diese Reaktion bei: Bergamotte, Buchweizen, Engelwurz, Johanniskraut, Kerbel, Liebstöckel, bei Garten- oder Weinraute, Petersilie, Meisterwurz, Pastinak und Sellerie.

Hilfe bei Allergien
Desensibilisierungskuren sind mögliche Hilfen, aber nicht immer erfolgreich und häufig mit Aufwand und Kosten verbunden. Ein erfahrener Therapeut muss im einzelnen Fall mit Rat und Tat zur Seite stehen. Allergikern helfen auch oft eine Reinigungskur im Frühjahr und Herbst und ausgewogene Nahrung zur Linderung ihrer Beschwerden.

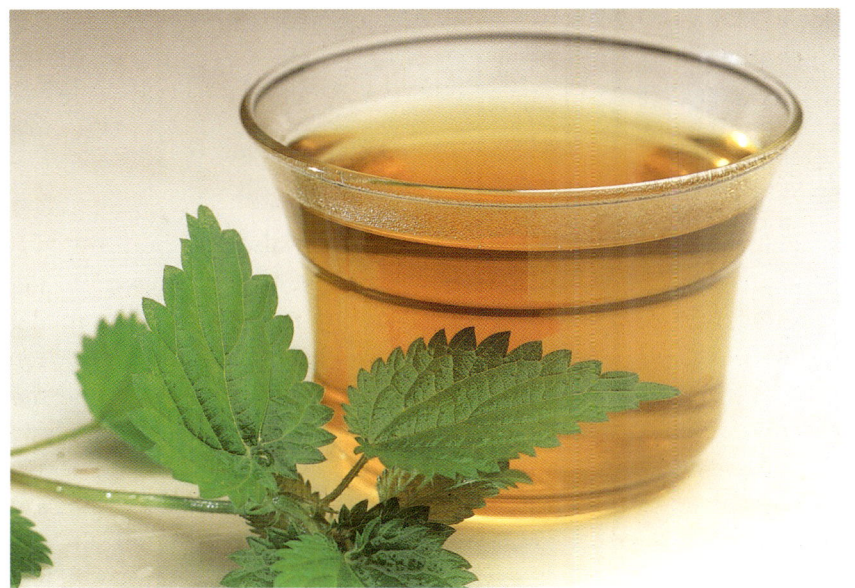

Brennnesseltee hat nicht nur blutreinigende und harntreibende Eigenschaften, sondern wirkt auch lindernd bei allergischen Reaktionen.

Kein Grund zur Beunruhigung

Allergietest
Allergiker sollten auf alle Fälle beim Arzt einen Allergietest durchführen lassen. Die Untersuchung ist zwar mit einem gewissen Zeitaufwand verbunden, doch nur so kann genau festgestellt werden, auf welche Substanzen der Patient nicht reagiert. Bei einer Teeanwendung müssen Sie keine starken Reaktionen befürchten.

Diese Zusammenfassung möglicher allergischer Reaktionen mag Sie vielleicht beunruhigen, dafür gibt es aber keinen Grund. Gemessen an der Häufigkeit ihrer Anwendung sind Überempfindlichkeitsreaktionen auf Heilpflanzen nämlich glücklicherweise selten. Außerdem sind die potenziellen Beschwerden, die nach dem Genuss von Tees, nach Spülungen oder Umschlägen auftreten, in der Regel harmloser Natur. Es besteht also kein Anlass für übertriebene Angst und Besorgnis.

Wenn Sie feststellen, dass Sie auf eine Heilpflanze allergisch reagieren, muss sie nicht sofort abgesetzt werden. Denn oftmals ist nicht die Heilpflanze selbst der allergieauslösende Faktor, sondern bestimmte Dünge- oder Spritzmittel, mit denen die Pflanzen oder ihr Umfeld behandelt wurden, oder auch Stoffe, die die Pflanze aus dem Boden in einem bestimmten Anbaugebiet aufgenommen hat. Daher kann es auch genügen, wenn man Heilpflanzen aus einer anderen Gegend oder in einer anderen Zubereitungsart – neue Mischungen, nur das ätherische Öl oder die Tinktur – verwendet. Wenn trotzdem wieder allergische Reaktionen auftreten, sollte man dem selbstverständlich Rechnung tragen und auf andere Heilpflanzen mit ähnlichen Wirksubstanzen ausweichen.

Achtung bei Korbblütlerallergie

Wenn Sie auf eine Pflanze aus der Familie der Korbblütler allergisch reagieren (beispielsweise auf Löwenzahn), kann es sein, dass Sie auch andere Korbblütler nicht vertragen. Man spricht in diesem Zusammenhang von einer Gruppenallergie.

Meiden Sie dann Teerezepte, in denen folgende Pflanzen vorkommen:

▶ Alant	▶ Hirtentäschel	▶ Ringelblume
▶ Arnika	▶ Huflattich	▶ Schafgarbe
▶ Artischocke	▶ Kamille	▶ Sonnenblume
▶ Beifuß	▶ Klette	▶ Sonnenhut
▶ Benediktendistel	▶ Kornblume	▶ Wasserdost
▶ Goldrute	▶ Löwenzahn	▶ Wegwarte
▶ Grindelia	▶ Mariendistel	▶ Wermut

Tees gegen allergische Reaktionen

• Ist es notwendig, das Verdauungssystem zu beruhigen, trinken Sie *Eibischtee*:
1 bis 2 Teelöffel der Wurzel auf 1 Tasse kaltes Wasser. 1/2 Stunde lang kalt ausziehen, dann durchseihen und auf Trinktemperatur erwärmen. Schluckweise 2 bis 3 Tassen täglich trinken, bis zur Linderung der Beschwerden.

• Aufgrund seiner entzündungshemmenden und abschwellenden Eigenschaften ist *Kamillen-Schafgarben-Tee* ein natürliches Antihistaminikum – in akuten Fällen trinken Sie von dieser Mischung mehrmals täglich 1 Tasse:
Übergießen Sie 1 bis 2 Teelöffel der Mischung zu gleichen Teilen mit 1 Tasse kochendem Wasser. 10 Minuten ziehen lassen und schluckweise trinken. Diese Mischung selbstverständlich nicht anwenden, wenn Sie an einer Gruppenallergie gegen Korbblütler leiden sollten.

• Auch *Brennnesseltee* lindert manche allergische Reaktion:
1 bis 2 Teelöffel Brennnesselblätter mit 1 Tasse kochendem Wasser übergießen, 10 Minuten ziehen lassen und in kleinen Schlucken zu sich nehmen.

Worauf noch zu achten ist

Zu unerwünschten Wirkungen kann es nicht nur kommen, wenn man eine Heilpflanze, die nur zum vorübergehenden Gebrauch bestimmt ist, zu lange einsetzt (z. B. Wacholder reizt die Nieren) oder wenn man sie zu hoch dosiert (z. B. Bittersüß: Eine Überdosierung führt zu Vergiftungserscheinungen). Der Einsatz einiger Heilpflanzen unterliegt bestimmten Einschränkungen, um die man wissen muss. Menschen mit empfindlichem Magen etwa sollten mit Pflanzen, die einen hohen Gerbstoffanteil haben, vorsichtig sein. Wer Herzprobleme hat, für den ist es ratsam, auf Lindenblüten zu verzichten. Da es aber viele Pflanzen mit verwandten Wirkungen gibt, ist es in den meisten Fällen möglich, eine für die erwünschte Wirkung passende zu finden. Zu allen genannten Beschwerden finden Sie in diesem Buch Alternativen. Sonst fragen Sie Ihren Arzt oder Heilpraktiker.

Heilendes Unkraut
Wer hat sich noch nicht an Brennnesseln gebrannt? Dieses ungeliebte »Unkraut« birgt jedoch wertvolle Flavonoide, Vitamine, Karotinoide und Salze in sich. Bevorzugt wird in der Homöopathie die Kleine Brennnessel (Urtica urens) verwendet, die zartere aber weitaus aggressiver wirkende Schwester der Großen Brennnessel (Urtica dioica). Dieses Heilkraut findet besondere Bedeutung in Teemischungen für Frühjahrs- und Herbstkuren.

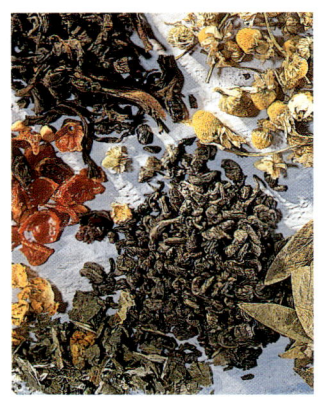

Zur Komposition einer Teemischung aus verschiedenen Heilkräutern bedarf es großer Fachkenntnis.

Hinweise zur Teezubereitung

Einzeltees oder Teemischungen

Sowohl die Verwendung von Einzeltees als auch die von Teemischungen ist sinnvoll. Wenn eine Pflanze hinsichtlich ihrer Wirkung, ihres Geschmacks und ihrer Bekömmlichkeit zufrieden stellt, reicht ein Einzeltee oft völlig aus. Er ist auch am einfachsten zuzubereiten. Die Zusammenstellung der vielfältig wirkenden Teemischungen hingegen ist eine Kunst, die Fachleuten vorbehalten ist. Mischungen sind Wirkkompositionen für spezifische Beschwerden, die nach bestimmten Regeln hergestellt werden. Meistens gibt dabei eine Hauptpflanze die Wirkrichtung an und wird mit Hilfspflanzen kombiniert, die die Wirkung verstärken, sie abrunden, den Geschmack verfeinern, oder für einen zusätzlich gewünschten Effekt sorgen. Häufig fördern auch die Begleitstoffe aus den Hilfspflanzen die Bekömmlichkeit eines Tees. Meist ist es nicht sinnvoll, mehr als fünf Kräuter zu kombinieren.

Die richtige Mischung

● Der wichtigste Bestandteil der Teemischung ist die Heilpflanze, deren Wirkstoff die Heilwirkung festlegt, sie wird als *Remedium cardinale* bezeichnet. Dabei sollte es sich um eine Pflanze handeln, die man auch als Einzeltee für die betreffende Beschwerde verwenden könnte.

● Der Wirkstoff einer weiteren Pflanze unterstützt, mildert oder ergänzt die Wirkung des Hauptmittels, je nach Notwendigkeit. Dieses *Adjuvans,* oder Hilfsmittel, sollte ähnlich wirken wie die Hauptpflanze, falls erforderlich aber auch unerwünschte Begleiterscheinungen abschwächen.

● Das *Korrigens* ist die Heilpflanze, die Wirkung und Geschmack von Remedium cardinale und Adjuvans verbessert. Es sollte in seiner Wirkung genau auf Haupt- und Unterstützungsmittel abgestimmt sein.

● Das *Konstituens* oder Füllmittel schließlich dient dazu, den Tee für Augen, Nase und Geschmacksnerven akzeptabel zu machen, darf aber auch eine eigene zusätzliche Wirkung aufweisen.

Im Handel wird eine große Anzahl fertiger Teemischungen angeboten. Versuchen Sie, Informationen über die Herstellung und Qualität dieser Tees zu erhalten. Im Zweifelsfall gibt man besser etwas mehr für einen qualitativ hochwertigen Tee mit Herstellungsnachweis aus, als sich mit Produkten ungeklärter Qualität abzufinden. Sie können sich die ausgewählte Mischung in der Apotheke herstellen lassen.

Die optimale Menge

Halten Sie sich an die in diesem Buch angegebenen Mengen. Sie sind erprobt. Erhöhen Sie nicht einfach die Dosis oder die Dauer des Ziehens, weil Sie sich eine bessere Wirkung erhoffen. Die hier festgelegten Mengen sind so bemessen, dass sie gut wirken, aber kaum Risiken bergen. Die Mengenangaben beziehen sich ausschließlich auf getrocknete Kräuter und Pflanzen.

Sollten Sie einmal ein Rezept ohne Dosierungsangabe vorfinden, richten Sie sich nach der Standardformel: 1 bis 2 Teelöffel der jeweiligen Mischung oder einzelnen Pflanze für 1 Tasse Wasser. Das entspricht der in vielen (vor allem älteren) Kräuterbüchern gegebenen allgemeinen Anweisung: »Für eine Tasse nehme man so viel, wie man zwischen drei Fingern fassen kann.«

● Eine Tasse in diesem Buch entspricht 150 (nicht 250) Millilitern Wasser.

Mit Muße zubereiten
Auch wenn Sie einen Tee zu Heilzwecken und nicht nur zum reinen Genuss trinken wollen, sollten Sie ihn mit Bedacht zubereiten und bewusst und in Ruhe aus einer schönen, dünnwandigen Tasse trinken.

Maße ohne Küchenwaage

▶ 1 TL Pflanzenpulver = 1,5 g	▶ 1 EL getrocknete Blüten/Blätter = 3–5 g
▶ 1 EL getrocknete Wurzeln = 6–10 g	▶ 1 Messerspitze = 1/4–1/2 TL
▶ 1 TL Flüssigkeit = 5 cm³	▶ 1 EL Samen = 5–10 g
▶ 1 EL Flüssigkeit = 15–20 cm³	▶ 1 Tasse = 150 cm³ Wasser

● Stehen bei Teemischungen keine Zahlenangaben hinter den einzelnen Teebestandteilen, so handelt es sich um eine Mischung der Pflanzen zu gleichen Teilen. Der Gesamtumfang bleibt in diesem Fall Ihnen überlassen.

● Ein Heiltee wird üblicherweise warm und langsam getrunken, wenn nicht anders angegeben zwei bis drei Tassen am Tag.

● Keinesfalls süßen sollten Sie Ihren Heilkräutertee bei Verdauungsbeschwerden, Durchfall und Zuckerkrankheit. Ansonsten ist Honig das beste Süßmittel, vor allem bei Erkältungs- und Hustentees.

● Sind mehrere gleichwertige Tees für ein Symptom angegeben, probieren Sie aus, welcher Ihnen am besten hilft.

Die Zubereitungsarten

Art der Zubereitung
Halten Sie sich bei den Rezepten unbedingt an die vorgeschlagene Zubereitungsart und -dauer. Die vorgestellten Heilpflanzen erfordern zum Teil verschiedene Methoden, um ihre Wirkstoffe optimal ausnutzen zu können.

Man unterscheidet drei verschiedene Verfahren, je nachdem, welche Pflanzenwirkstoffe dem Tee entzogen werden sollen. In diesem Buch sind sowohl für die Mischtees als auch für die Tees aus einzelnen Pflanzen die geeigneten Zubereitungsarten angegeben, auch die Dosierung und Art der Einnahme. Wenn nichts anderes vermerkt ist, bereiten Sie die jeweiligen Tees wie folgt zu:

Aufguss (Infusion = Infus)

Der Aufguss ist die bekannteste Art, Pflanzen die Wirkstoffe zu entziehen. Er funktioniert im Prinzip genauso wie die Zubereitung von schwarzem Tee. Man gibt die Heilkräuter offen oder in einem Teesieb in ein geeignetes Gefäß und begießt sie mit kochend heißem Wasser. Dann lässt man das Ganze 5 bis 10 Minuten lang – je nach Rezept – mit einem Deckel gut zugedeckt ziehen.

Aufgüsse werden vor allem mit Blüten (z.B. Linden- und Kamillenblüten) und Blättern (z.B. Pfefferminz- und Melissenblätter) gemacht. Die Flüssigkeit muss genügend heiß sein, um ihnen bestimmte Stoffe zu entziehen, die Wärme soll aber gleichzeitig nicht zu intensiv auf die Pflanzen einwirken, damit enthaltene flüchtige Stoffe, wie ätherische Öle, nicht zerstört werden.

Schonender ist der Lauaufguss, der meist bei besonders zarten Blüten Anwendung findet.

Wie der Name schon sagt, übergießt man die Kräuter nur mit warmem oder siedendem Wasser, lässt den Aufguss 1/2 Stunde zugedeckt ziehen und seiht anschließend ab.

Abkochung (Decoctum = Dekokt)

Eine Abkochung, bei der die verwendeten Pflanzenteile direkt im Wasser gekocht werden, macht man, wenn man Gerb-, Bitter- und Mineralstoffe entziehen will. Diese kommen vor allem in Rinden, Wurzeln, Samen, Kernen und Hölzern vor, deren Zellwände zum Teil erst bei größerer Hitze aufbrechen und nach längerer Kochzeit die gewünschten Inhaltsstoffe freigeben. Es empfiehlt sich, Wurzeln und Kerne vor dem Kochen leicht zu zerquetschen.

Man gibt die angegebene Heilkräutermenge in einen Topf mit 1/2 Liter kaltem Wasser und bringt dieses dann langsam zum Kochen. Damit möglichst wenige der flüchtigen Wirkstoffe verloren gehen, verschließt man den Topf mit einem Deckel. Den Sud unter gelegentlichem Umrühren so lange auf kleiner Flamme kochen und ziehen lassen, wie in der Rezeptur angegeben – für eine Kurzabkochung 1 bis 3 Minuten, sonst etwa 20 Minuten. Dann den Tee leicht abkühlen lassen und durch ein Sieb abgießen.

Vielseitige Anwendung
Kräutertees werden nicht nur unterschiedlich zubereitet, sondern erstaunen auch in ihren vielseitigen Anwendungsformen. Entdecken Sie mit Hilfe dieses Buches die Bandbreite zwischen medizinischem Therapeutikum und natürlicher Schönheitspflege.

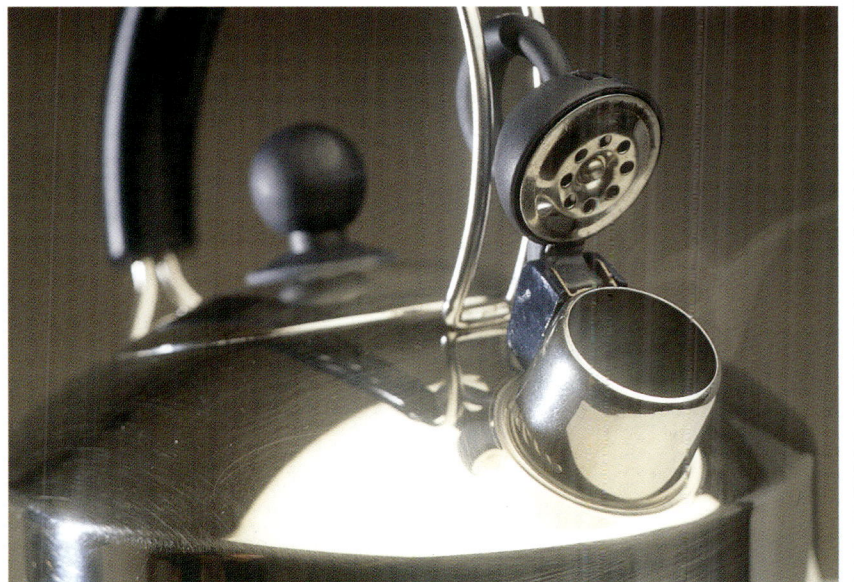

Beim Teeaufguss werden im Gegensatz zur Abkochung die Heilkräuter nur mit kochendem Wasser überbrüht.

Kaltauszug (Mazeration = Mazerat)

Einen Kaltauszug macht man, wenn man ätherische Öle und andere empfindliche Stoffe, z.B. Schleimstoffe, möglichst vollständig erhalten will und gleichzeitig Substanzen wie die Gerbstoffe nur in geringen Mengen erwünscht sind.

Man lässt die Kräuter mit der angegebenen Menge kalten Wassers zugedeckt zwischen 6 und 12 Stunden stehen. Anschließend seiht man den Kaltauszug ab. Wenn man sicher gehen will, dass die sich größtenteils während der langen Einweichzeit vermehrenden Keime abgetötet werden, erhitzt man den Auszug noch einmal kurz bis zum Siedepunkt. Um die Keimmenge zu verringern, können Sie abgekochtes Wasser und möglichst kurz gelagerte Heilkräuter für den Kaltauszug verwenden.

Kein Auspressen
Für den Kaltauszug eignen sich vor allem Schleimdrogen wie Eibisch oder Leinsamen. Nach dem Abseihen sollte jedoch der Kräuterrückstand nicht zusätzlich ausgepresst werden, da sonst auch unerwünschte Substanzen in das Mazerat gelangen könnten.

Kombiniertes Verfahren

Das kombinierte Verfahren setzt sich aus Kaltauszug und Abkochung oder Aufguss zusammen, die nacheinander mit den gleichen Heilkräutern durchgeführt werden. Man verwendet diese Methode, wenn man einer Pflanze verschiedene Inhaltsstoffe entziehen möchte, die jeweils durch unterschiedliche Zubereitungsmethoden gewonnen werden.

Für den Auszug von hitzeempfindlichen Inhaltsstoffen setzt man die benötigte Heilpflanzenmenge 6 bis 8 Stunden in 1 Tasse Wasser kalt an und seiht sie dann ab. Den Kaltauszug stellt man beiseite. Anschließend entzieht man den bereits verwendeten Pflanzen durch Abkochung oder Aufguss mit 1 Tasse Wasser die zusätzlich benötigten Inhaltsstoffe. Die beiseite gestellte Tasse Kaltauszug vermischt man schließlich mit der abgeseihten Tasse Abkochung bzw. Aufguss und erhält so 2 Tassen fertige, warme Flüssigkeit.

Heilkräutersirup

Um einen wohlschmeckenden Heilkräutersirup herzustellen, verrührt man in einem Kochtopf 1/2 Liter Infusion oder Abkochung mit 500 Gramm braunem Zucker und erhitzt die Mischung sehr vorsichtig bis zur völligen Auflösung des Zuckers. Den so gewonnenen Sirup bewahrt man nach dem Abkühlen im Kühlschrank auf. Bei länger andauernden Beschwerden sollte man 3-mal täglich 1 Teelöffel des entsprechenden Sirups zu sich nehmen, bei akuten Beschwerden 3-mal täglich 2 Teelöffel.

Wann die Tees am besten wirken

Um die Heilwirkung der Tees zu verstärken, können Sie die Anregungs- und Beruhigungszeiten für die verschiedenen Organbereiche nutzen, wie sie aus der chinesischen Medizin bekannt sind. Ein Beispiel: Die beste Uhrzeit für einen beruhigenden, krampflösenden Hustentee ist zwischen drei und fünf Uhr morgens. Die im Folgenden angegebenen Zeiten sind jedoch nichts weiter als eine mögliche Unterstützung. Ein erholsamer nächtlicher Schlaf ist sicher sinnvoller, als extra aufzustehen und einen Tee zu bereiten, um bei dem genannten Beispiel zu bleiben. Der Tee wirkt auch zu anderen Zeiten.

Die chinesische Medizin zergliedert den Organismus nicht wie die westliche in einzelne Organe, sondern denkt mehr in Funktionszusammenhängen. Der »Dreifach-Erwärmer« ist ein solcher Funk-

Die innere Uhr
Die Chronobiologie erforscht den zeitlichen Ablauf und Rhythmus der Körperfunktionen. Dazu gehören einfache Biorhythmen wie z. B. der Schlaf-Wach-Rhythmus aber auch komplizierte Stoffwechselvorgänge oder die Schmerzempfindlichkeit. Auch unsere Organe entfalten im 24-Stunden-Rhythmus zu unterschiedlichen Zeiten ihre höchste Aktivität.

Verstärkung der Wirkung zu bestimmten Uhrzeiten

Beruhigende, krampflösende Effekte			Anregung, Aufmunterung, Verdauungsförderung		
Leber	1–3	Uhr	Gallenblase	1–3	Uhr
Lunge	3–5	Uhr	Leber	3–5	Uhr
Dickdarm	5–7	Uhr	Lunge	5–7	Uhr
Magen	7–9	Uhr	Dickdarm	7–9	Uhr
Milz/Pankreas	9–11	Uhr	Magen	9–11	Uhr
Herz	11–13	Uhr	Milz/Pankreas	11–13	Uhr
Dünndarm	13–15	Uhr	Herz	13–15	Uhr
Blase	15–17	Uhr	Dünndarm	15–17	Uhr
Nieren	17–19	Uhr	Blase	17–19	Uhr
Kreislauf	19–21	Uhr	Nieren	19–21	Uhr
Dreifach-Erwärmer	21–23	Uhr	Kreislauf	21–23	Uhr
Gallenblase	23–1	Uhr	Dreifach-Erwärmer	23–1	Uhr

tionsbereich, der in der westlichen Medizin in etwa eine Entsprechung im Lymphsystem hat. Wichtig ist er bei Entzündungen von Mandeln, Hals, Nase und Nasennebenhöhlen sowie für die Kraft und Vitalität unseres Körpers.

Grenzen der Selbstbehandlung

Da Naturheilmittel im Allgemeinen gut zugänglich und auch leicht anzuwenden sind, werden viele Patienten dazu verleitet, auch solche Krankheiten selbst zu behandeln, die eigentlich der Fachkenntnis eines Arztes oder Heilpraktikers bedürfen. Es spricht jedoch nichts dagegen, kleinere Gesundheitsstörungen mit Hilfe von Heiltees selbst zu behandeln. Im Zweifelsfall sollte jedoch stets fachkundiger Rat eingeholt werden.

Zu Beginn der neunziger Jahre half sich bereits jeder dritte Bundesbürger selbst mit Tees und Tinkturen aus zahlreichen Heilpflanzen. Die Tendenz ist steigend. In einigen Fällen aber werden die Heilmittel von begeisterten Laienanwendern und auch Profis überschätzt oder falsch eingesetzt.

Folglich macht sich gelegentlich Kritik an der Pflanzenheilkunde breit, insbesondere wenn Indikationsbereiche zur Heilpflanzenanwendung zu weit gefasst und manche Heilpflanzen sogar als wahre Wundermittel angepriesen werden.

Sinn und Unsinn

Heilpflanzen können eine notwendig gewordene Operation nicht verhindern, ebenso wird man in vielen Fällen bei schweren Krankheiten auf Antibiotika und andere stark wirkende chemische Medikamente nicht verzichten können und wollen.

Die Selbstbehandlung ist da am Platz wo man leichtere Beschwerden, einzelne Krankheitssymptome oder Befindlichkeitsstörungen lindern und heilen kann, etwa Mund-, Hals- und Rachenentzündungen durch Gurgeln mit Salbeitee oder Erkältungen und beginnende Grippe mit schweißanregenden Lindenblütentees. Es gibt aber noch zahlreiche andere, nicht so bekannte Möglichkeiten, wie man sich selbst behandeln kann. Heilkräutertees können die Abwehrkräfte steigern, Krämpfe lösen, Entzündungen lindern, entschlacken, unsere Verdauung fördern und allgemein anregen. Oftmals ersparen sie uns den Griff zu chemischen und oft auch sehr teuren Medikamenten. Wenn man die angegebene Dosierung und die vorgegebene Dauer der Anwendung berücksichtigt, bergen sie fast kein Risiko. Sie ersetzen aber nicht den Besuch bei einem Arzt oder Heilpraktiker.

Ist bei akuten und chronischen Krankheiten eine eindeutige Diagnose durch einen Arzt oder Heilpraktiker gestellt, können Heiltees nach Absprache als begleitende Mittel außerordentlich hilfreich sein und die verordnete Therapie unterstützen. Sprechen Sie die Teerezepte aber vor der Anwendung ab.

Wie bereits geschildert, kann es bei Heilpflanzen in sehr seltenen Fällen, wie bei jedem anderen Nahrungsmittel auch, zu allergischen Reaktionen kommen. Setzen Sie dann die Pflanze zunächst ab. Kommt es zu besonders starken Reaktionen, was bei Befolgung der Anleitungen dieses Buches fast ausgeschlossen ist, wie Hautausschlag am ganzen Körper oder Schleimhautschwellung mit Atemnot, verständigen Sie bitte sofort Ihren Therapeuten oder den Notdienst.

Diese Anweisungen sollen Sie keinesfalls abschrecken, sondern zu einem verantwortlichen Umgang mit sich und Ihrer Gesundheit auffordern. Sie können mit Hilfe dieses Buches Erfahrungen sammeln und werden vielleicht auch ein Liebhaber unserer heilkräftigen Flora, die uns helfen kann, gesund zu werden und zu bleiben.

Geprüfte Qualität
Besonders beim Selbstsammeln von Heilkräutern ist große Vorsicht und Fachkenntnis erforderlich. Leicht können Pflanzen falsch bestimmt oder mit giftigen verwechselt werden. Einige Heilpflanzen wurden in das amtliche Deutsche Arzneibuch aufgenommen. Kauft man diese Kräuter in einer Apotheke, so sind Qualität und Wirkstoffgehalt auch durch regelmäßige Stichproben gewährleistet.

Holen Sie unverzüglich fachlichen Rat ein, wenn

▶ Ihr Körper akute Alarmsignale gibt wie hohes Fieber und starke Schmerzen

▶ Sie eine Veränderung Ihrer Herztätigkeit bemerken und/oder Ihr Kreislauf instabil wird

▶ Sie Veränderungen an Muttermalen oder Warzen feststellen

▶ Bestimmte Symptome verschwinden, dann aber wiederkommen

▶ Leichtere Symptome nach einigen Tagen immer noch bestehen, und Sie nicht wissen, was es sein könnte; hinter zunächst harmlos erscheinenden Symptomen

können sich ernstere Krankheiten verbergen, die Sie als Laie nicht erkennen und schon gar nicht therapieren können

▶ Es trotz der Anwendung eines Tees zu einer Verschlimmerung kommt oder noch zusätzliche Beschwerden wie Fieber, Schmerzen, Durchfall, Übelkeit, Hautausschläge auftreten – dann sollten Sie die Anwendung des Tees unterbrechen und die Ursachen klären lassen

▶ Die Beschwerden nach drei Tagen nicht besser geworden sind oder nach Absetzen des Tees wieder auftreten

Vorbeugen ist besser

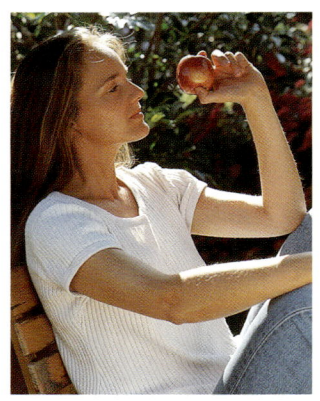

Essen Sie sich gesund. Obst und Gemüse sollten daher ein Hauptbestandteil der täglichen Nahrung sein.

Gesundheit und Krankheit

Gesund sind wir, wenn wir uns im Gleichgewicht befinden – körperlich, seelisch und geistig. Krankheit dagegen ist Ausdruck einer gestörten Harmonie. Paracelsus sagte: »Die Natur ist eine große Harmonie, in der nur fortschreitende organische Entwicklung besteht, Krankheit entsteht, wenn diese Harmonie im menschlichen Körper gestört wird.« Hier spielen seelische Zustände wie Angst, Wut und Schwermut genauso eine Rolle wie Gefühle von Rivalität, Minderwertigkeit und Selbstüberschätzung. Da wir eine Einheit sind und Intellekt, Gefühle und Körper sich gegenseitig beeinflussen, können sich solche seelischen Disharmonien irgendwann körperlich niederschlagen, ebenso wie geistige Haltungen. Solange wir diese Zusammenhänge nicht begreifen und uns bewusst machen, können wir Symptome nicht wirklich verstehen und werden sie einfach nur unterdrücken.

Mehr als Symptombekämpfung

Unser Organismus ist ein komplexes Gefüge. Haben wir nicht die Ursache einer Krankheit bekämpft, sondern nur ein Symptom, wird sich das zugrunde liegende Ungleichgewicht an anderer Stelle bemerkbar machen. Will man körperliche Symptome wirksam behandeln, müssen sie in Zusammenhang mit dem ganzen Menschen gesehen werden, seiner Herkunft und Abstammung, seiner früheren und jetzigen Lebensweise, seiner seelischen und geistigen Verfassung, seinen menschlichen Beziehungen und Überzeugungen, seiner häuslichen und beruflichen Umgebung. Was ein Mensch denkt und fühlt, wie er sich entspannt und bewegt, all dies spielt eine Rolle. Darin die individuellen Krankheitsstrukturen zu erkennen und zu behandeln, ist die Aufgabe eines Arztes oder Heilpraktikers. Krankheiten, auch kleinere alltägliche Beschwerden, sind immer ein Ausdruck von gestörter Harmonie in unserem seelisch-körperlichen Gesamtgefüge. Das gilt für Erkältungen aufgrund einer momentanen Schwächung unseres Abwehrsystems genauso wie für schwer wiegende Krankheiten. Wer zufrieden lebt mit sich, seiner Familie, seinen Freunden und in seinem Beruf, wird weniger krank. Hier ist jeder gefordert, an sich zu arbeiten, dann gibt es vielleicht auch weniger Unmenschlichkeit, Krieg und Umweltprobleme in unserer Welt.

Vorbeugung und Stärkung

Heilpflanzen können uns helfen, eine kurzzeitig gestörte körperliche Harmonie wiederzuerlangen, indem sie direkt auf bestimmte Organe und Körperfunktionen einwirken und die Lebens- und

Psychosomatik
Die Sorge um die eigene Gesundheit umfasst auch den seelischen Bereich. Wer über einen längeren Zeitraum Probleme mit sich herumschleppt, muss damit rechnen, dass sie sich irgendwann körperlich äußern. Weichen Sie daher Ihren Schwierigkeiten nicht aus. Suchen Sie die Kommunikation mit Freunden oder notfalls professionelle Hilfe.

Vorbeugen – aber wie?

▶ *Bewegung* beispielsweise kommt oft zu kurz. Man sitzt tagsüber vor dem Computer, im Büro, im Auto, da tut Ausgleich not.

▶ Unsere *Ernährung* sollte abwechslungreich sein, mit einem hohen Anteil an Gemüse, Obst und Getreide sowie wenig Fett und Eiweiß. Wenn man auf Dauer übermäßig viel Eiweiß konsumiert, kommt es zur Eindickung des Bluts durch den Anstieg von Cholesterin und Fettstoffen, zu Gefäßverengungen und Gelenkbelastungen. Jeder Einzelne muss das für ihn richtige Maß herausfinden. Der Konsum von Fleisch, Wurst, Eiern und Milchprodukten sollte jedenfalls maßvoll stattfinden.

▶ Auch *Abhärtung* gehört zur Vorbeugung.
Setzen Sie Ihren Körper starken Temperaturreizen aus: Sauna, Dampfbad und warme Bäder im Winter, Schwimmen, kalte Duschen und Kneipp-Kuren im Sommer. In gleicher Weise wirken heiß-kalte Wechselduschen. Sie kräftigen den Kreislauf und regen den gesamten Stoffwechsel an.

▶ Ein weiterer wichtiger Bereich im Rahmen der Vorbeugung sind *Entschlackungs- und Reinigungskuren* wie das Fasten im Frühjahr und Herbst, die unseren Organismus entgiften helfen und das Immunsystem wieder auf Vordermann bringen.

Selbstheilungskraft unseres Körpers anregen. Vorbeugung bedeutet, diese Selbstheilungskraft mit einfachen Maßnahmen zu stärken.

Frühjahrs- und Herbstkuren

Regelmäßige Teekuren helfen, den Körper zu entgiften, da sie blutreinigend und entwässernd wirken. Beispiele für wohlschmeckende Rezepte sind:

Schlüsselblumenblüten • Holundertriebe • Brennnessel- und Löwenzahnblätter
● 1 bis 2 Teelöffel für 1 Tasse Wasser als Aufguss, 6 Minuten ziehen lassen. Einige Tage jeweils 2 Tassen trinken. Diese Mischung sollte man im Frühjahr mit frischen Zutaten hergestellt verwenden.

25 g Bohnenschalen • 15 g Birkenblätter • 10 g Pfefferminzblätter • 10 g Schachtelhalmkraut • 10 g Schafgarbenkraut
● 1 bis 2 Teelöffel der Mischung mit 1 Tasse kaltem Wasser übergießen, zum Sieden bringen, 5 Minuten lang ziehen lassen, abseihen und 1 Woche lang 2- bis 3-mal täglich 1 Tasse trinken.

Löwenzahnwurzel und -kraut • Brennnesselkraut • Hagebuttenfrüchte • Birkenblätter
● 1 Teelöffel der Mischung mit 1 Tasse Wasser aufgießen, 10 Minuten ziehen lassen, 2-mal täglich 1 Tasse über einen Zeitraum von 2 Wochen trinken.

Brennnesselkraut • Löwenzahnwurzel und -kraut • Birkenblätter • Schachtelhalmkraut • Erdrauchkraut • Melissenblätter Faulbaumrinde
● 1 bis 2 Teelöffel der Mischung zu gleichen Teilen für 1 Tasse Wasser als Aufguss, 2-mal täglich 1 Tasse 1 Woche lang zu sich nehmen. Diese Mischung wirkt auch leicht abführend.

Vitamine und Mineralstoffe

Es kann sinnvoll sein, eine gewisse Zeit lang nahrungsergänzend Vitamine und Mineralstoffe einzunehmen. Sprechen Sie mit Ihrem

Ausleitungsprinzip
Blutreinigungskuren funktionieren nach dem Prinzip des »Ausleitens«. D. h. schädliche Schlacken werden über Nieren und Darm ausgeschieden. Die Kurwirkung kann durch Obst-, Saft- und Gemüsefastentage unterstützt werden.

Hinweis
Bei eingeschränkter Herz- oder Nierentätigkeit und in der Schwangerschaft entwässernde Tees und Reinigungskuren nicht ohne therapeutischen Rat anwenden.

Arzt oder Heilpraktiker, falls Sie der Ansicht sind, diese Maßnahmen wären wichtig für Sie. Wertvolle Stoffe zur Stimulierung des Abwehrsystems, beispielsweise bei Erschöpfung und Müdigkeit, sind die Vitamine A, C und E und die Vitamine des B-Komplexes sowie die Mineralstoffe Zink und Selen. Sie helfen auch, schädliche, aggressive Stoffe in unserem Körper – die so genannten freien Radikale – zu neutralisieren.

Pflanzliche Stärkungsmittel

● Beliebte pflanzliche Stärkungsmittel sind Blütenpollen und der Bienenköniginnensaft Gelée Royale.

● Die Eleutherokokkwurzel, auch sibirischer Ginseng oder Taigawurzel genannt, wirkt kräftigend bei Müdigkeit und Schwäche sowie das Immunsystem stimulierend. Sie enthält u. a. Eleutheroside und Saponine. Man verwendet die Wurzel ebenso wie den Ginseng bei Kuren über 2 bis 3 Monate. Sie sollte nicht bei hohem Blutdruck oder der Neigung dazu, bei Fieber und arteriosklerotischen Herzkranzgefäßen angewendet werden.

● Bockshornklee enthält Flavonoide, Saponine und Schleimstoffe sowie etwas ätherisches Öl. Er war schon in China unter Kaiser Shin-nong vor 3700 Jahren berühmt. Angewendet wird er äußerlich zur Auflösung von Geschwüren, innerlich zur Kräftigung bei Schwäche und Magerkeit und zur Steigerung der Abwehrkräfte.

● Alle bittermittelhaltigen Pflanzen fallen in die Rubrik der allgemein stärkenden Heilpflanzen. Enzian und Wermut haben darüber hinaus eine positive Wirkung auf die Immunzentren im Darm.

● Knoblauch und Bärlauch sind gut für die Durchblutung und zur Arteriosklerosevorbeugung. Übermäßiger Genuss kann jedoch den Magen reizen. Bärlauch wird von vielen Naturheilkundigen dem Knoblauch sogar noch vorgezogen. Frische Blätter können Sie im Frühjahr bis etwa Juni sammeln und ganz oder gehackt mit Butterbrot oder unter den Salat gemischt essen.

● Herzstärkend sind der in erster Linie bei Kuren angewendete Weißdorn, aber auch die Galgantwurzel als Wochen- und Monatskur. Dazu 6 Gramm Galgantpulver mit 12 Gramm Selleriepulver, 12 Gramm Majoranpulver und 4 Gramm weißen Pfeffer mischen und alles in 400 Gramm abgeschäumten Honig geben. Im Wasser-

Selen

Mit dem Spurenelement Selen ist der Körper meist nicht ausreichend versorgt. Dabei wirkt Selen nicht nur das Immunsystem stärkend, sondern es aktiviert den gesamten Zellstoffwechsel, trägt dazu bei, die Muskeln mit Sauerstoff zu versorgen und ist blutdrucksenkend. Besonders gute Selenlieferanten sind Hülsenfrüchte und Sesamsamen.

Ginseng – besonders wirksam

Eine der Pflanzen, die einen festen Platz unter den stärkenden Heilpflanzen einnimmt, ist die Ginsengwurzel. Ihre wichtigsten Inhaltsstoffe sind verschiedene Saponine, denen man den Namen »Ginsenoside« gab. Die Wurzel findet seit alters im asiatischen Raum Verwendung zum Ausgleich des vegetativen Nervensystems, zur Vitalisierung, bei Erschöpfung, Anspannung und Schwächezuständen, als harmonisierendes und stärkendes Arzneimittel ersten Ranges besonders für ältere Menschen. Wissenschaftliche Untersuchungen konnten alle diese Wirkungen belegen.

Die Wurzel des in Nordamerika und Kanada gezogenen Ginseng wird in der chinesischen Medizin anders verwendet als die asiatische Wurzel. Dem asiatischen Ginseng werden wärmende, dem amerikanischen kühlende Eigenschaften zugeschrieben, was seine Anwendung bei Fieber erklärt. Zudem soll er gut für die Lungen sein. Gelegentlich kann es bei der Anwendung von Ginseng zu einer leichten Erhöhung des Blutdrucks kommen.

Bewegungsmangel
Hinter Antriebsschwäche und Müdigkeit verbirgt sich oft ein eklatanter Bewegungsmangel. Durch leichte Gymnastik, Radfahren oder Spaziergänge an der frischen Luft kann leicht Abhilfe geschaffen werden.

bad erwärmen und zu einem Mus verrühren, 2 bis 3 Teelöffel täglich einnehmen.

Teerezepte gegen Schwäche

Im Folgenden seien nun einige wichtige Teerezepte genannt, die bei allgemeiner Schwäche hervorragend helfen.

30 g Melissenblätter • 30 g Bockshornkleesamen • 15 g Minzeblätter
● 2 Teelöffel für 1 Tasse Wasser als Aufguss, 2 Wochen lang 3 Tassen zwischen den Mahlzeiten trinken. Hiermit erzielen Sie eine vor allem beruhigende und ausgleichende Wirkung.

Gerste • Rosmarinblätter
● 50 Gramm Gerstenkörner in 2 Litern Wasser 1 1/2 Stunden lang bei geringer Hitze kochen, dann durchseihen. Die Flüssigkeit nochmals zum Kochen bringen, dann vom Herd nehmen und 1 bis 2 Esslöffel Rosmarinblätter dazugeben. 1/2 Stunde lang ziehen lassen und durch ein Sieb seihen.

Täglich 3 Gläser bei Bedarf trinken. Der Rosmarin wirkt allgemein kräftigend und kreislaufstärkend.

Grüner Hafer
• 1 Esslöffel grünen Hafer mit 4 Tassen Wasser bei geringer Hitze 20 Minuten lang sieden und dann über den Tag verteilt trinken. Hafertee ist beruhigend, kräftigend und entwässernd.
TIP Sie können auch 1/2 bis 1 Teelöffel Brennnessel dazugeben, um die entschlackende Wirkung zu verstärken, oder für eine noch intensivere beruhigende Wirkung 1/2 bis 1 Teelöffel Johanniskraut.

15 g Enzianwurzel • 15 g Chinarinde • 15 g Ginsengwurzel 15 g Rosmarinblätter • 10 g Eleutherokokkwurzel
• 1 Teelöffel für 1 Tasse Wasser als Aufguss, 5 Minuten ziehen lassen und warm 2 Tassen täglich ungesüßt trinken. Die Wirkung dieser Mischung ist besonders dynamisierend.
Nicht bei Bluthochdruck und Magenbeschwerden verwenden.

Mateblätter • Pfefferminzblätter • Spargelwurzel • Süßholzwurzel • Löwenzahnwurzel • Hagebuttensamen • Ringelblumenblüten • Kornblumenblüten

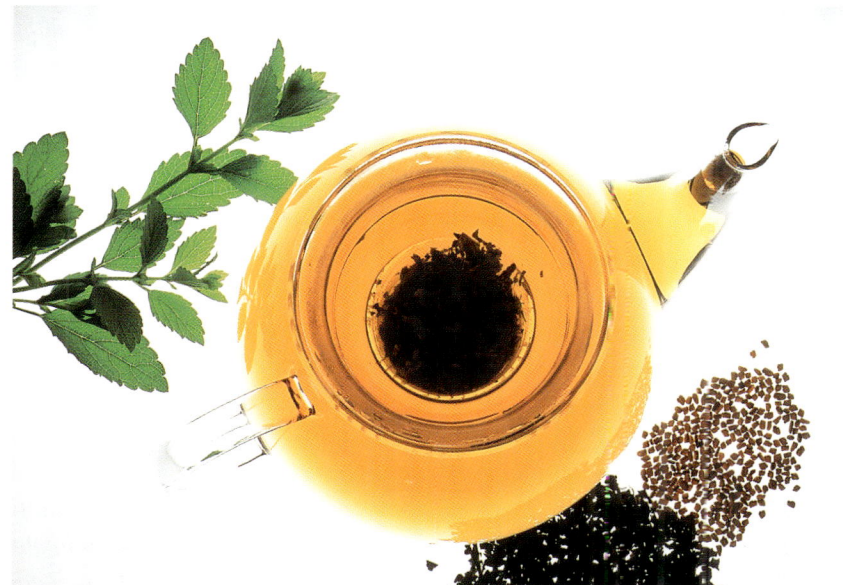

Grüner Hafer
Hafer wird seit dem Altertum als Kulturpflanze angebaut. Unter Grünem Hafer versteht man die kurz vor der Vollblüte geerntete, also noch grüne Haferpflanze, die dann zur Verwendung als Heiltee sehr schnell getrocknet werden muss.

Viele der vorgestellten Teemischungen sind nicht nur äußert gesundheitsfördernd, sondern durchaus auch wohlschmeckend.

• 1 Teelöffel für 1 Tasse Wasser als Aufguss, 10 Minuten ziehen lassen und bei Bedarf tageweise 2 Tassen trinken. Mit dieser Mischung bekommen Sie einen gesunden leber-, nieren- und kreislaufanregenden Erfrischungstee mit der Natursüße der Süßwurzel, den man kalt und heiß trinken kann. Er wirkt belebend aufgrund der Mateblätter und enthält Vitamin C durch die Hagebuttensamen. Die Löwenzahnwurzel regt außerdem die Nieren zur Ausscheidung von Giftstoffen an. Wegen des Süßholzes ist dieser Tee jedoch nicht zum Dauergebrauch geeignet, ebenso sollte man auf ihn bei Nierenerkrankungen, Gallenblasenleiden und Bluthochdruck verzichten.

Anregung und Aphrodisierung

Psychische Ursachen
Mangelnde sexuelle Lust hat meist psychische Ursachen. Gründe liegen beispielsweise in Partnerschaftsproblemen oder Gefühlen der Überforderung oder Minderwertigkeit. Potenzsteigernde Mittel sind in diesem Fall fehl am Platz. Sie bewirken ohnehin bestenfalls eine allgemeine Stärkung und Anregung. Die anziehendste Ausstrahlung hat ein glücklicher und vitaler Mensch.

Aphrodisische Wirkungen werden den Blütenpollen, dem Gelée Royale und dem Ginseng zugeschrieben, was wohl vowiegend auf deren allgemein kräftigende Wirkung zurückzuführen ist. Auch Knoblauch, Zwiebeln, Sellerie, Spargel, Brennnesselsamen, Puffbohnen, Bohnenkraut und Liebstöckelwurzel gelten in der Volksmedizin als Lustmacher. Sie wirken insofern aphrodisisch anregend, als sie insgesamt zu einer vitalen Ausstrahlung beitragen. Von vielen Präparaten, die als aphrodisierend angepriesen werden, ist unbedingt abzuraten. Yohimbinrinde und die Tinktur der Spanischen Fliege beispielsweise haben starke Nebenwirkungen. Zudem, das trifft auch für viele andere Mittel zu, konnte bisher bei keinem der beiden Präparate die aphrodisische Wirkung tatsächlich nachgewiesen werden.

Aphrodisiaka für Männer

80 g Damianablätter • 30 g Ginsengwurzel • 20 g Echinaceablätter
• 2 Esslöffel für 1/2 Liter Wasser, 5 Minuten kochen, 2 Tassen täglich trinken.

Ingwerwurzel • Süßholzwurzel • Zimtrinde
• Als 5-minütige Kurzabkochung mit 1 bis 2 Teelöffeln für 1 Tasse Wasser.

Spargel
- 20 Tage lang 5 bis 10 Gramm pulverisierten Spargel in Milch gelöst einnehmen. Dieses Rezept stammt aus der indischen Ayurveda-Heilkunde.

**80 g Damianablätter • 50 g Weidenröschenkraut mit Blüte
40 g Walnussblätter • 30 g Brennnesselblätter**
3 Esslöffel in 3/4 Liter naturreinen, trockenen Weißwein geben, 12 Minuten kochen lassen und abfiltern. 1 Schoppen täglich.

Vitalisierung für Frauen

**Teufelsabbisskraut • Himbeerblätter • Brennnesselblätter
Süßholzwurzel • Ginsengwurzel**
- 1 Teelöffel für 1 Tasse Wasser als Aufguss. Jeden Tag 2 Tassen zu sich nehmen.

Eisenkraut • Kamillenblüten • Teufelsabbisskraut • Himbeerblätter • Brennnesselblätter • Ginsengwurzel
- 1 Teelöffel für 1 Tasse Wasser als Aufguss. 2 Tassen täglich zur besonders milden, Kräfte sammelnden Entspannung.

Bohnenkraut
- 2 Teelöffel für 1 Tasse Wasser als Aufguss. 10 Minuten ziehen lassen, abseihen. Über einige Wochen hinweg 1-mal täglich 1 Tasse zu sich nehmen.

Liebstöckelwurzel
- 2 Teelöffel fein geschnittene Wurzel mit 1 Tasse kaltem Wasser übergießen, bis zum Siedepunkt erhitzen und abseihen. Täglich 1 bis 2 Tassen trinken.

Frauenheilkunde
Falls Sie unter prämenstruellen Beschwerden, Regelschmerzen oder Zyklusunregelmäßigkeiten leiden, finden Sie im Kapitel »Frauenleiden« (siehe Seite 116ff.) eine Reihe wirksamer Heiltees.

Allgemein anregender Tee

Schwarzen und grünen Tee zu gleichen Teilen mischen, 1 Teelöffel für 1 Tasse Wasser als Aufguss, dazu jeweils 1 Prise Zimt, Nelke und Kardamom. Die anregende Wirkung dieser Mischung entfaltet sich durch das Koffein des schwarzen und grünen Tees.

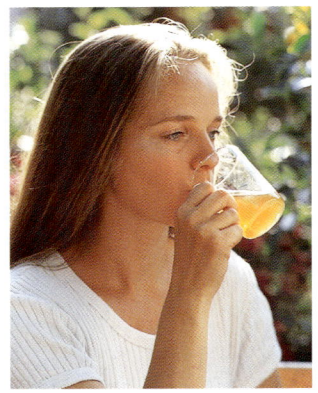

Für eine gesunde Darm- und Nierenfunktion sollten täglich mindestens zwei Liter Flüssigkeit aufgenommen werden. Warum nicht einen Teil durch wohlschmeckende Kräutertees decken?

Tees für jeden Tag

Sie finden in diesem Kapitel verschiedene Teemischungen für wohlschmeckende Kräuter- und Früchtetees, die Sie im Gegensatz zu den Heiltees ohne Bedenken häufig trinken können und die auch für Kinder geeignet sind. Auch einige der exotischen Tees sind als Getränk für den regelmäßigen Gebrauch geeignet.

Das Grundrezept

Das folgende grundlegende Teerezept basiert auf Brombeer- und Himbeerblättern, weil sie gut schmecken, nur milde Heilwirkungen besitzen und man keine Nebenwirkungen befürchten muss.

Sie können sich diesen Tee in der Apotheke mischen lassen oder ihn selbst herstellen. Wenn Sie die Blätter eigenhändig sammeln, achten Sie darauf, nur Pflanzen zu verwenden, die möglichst frei von Schadstoffen sind. Die beste Sammelzeit ist Ende März bis Mai, wenn die Blätter noch jung und zart sind. Mischen Sie die frischen Himbeerblätter mit der doppelten Menge Brombeerblätter, und lassen Sie diese Mischung etwa 6 Stunden lang zum Anwelken stehen. Dann zerdrücken Sie die angewelkten Blätter mit einem Nudelholz und besprengen sie mit ein wenig Wasser. Anschließend das Gemisch in saubere Leinentücher einrollen und 2 bis 3 Tage dem Gärprozess, der Fermentation, überlassen. Am besten knoten Sie die Blätter in ein Leinentuch und hängen dieses an einem warmen Ort auf. Nicht direkt in die Sonne hängen oder legen! Nach ungefähr 2 bis 3 Tagen breiten Sie den Inhalt des Tuches zum Trocknen aus. Sie können die Blätter auch bei 35°C im Backofen trocknen. Die getrockneten Blätter zerkleinern und den fertigen Tee in ein gut schließendes, lichtundurchlässiges Gefäß geben. Der Tee wirkt leicht stopfend, was Sie, wenn Sie zu Verstopfung neigen, durch ballaststoffreiche Kost ausgleichen können.

Dieser Haustee hat den Vorteil, dass er frei von Koffein ist und Sie ihn ganz wie Sie wollen früh, mittags oder abends trinken können. Süßen Sie nach Geschmack, oder säuern Sie den Tee mit Zitrone.

Nehmen Sie 1 Teelöffel für 1 Tasse Wasser als Aufguss, und lassen Sie den Tee 5 bis 10 Minuten ziehen.

Variationen

Erweitern Sie den Basistee aus Brombeer- und Himbeerblättern je nach Geschmackswunsch oder für bestimmte Heilzwecke mit:

- Mild entwässernden Hagebuttenfrüchten zur Vitamin-C-Zufuhr und als Durstlöscher
- Durstlöschenden, fruchtig säuerlich und angenehm schmeckenden Hibiskusblüten
- Beruhigenden und ausgleichenden Melissenblättern
- Mild entspannenden Orangenblüten
- Weißen Taubnesselblüten bei Frauenbeschwerden
- Birkenblättern zur milden Entwässerung für eine 4-Wochen-Kur im Frühjahr oder Herbst
- Linden- oder Holunderblüten zur Erkältungsvorbeugung 3 bis 4 Wochen lang
- Löwenzahnwurzel und -kraut oder mit Mariendistelfrüchten für die Leber, 4 bis 8 Wochen
- Tausendgüldenkraut zur Appetitanregung
- Rosmarin, wenn man morgens nicht aus dem Bett kommt, als Muntermacher statt Kaffee
- Faulbaumrinde oder Sennesschoten bei Verstopfung, maximal 2 Tage
- Wermutkraut zur allgemeinen Stärkung und zur Anregung der Verdauung
- Kümmelfrüchten zur Blähungslinderung und Krampflösung

Sie können die Geschmacks- und Wirkrichtung des Basistees auch verändern, indem Sie Waldmeisterkraut, Blätter der Schwarzen Johannisbeere, Thymiankraut oder Wachholderbeeren hinzufügen. Bei Bedarf mit ein wenig Zitrone abrunden. Man nimmt für alle Tees 2/3 der Menge vom Basistee und 1/3 der jeweiligen Heilpflanze, übergießt 1 bis 2 Teelöffel dieser Mischung mit 1 Tasse kochendem Wasser und lässt den Tee 5 bis 10 Minuten ziehen. Lesen Sie aber zuvor die Beschreibungen zu den einzelnen Pflanzen, wo auf mögliche Nebenwirkungen hingewiesen wird.

Birkenblätter

Weil Birken jeder kennt, und man bei jedem Waldspaziergang auf sie trifft, ist es einfach, Birkenblätter selbst zu sammeln. Eine gute Sammelzeit ist kurz nach der Blüte im Mai. Man kann die zarten grünen Blättchen auch in kleinen Mengen frisch verwenden, z. B. als Zutat für Salate.

Himbeerblätter verleihen Teemischungen ein besonders angenehmes Aroma.

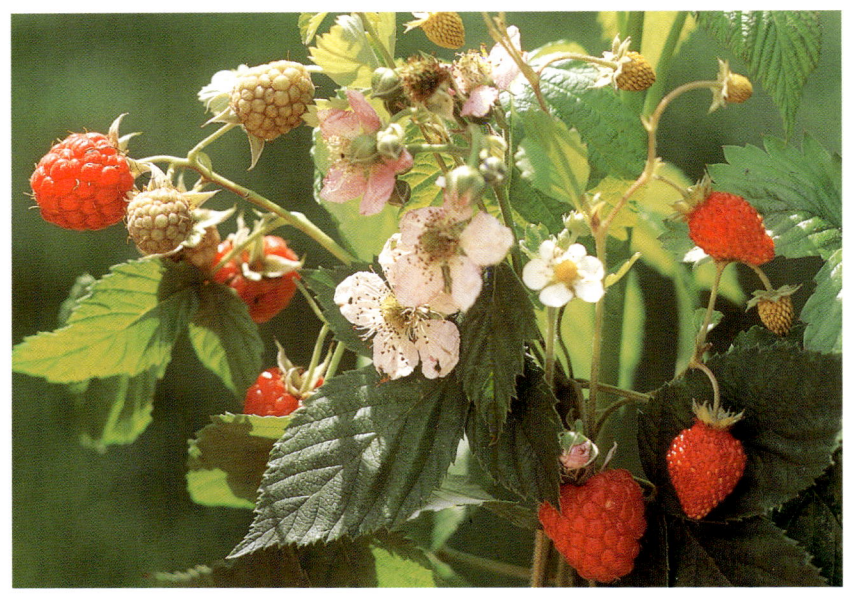

Teemischungen

Durstlöschend

Viel Vitamin C
Hagebutten, die Früchte der Heckenrose, schmecken nicht nur sehr gut als Tee, sie sind auch reich an Vitamin C. Man kann sie ab September sammeln. Der Heckenrosenbusch wächst an sonnigen Waldrändern und Böschungen.

40 g Brombeerblätter • 20 g Himbeerblätter • 20 g Hagebuttenfrüchte • 20 g Hibiskusblüten
● 1 Teelöffel der Mischung pro Tasse Wasser als Aufguss, 5 bis 10 Minuten ziehen lassen.

Erfrischend

20 g Berberitzenfrüchte • 80 g Hagebuttenfrüchte
● 1 bis 2 Teelöffel pro Tasse Wasser Aufguss, 5 bis 10 Minuten ziehen lassen.

Fruchtig

Hibiskusblüten • Hagebuttenfrüchte • Schwarze Johannisbeeren
● 1 bis 2 Teelöffel für 1 Tasse Wasser als Aufguss, 10 Minuten ziehen lassen. Abseihen, nach Wunsch mit Honig süßen oder mit Zitrone aromatisieren.

TIP 3 gehäufte Esslöffel der obigen Früchtemischung und dazu 1 bis 2 Zimtstangen mit 1 Liter kochendem Wasser übergießen, 5 Minuten ziehen lassen, dann abseihen und kalt stellen. Anschließend den Saft von 1 bis 2 Zitronen und die Zitronenschale von 1 Zitrone zugeben. Nach Bedarf süßen.

Kräftigend

Waldmeisterkraut • Thymiankraut • Erdbeerblätter • Brombeerblätter • Himbeerblätter
● 1 Teelöffel für 1 Tasse Wasser als Aufguss, 5 bis 10 Minuten ziehen lassen.

Bowle mit fruchtigem Tee

1,5 Liter des fruchtigen Tees aus Hibiskusblüten, Hagebuttenfrüchten und Schwarzen Johannisbeeren bereiten, dazu 1 Flasche Mineralwasser oder Sekt, Saft von 3 süßen ausgepressten Orangen, Ananaswürfel, 250 bis 500 Gramm halbierte Erdbeeren, 1 bis 2 Esslöffel Honig für eine milde Süße. Über Nacht ziehen lassen, und die Bowle am nächsten Tag mit Eiswürfeln servieren.

Blutreinigend

30 g Erdbeerblätter • 15 g Himbeerblätter • 15 g Schlüsselblumenblüten • 15 g Schlehdornblüten • 15 g Brombeerblätter
● 1 Teelöffel dieser Kräutermischung für 1 Tasse Wasser verwenden und als Aufguss zubereiten, dann 5 bis 10 Minuten ziehen lassen. Über einige Wochen hinweg täglich 2 bis 3 Tassen von diesem Heiltee zu sich nehmen.

Abwehrsteigernd

Lindenblüten • Hagebuttenfrüchte • Melissenblätter Pfefferminzblätter
● 1 bis 2 Teelöffel der Mischung für 1 Tasse Wasser als Aufguss, 5 bis 10 Minuten ziehen lassen, abseihen. Morgens und abends 1 Tasse trinken.

Dufterlebnis
Waldmeister ist als Arznei-, Duft- und Würzpflanze besonders beliebt. Sein angenehmer aromatischer Wohlgeruch entsteht durch Cumarin, das beim Trockenvorgang vom Cumaringlykosid abgespaltet wird. In Teemischungen zeigt das Waldmeisterkraut eine beruhigende und bei Kopfschmerzen auch krampflösende Wirkung.

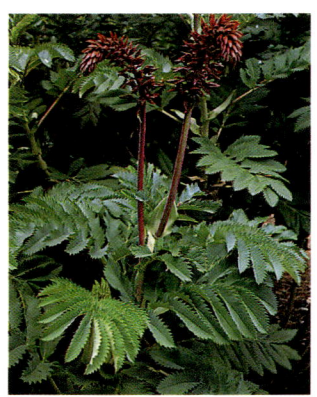

Heilpflanzen aus Asien und Südamerika gewinnen mehr und mehr an Beliebtheit. In ihren Herkunftsländern werden sie zum Teil seit Jahrtausenden in der Volksmedizin eingesetzt.

Exotische Kräutertees

Angostura

Die Rinde des südamerikanischen Angosturabaums enthält Alkaloide, Bitterstoffe und ätherisches Öl. Sie wurde früher weit häufiger verwendet als heute, als Amarumaromatikum und zur Anregung der Magensaftsekretion. Angosturarinde ruft in höheren Dosierungen eingenommen Übelkeit und Erbrechen hervor.

Condurangorinde • Angosturarinde • Enzianwurzel
● 2 Teelöffel für 1 Tasse Wasser kalt ansetzen. 1 bis 2 Tassen täglich vor den Mahlzeiten trinken. Dieser sehr bittere Tee ist nicht für magenempfindliche Personen geeignet und nicht für den Dauergebrauch.

Angurate

Condurango
Der Condurangostrauch ist in Ekuador, Peru und Kolumbien heimisch. Er enthält Bitterstoffe, Flavonoide, Cumarine und ätherisches Öl. Seine Rinde ist ein Bittermittel und als solches bei Schwächezuständen, Appetitlosigkeit und zur Anregung der Verdauungssäfte wirksam.

Angurate ist ein Strauch aus Südamerika, dessen Stängel, Wurzeln und Zweigspitzen zur Heilung und Linderung verschiedener Beschwerden angewendet werden. Er wächst in den Anden in 2 000 bis 4 000 Metern Höhe und wird besonders in Peru bei Gastritis, Sodbrennen, Übelkeit, Appetitlosigkeit und Druck- oder Völlegefühl eingesetzt. Angurate enthält Flavonoide und ätherisches Öl. Diese Pflanze gilt allgemein als entzündungshemmend und krampflösend im Magen-Darm-Bereich. Seine Wirkungsweisen sind jedoch noch nicht wissenschaftlich untersucht, Nebenwirkungen sind bis jetzt nicht bekannt.

Anguratetee
● 1 gehäuften Teelöffel Angurate auf 1 Tasse Wasser geben, dann erhitzen und 7 bis 8 Minuten lang aufkochen oder einen milden Aufguss machen: 1 Teelöffel oder 1 Filterbeutel für 1 Tasse.

Honigbusch

Der Honigbusch wächst in Südafrika, wo er als aromatischer Tee für den täglichen Gebrauch sehr geschätzt wird. Seinen Namen hat er von den nach Honig duftenden Blüten. Er schmeckt ein wenig wie schwarzer Tee, wenn auch milder, da er kein Koffein und nur wenig reizende Substanzen wie Gerb- und Bitterstoffe enthält. Den Tee kann man kalt oder heiß trinken und je nach Belieben mit Honig oder Rohrzucker süßen. Er ist eine echte Alternative zu schwarzem Tee.

Honigbuschtee
● 1 Teelöffel mit einer größeren Menge Wasser 20 Minuten lang auf kleiner Flamme abkochen. So bekommt man einen herben Tee. Lieblicher schmeckt ein Aufguss: 1 Teelöffel oder 1 Filterbeutel für 1 Tasse Wasser, je nach Geschmack 3 bis 10 Minuten ziehen lassen.

Kombucha

Der Kombuchapilz ist eine quallenartige, gallertige Symbiose von Essigsäurebakterien und Hefepilzen, die gezuckerten Tee in einigen Tagen in ein apfelweinartiges Getränk verwandeln.

In Europa kennt man dieses Gärgetränk erst seit Anfang dieses Jahrhunderts. Im asiatischen Raum wird der Pilz schon viel länger verwendet, in China seit etwa 2 000 Jahren. Manche Naturheilpraxen und Fachzeitschriften preisen ihn als Allheilmittel für vielerlei Beschwerden an, bleiben allerdings den Beweis für seine heilende Wirkung schuldig. Kombucha wird jedoch zur Vitalisierung und Leistungssteigerung, bei Abwehrschwäche, Darmkrankheiten infolge einer gestörten Bakterienflora und Störungen des Säure-Basen-Haushalts eingesetzt. Der Pilz soll ganz allgemein den Stoffwechsel anregen, entgiften, ausgleichend und leicht antibiotisch wirken sowie einen günstigen Einfluss auf den Cholesterin- und Harnsäurespiegel im Blut haben. Seine stoffwechselanregende Wirkung lässt sich durch die in ihm enthaltenen Säuren und Enzyme erklären. Die erfrischende Wirkung des Kombuchagetränks ergibt sich aus dem Gehalt an Koffein, Alkohol und Kohlensäure.

Grüner Tee
Auch Grüner, d. h. unfermentierter Tee, wie er in Japan und China getrunken wird, gilt in unseren Breiten inzwischen als Gesundbrunnen. Besonders geschätzt sind seine den Stoffwechsel ankurbelnden Eigenschaften.

Verschiedene Stadien bei der Vergärung des Kombuchapilzes.

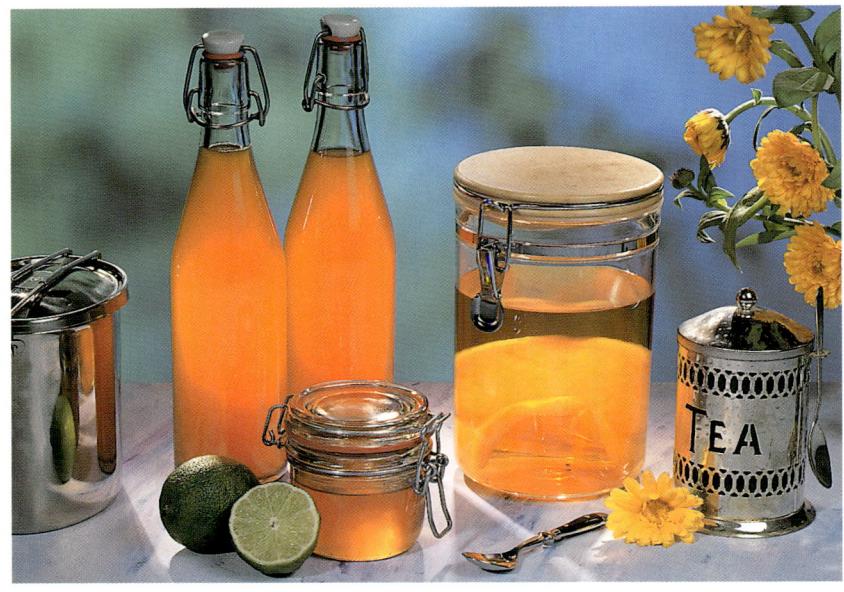

Kombucha

Der Kombuchapilz braucht zum Gedeihen Wärme (optimal sind 23 °C), Sauerstoff und Licht. Acht bis zehn Tage nach dem Ansetzen ist das Getränk ausgereift und wird durch einen Filter abgegossen. Im Kühlschrank aufbewahren und täglich ein bis zwei Gläser trinken.

Kombuchagetränk

● Bereiten Sie schwarzen Tee oder Kräutertee – für 1 Liter Wasser 1 Teelöffel für den Aufguss verwenden –, und lösen Sie darin etwa 70 Gramm Zucker. Sobald der Aufguss lauwarm ist, geben Sie ihn in ein Glasgefäß und setzen den Pilz zur Ansäuerung dazu. Verschließen Sie das Glas mit einem Tuch und einem Gummiband.

Lapacho

Schon die Inkas in Peru kannten den Tee aus der Rinde des roten Lapachobaumes. Der Mediziner Dr. Paulo Martin, Forschungsbeauftragter der brasilianischen Regierung, berichtete vor 30 Jahren, dass man in Bolivien und Peru Rinde dieser Bäume u. a. zur Behandlung von Krebs verwende. Man wies in der Rinde inzwischen eine Substanz mit einer gewissen »Antitumorwirkung« nach. Besonders verbreitet ist der Tee in Südamerika, in manchen Gegenden als täglich konsumiertes Getränk, in den USA und zunehmend auch bei uns. Er wird bei Anämien, bei Bronchitis, Diabetes, Gastritis, Infektionen, Schmerzen und Krebs eingesetzt. Es heißt, er fördere die Vitalität und schaffe ein Gefühl des Wohlbehagens.

Darm, Leber, Gallenblase und Schweißdrüsen sollen besonders stimuliert werden. Des Weiteren wurden blutdrucksenkende, allgemein das Immunsystem stimulierende, beruhigende und harntreibende Wirkungen beobachtet. Was sich im Endeffekt von der langen Liste aufgezählter Wirkungen bestätigen wird, müssen zukünftige Forschungen und Erfahrungen zeigen.

Lapachotee
- 2 Teelöffel der Rinde in 1 Liter kochendes Wasser geben. 5 Minuten lang bei geringer Hitze kochen, dann 20 Minuten zugedeckt ziehen lassen, abseihen und über den Tag verteilt trinken. Bei einer Kur nimmt man Lapachotee 6 Wochen lang täglich zu sich. Nach einer Pause von 4 Wochen trinkt man wieder 6 Wochen Tee.

Rooibos

Rooibos, der Rotbusch, stammt aus Südafrika. Seine nadelartigen Blätter werden fermentiert und an der Sonne getrocknet. Der daraus hergestellte Tee wird in Südafrika bei Magenbeschwerden und als Schlummertrunk verwendet. Rooibos enthält Gerb- und Bitterstoffe und kann als koffeinfreie Alternative zu schwarzem Tee verwendet werden.

Tip für kalte Wintertage
Rooibostee (1 Teelöffel oder Filterbeutel auf 1 Tasse Wasser als Aufguss, einige Minuten ziehen lassen) schmeckt besonders gut, wenn er mit Honig gesüßt und mit warmem Orangensaft aromatisiert wird. Man kann auch in Würfel geschnittenes Fruchtfleisch hinzufügen.

Mate – eine ganz besondere Spezialität

Mate ist ein südamerikanischer Baum, dessen Blätter und Äste für den wohlschmeckenden Tee verwendet werden. Die aufmunternde und kreislaufbelebende Wirkung des mittlerweile auch bei uns sehr beliebten Matetees ist auf seinen Koffeingehalt zurückzuführen. Daneben enthält er Flavonoide, Saponine, Bitter- und Gerbstoffe und hat eine verdauungs- und stoffwechselanregende Wirkung.

In Argentinien, Uruguay und Paraguay ist Mate ein Nationalgetränk. Man gibt dort 5 bis 6 Teelöffel der Blätter in einen ausgehölten Kürbis, gießt mit heißem Wasser auf und trinkt das Gemisch mit einem Strohhalm aus Metall, Bombilla genannt, der mit einem Filter versehen ist. Mate ist ein Getränk für gesellige Runden, das immer wieder herumgereicht und 3- bis 4-mal aufgegossen wird.

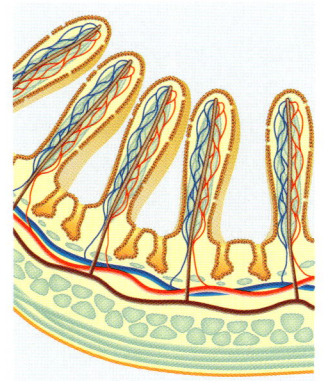

Die Schleimhaut an der Innenseite des Dünndarms ist in zungenförmige Zotten gefaltet, die zur Resorption der Nahrungsstoffe dienen.

Säuren-Basen-Balance
Der menschliche Organismus funktioniert nur dann optimal, wenn ein ausgewogenes Verhältnis zwischen Säuren und Basen gewährleistet ist. Jede größere Verschiebung der Säure-Basen-Balance bedeutet ein gesundheitliches Risiko.

Ernährung und Säure-Basen-Haushalt

Das Säure-Basen-Gleichgewicht ist eine wesentliche Grundlage für einen gesunden Organismus. Es wird in hohem Maße durch die aufgenommene Kost beeinflusst. Jeder Mensch kann hier mit den einfachen Mitteln der Ernährung etwas für seine Gesundheit tun. Schon Hippokrates sagte: »Eure Nahrungsmittel sollten Heilmittel und Eure Heilmittel sollten Nahrungsmittel sein.«
Heilkräuter üben Einfluss auf den Säure-Basen-Haushalt aus, indem sie dem Körper basische Stoffe zuführen sowie stoffwechselanregend, blutreinigend und wassertreibend wirken.

Folgen von Übersäuerung

Viele Menschen ernähren sich zu sauer. Das bedeutet nicht, dass sie ein Übermaß an sauren Nahrungsmitteln zu sich nehmen, vielmehr konsumieren sie übermäßig viel Säure bildende Nahrungsmittel wie beipielsweise Süßspeisen.
Nahrungsmittel werden im Darm in ihre Grundbausteine zerlegt, die über die Darmschleimhaut aufgenommen werden und in unserem Körper entweder sauer oder basisch wirken. Säuren sind chemische Verbindungen, die sauer reagieren – pH 1 bis 7 – und Wasserstoff enthalten; Basen reagieren basisch – pH 7 bis 14 – und enthalten eine Hydroxylgruppe. Unser Körper braucht ein ausgewogenes Verhältnis von Säuren und Basen innerhalb und außerhalb seiner Zellen, nur dann verlaufen die Stoffwechselprozesse reibungslos. Ein Übermaß von Säuren oder von Basen ist gleichermaßen schädlich und wird von unserem Organismus durch ein sensibles Regulationssystem nach Möglichkeit verhindert. Atmung, Nieren und Puffersubstanzen im Blut sind an dieser Regulation beteiligt. Puffersubstanzen sind chemische Verbindungen, die die mit der Nahrung zugeführten Säuren oder Basen binden, so

dass es zu keiner plötzlichen Verschiebung des Gleichgewichts zur sauren oder basischen Seite hin kommt. Ohne die Aktivitäten der Puffer, der Nieren und der Atmung würden wir die ernährungsbedingte Flut an Säuren und Basen nicht bewältigen.

Säuredepots im Gewebe und in den Organen

Wird der Organismus auf Dauer zu stark und einseitig mit Säure bildenden Substanzen belastet, hält er zwar das Gleichgewicht im Blut aufrecht, er lagert aber einen Teil der abgepufferten, überschüssigen Säuren bereits auf dem Weg zum Ausscheidungsort ab; zunächst vornehmlich im Bindegewebe, später dann auch an Organen. So bleibt das Blut zunächst völlig gesund, während sich im Bindegewebe die Säuredepots vermehren und Voraussetzungen für Krankheiten geschaffen werden.

Im Laufe der Jahre kommt es zu einer Übersäuerung und dadurch zur Strukturstarre von Körperzellen, wodurch sich beispielsweise die Durchblutung verschlechtert. Schlechtere Durchblutung bedeutet weniger Sauerstoff im Körper, sie führt zu verstärkter Verbrennung von Nährstoffen ohne Sauerstoff, so dass Milchsäure entsteht, die wiederum sauer macht.

Säure-Basen-Test

Die oft propagierten Urinuntersuchungen reichen zur Diagnostik nicht aus, da die Nieren die in den Zellen verborgenen Wasserstoffionen nicht erkennen und daher nicht ausscheiden. Einen gewissen Hinweis kann ein Test geben, der unter der Anleitung eines Arztes oder Heilparaktikers durchzuführen ist: Der Patient schluckt dabei 1 Esslöffel Natriumkarbonat. Wird der Urin in den nächsten Stunden nicht deutlich alkalisch, deutet das auf einen eklatanten Basenmangel hin.

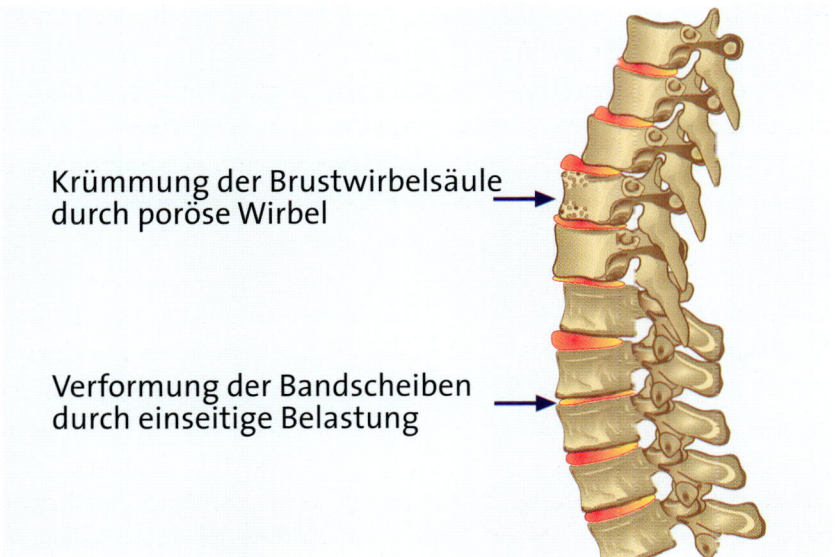

Krümmung der Brustwirbelsäule
durch poröse Wirbel

Verformung der Bandscheiben
durch einseitige Belastung

Permanente Übersäuerung führt zu einer Strukturstarre der Zellen. Diese wirkt sich langfristig negativ auf Bandscheiben und Wirbelkörper aus.

Die hochelastischen Bandscheiben, Knorpel, Sehnen und Bänder reagieren auf die Starrheit der Zellen mit degenerativen Verschleißerscheinungen. Bei einer latenten Blutübersäuerung werden aus dem Knochengerüst zudem Phosphate zur Abpufferung der Säuren freigesetzt. Auch Kalzium wird den Knochen entzogen, was die Ausbildung von Osteoporose begünstigt. Man darf die hier beschriebenen Störungen des Säure-Basen-Haushalts, die durch falsche Ernährungsgewohnheiten verursacht werden, jedoch nicht mit einem krankheitsbedingten Säureüberschuss, hervorgerufen etwa durch Diabetes und Harnvergiftung, verwechseln.

Unterschiedliche Krankheitsbilder
Zur Übersäuerung der Gewebe kommt es nach vielen Jahren einseitiger Ernährung. Ob, wann und wo sich auf diesem Boden Krankheiten wie rheumatische Beschwerden, Gicht, chronische Erkältungen, Arteriosklerose, Bluthochdruck und Diabetes festsetzen, richtet sich nach unserer individuellen, angeborenen körperlichen Verfassung und unserem Lebenswandel.

Die Bedeutung der Ernährung

Unsere Ernährung hat einen wichtigen Einfluss auf einen ausgeglichenen Säure-Basen-Haushalt. Wie bereits geschildert, brauchen wir Säuren und Basen in wohl ausgewogener Menge. Dies wird durch eine abwechslungsreiche Mischkost erreicht. Bei der heute in westlichen Wohlstandsgesellschaften üblichen Ernährungs- und Lebensweise ist das Gleichgewicht empfindlich in Richtung »sauer« gestört.

Wir essen zu viel, zu fett, zu eiweißreich und zu süß; genauer gesagt konsumieren wir zu viel Fleisch, Wurst, Eier, Käse, Fisch, Fett, Produkte aus weißem Mehl, Zucker und Süßes aller Art. Außerdem werden auch Kaffee, Alkohol und Tabak zu reichlich genossen. Dies alles fördert eine Übersäuerung mit den beschriebenen Risiken. Dem gegenüber kommt die basenhaltige Kost mit Gemüse, Kartoffeln, Früchten, Salaten, frischen Gartenkräutern, Milch, Kräutertees und stillen Mineralwässern zu kurz. Die Folgen können weitreichend sein.

Was der Körper mit Säuren und Basen macht

Um die komplexen Zusammenhänge des Säure-Basen-Haushalts besser zu verstehen, ist es hilfreich, einige Begriffe bzw. Körpervorgänge zu kennen:

Stoffwechsel

Unter Stoffwechsel versteht man jene Veränderungen, die die Nahrung im Körper durchläuft, nachdem sie mit Hilfe der verschiedenen Verdauungssäfte wie Speichel, Magen-, Gallen- und Darmsaft in einzelne Stoffe zerlegt wurde und über das Blut zu den Zellen des Körpers gelangt ist. Dort werden die so genannten Betriebsstoffe verbrannt und in Energie umgesetzt, während die frischen Aufbaustoffe an Stelle alter Bestandteile in die Zellen eingebaut werden. Verbrauchte Baustoffe und saure Schlacken aus der Verbrennung der Betriebsstoffe werden durch Basen neutralisiert und über das Blut zu Nieren, Haut, Lunge oder Darm transportiert und anschließend ausgeschieden.

Säurebildner

Säurebildner sind Nahrungsmittel, die zwar selbst keine anorganischen Säuren zuführen, jedoch im Körper Säuren erzeugen, weil ihre Basenelemente durch Schälen, Reinigen und andere Verarbeitungsprozesse zerstört oder verändert wurden. Nimmt der Körper zu viele Säurebildner wie weißen Zucker oder weißes Mehl über die Nahrung auf, ist er gezwungen, die für ihren Abbau fehlenden Basen aus seiner eigenen Basenreserve zu liefern. Deshalb werden Säurebildner auch als Basenräuber bezeichnet.

Vegetatives Nervensystem
Eine saure Stoffwechsellage wird auch durch psychische Probleme mit beeinflusst. Bei Stress wird im vegetativen Nervensystem der anregende Sympathikus aktiviert. Kommt es im Tagesablauf nicht zu einer Gegenreaktion des beruhigenden Parasympathikus, wird eine saure Stoffwechsellage verstärkt.

Anorganische und organische Säuren

▶ Anorganische Säuren sind aus dem Eiweißabbau stammende Aminosäuren sowie Mineralsäuren wie Salz-, Schwefel-, Phosphor- und Salpetersäure. Anorganische Säuren, die von unserem Körper nicht mehr gebraucht werden, können ihn nur verlassen, nachdem sie sich mit basisch wirkenden Elementen wie Kalzium, Kalium, Natrium und Magnesium verbunden haben.

▶ Organische Säuren, die in Früchten reichlich enthalten sind, dürfen nicht mit den anorganischen Säuren verwechselt werden, da sie im Stoffwechsel anders verarbeitet werden. Sie schmecken zwar sauer, wirken aber basisch. Früchte sind gute Basenträger. Die Fruchtsäure wird durch Sauerstoff zu Kohlendioxid und Wasser verbrannt, die Kohlenstoffgase durch Lunge und Haut ausgeschieden.

Basenträger

Basenüberschüssige Nahrungsmittel enthalten so genannte Mineralbasen. Das sind Sauerstoffverbindungen verschiedener Elemente wie Eisen, Kalium, Kalzium, Kupfer, Magnesium, Natrium u. a. Basen können im Unterschied zu anorganischen Säuren von unserem Körper ohne Probleme ausgeschieden werden, sie müssen nicht erst durch Säuren neutralisiert werden. Basen werden auch Laugen oder Alkalien genannt. Mit Basen hat der Organismus daher wenig »Aufwand«, sie liefern ihm Hilfsmittel, um die Säuren abzubauen. Die von unserem Körper selbst gebildete Base ist Natriumbikarbonat.

pH-Wert

Als Maßeinheit für Säure benutzt man den so genannten pH-Wert. Er misst die Wasserstoffionenkonzentration (H^+) in einer Flüssigkeit. Säuren sind nahezu vollkommen in Wasserstoffionen gespalten. Je höher die Wasserstoffkonzentration ist, desto niedriger ist der pH-Wert. Neutral ist eine Lösung mit dem pH-Wert 7; ist der Wert höher, ist sie alkalisch, niedrigere Werte zeigen eine saure Lösung an. Konstante pH-Werte sind Voraussetzung für die Aufrechterhaltung eines geregelten Stoffwechselablaufs in den Körperzellen, da alle am Stoffwechsel beteiligten ca. 10 000 Enzyme in ihrer Aktivität vom pH-Wert abhängen. An der Regulierung des pH-Wertes sind Nieren und Atmung beteiligt, aber auch die Basenreserve des Blutes.

Das Blut benötigt fortlaufend Basen zur Neutralisation der im Stoffwechsel anfallenden Säuren, wobei es selbst immer leicht alkalisch bleiben muss, mit einem pH-Wert um etwa 7,4. Dazu verfügt das Blut über verschiedene Pufferbasen wie Bikarbonat, Hämoglobinat, Phosphat und Proteinat, die freie Wasserstoffionen binden und damit starke pH-Schwankungen verhindern. Basenüberschüsse werden an die Verdauungsdrüsen abgeliefert, an Leber, Bauchspeicheldrüse und Dünndarmdrüsen. Alle diese Drüsen produzieren Verdauungssaft: in 24 Stunden 1,5 Liter Speichel, 2,5 Liter Magensaft, 1 Liter Gallensaft, 3/4 Liter Bauchspeichel und 3 Liter Darmsaft. Diese basischen Drüsensekrete braucht der Körper zur Verdauung der Nahrung und zum Säureausgleich.

Basenspender

Obst und Gemüse sind die Basenspender schlechthin. Auch wenn die Früchte noch so sauer schmecken sollten, führen sie dem Menschen einen hohen Basenanteil zu. Auch Milchsäure – vorkommend in Sauerkraut, naturbelassenem Joghurt und Kefir – ist für den menschlichen Organismus wichtig, da sie im Darm den Fäulnisbakterien entgegenwirkt.

Die Wahl der richtigen Nahrungsmittel

Ausgeprägte Basenräuber wie Zucker sollten Sie weitgehend meiden, wertvolle säureüberschüssige Nahrungsmittel wie Fleisch, Fisch, Käse und Getreide mit basenüberschüssigen Nahrungsmitteln kombinieren. Dazu gehören basenhaltige Suppen, etwa mit Kartoffeln, frischen Kräutern, Karotten, Petersilienwurzeln, Selleriewurzeln, Fenchel, Blattspinat, Lauch und Blumenkohl. Quarkzubereitungen mit Kräutern oder Obst sind ausgeglichen bis basenüberschüssig. Magerquark mit Leinöl ist in diesem Zusammenhang besonders hochwertig. Geben Sie einige Frischkräuter wie Kresse oder Petersilie dazu, etwas Salz und 2 bis 3 Esslöffel Vollmilch. Sie können statt der Kräuter zur Quark-Leinöl-Grund-

Tips für eine gute Ernährung

▶ Hören Sie auf zu essen, sobald Sie satt sind; versuchen Sie, bewusst zu registrieren, wann Sie satt sind. Auf viele Menschen trifft der Spruch zu: »Von einem Viertel dessen, was wir essen, leben wir, von den anderen drei Vierteln die Ärzte.« Zu viel Essen führt zu Gär- und Fäulnisprozessen im Darm, bei denen Säuren entstehen.

▶ Achten Sie auf ausreichende Basenzufuhr bei Nahrung und Flüssigkeit. Schnelle Basenspender sind beispielsweise einfach zuzubereitende Gemüsesuppen, frisches und getrocknetes Obst, Kräutertees und Sojaprodukte. Übermäßiger Obstkonsum kann jedoch im Darm zur Gärung führen, wodurch sich die Basen- in Säurespender verwandeln.

▶ Gönnen Sie sich Ruhe beim Essen. Kauen Sie gründlich, denn zu wenig zerkleinerte basenreiche Rohkost bewirkt ebenfalls Gärprozesse im Darm.

▶ Bereiten Sie Kartoffeln und Gemüse schonend zu, z. B. durch Dünsten, damit sich die Vitamin- und Mineralstoffverluste in Grenzen halten.

▶ Trinken Sie ausreichend, besonders Wasser und Kräutertee, um den Ausscheidungsorganen Nieren, Darm, Haut und Lunge die Schlacken- und Säurenausschwemmung zu erleichtern.

▶ Täglich sollten wir richtig zum Schwitzen kommen, durch körperliche Arbeit oder sportliche Leistung. Dadurch kann die Haut Säure ausscheiden.

Zusatzpräparate
Um eine gestörte Säure-Basen-Balance wieder ins Gleichgewicht zu bringen, können spezielle Basenpräparate auch in Form von Tabletten oder Pulver für eine bestimmte Zeit zusätzlich eingenommen werden. Eine solche komplexe Entsäuerung und Umstimmung ist eine umfassende Maßnahme, die zu diversen Stoffwechselveränderungen führt. Sie sollte daher unter der Leitung eines erfahrenen Arztes, Heilpraktikers oder Diätetikers durchgeführt werden.

lage auch geriebene Karotten oder 2 Teelöffel Meerrettich und geriebenen Apfel zugeben. Abwechslung bringen auch eingerührte Obst- oder Gemüsesäfte, Tomaten, Zwiebeln, Rettich, Bananen oder Heidelbeeren.

Säurespender und -bildner

Eiweißfasten
Der größte Säureschub entsteht bei der Verdauung von tierischem Eiweiß. Deshalb ist es von Zeit zu Zeit sinnvoll, innerhalb einer Fastenkur über mehrere Wochen auf Eiweiße, in der Ernährungswissenschaft Proteine genannt, zu verzichten.

● Säurespender führen unserem Körper direkt Säuren zu oder werden im Stoffwechsel zu Säuren abgebaut. Sie bestehen vorwiegend aus Eiweiß, das im Körper zu Aminosäuren umgewandelt wird: Fleisch, Wild, Geflügel, Innereien, Fisch, Wurst, Fleischbrühe; Käse, Quark, Eiweiß; Hülsenfrüchte wie Linsen und Erbsen, aber nicht die basenüberschüssigen Sojabohnen; Säure bildende Gemüse wie Spargel, Artischocke, Rosenkohl; Erdnüsse, Essig, Senf; stark kohlensäurehaltige Getränke. Leicht säureüberschüssig sind: Vollgetreide wie Vollreis, Vollkornflocken, Buchweizen, Maisgrieß, Gerste, Roggen (am wenigsten Hafer, Dinkel, Hirse). Gering säureüberschüssig bis ausgeglichen ist Butter.

● Säurebildner, die auch Basenräuber genannt werden, da unser Körper zu ihrem Abbau Basen liefern muss, sind:
Fabrikzucker, d. h. Süßigkeiten wie Konfekt, Schokolade, Speiseeis, aber auch Konserven und Getränke; Weißmehlprodukte wie Nudeln, auch Weizengrieß, Zwieback, Kuchen, Gebäck usw., geschältes und poliertes Getreide wie weißer Reis, gehärtete, raffinierte Fette und Öle wie gewöhnliche Margarine und billige Salatöle, Bohnenkaffee, schwarzer Tee und Alkohol.

Basenspender

Basenspender führen unserem Körper Basen (chemische Verbindungen, die beispielsweise die Mineralien Kalium, Natrium, Kalzium oder Eisen enthalten) zu oder binden Säuren an sich.
Kartoffeln, vor allem Pellkartoffeln, sind ausgezeichnete Basenspender, ebenso Esskastanien, die im Winter viel öfter verzehrt werden sollten. Weitere gute Basenspender sind: Milch, Sahne, Molke, Buttermilch, Joghurt; Gemüse wie Blattgemüse (Salate), Wurzelgemüse (Karotten etc.), Gemüsefrüchte (Tomate, Gurke, Kürbis usw.), Sellerie, Kohl, Zwiebeln, Knoblauch, rote Rüben,

Sojabohnen, Oliven, Champignons, Pfifferlinge und Steinpilze; Obst und frisch gepresste Obstsäfte, auch getrocknete Früchte wie Rosinen, Pflaumen, Feigen, Datteln, Mandeln; Wildkräuter wie Löwenzahn und Brennnessel; Gewürzkräuter wie Kresse, Petersilie, Schnittlauch, Majoran, Thymian, Rosmarin, Salbei und Oregano; Eigelb sowie Mineralwasser ohne Kohlensäure.

Rezeptideen

• Basenhaltige Brühe zum Trinken oder als Grundlage für andere Gerichte: 500 bis 700 Gramm Gemüse je nach Jahreszeit gemischt (z. B. Karotten, Sellerie, Kohlrabi, Lauch, Kartoffeln, Petersilienwurzel, Fenchel), 1 Knoblauchzehe, 1 Zwiebel, 4 Lorbeerblätter, 3 Gewürznelken, 1 Teelöffel Wacholderbeeren.
Das Wurzelgemüse putzen, zerkleinern, in den Kochtopf geben, mit Wasser aufgießen und 20 Minuten sieden lassen. Dann durch ein Sieb streichen, mit etwas Muskatnuss und Meersalz würzen.
• Nicht mehr sauer, sondern basisch ist der folgende Hafer-Dinkel-Brei: 1 1/2 Esslöffel Hafer und 1 1/2 Esslöffel Dinkel, möglichst aus biologischem Anbau, frisch geschrotet in einen Topf mit kaltem Wasser geben und unter ständigem Rühren ganz kurz aufkochen lassen. Anschließend zerkleinertes, frisches Obst, Rosinen oder Nüsse hinzufügen. In diesem Rezept sind Obst und Rosinen wie bereits erwähnt ausgesprochene Basenspender.

pH-neutral
Im Säure-Basen-Gleichgewicht befinden sich: Butter, kaltgepresste Öle, Nüsse (außer Erdnüssen), grüne Bohnen, Zuckererbsen, Weizenkeime und Sauerkraut. Auch Leitungswasser ist neutral.

Gesund und fit durch die richtige Ernährungsweise

▶ Eine gesunde Nahrung sollte alle Stoffe, die der menschliche Organismus zum Aufbau und zur Erhaltung benötigt, in genügender Menge enthalten.

▶ Unser individuelles Verdauungssystem muss fähig sein, die wichtigen Stoffe in dem für uns gesunden Maß aufzunehmen. Die Verdauungskraft ist bei jedem Menschen verschieden.

▶ Die Zusammensetzung unserer Nahrung sollte so sein, dass unser Körper in der Lage ist, die Nahrungsbausteine zu resorbieren und zu verwerten und Überschüsse und Abbaustoffe auszuscheiden. Dazu gehört auch das richtige Verhältnis von Säuren und Basen. Die Grundregel: Weniger Fett und tierisches Eiweiß, mehr Obst und frisches Gemüse.

Natürliche Schönheitspflege

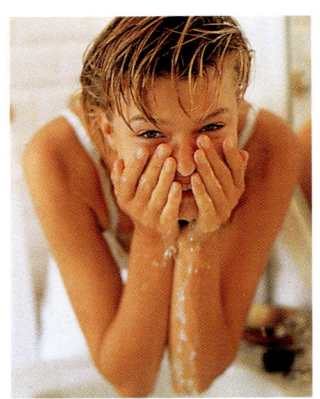

Ein Prinzip der Naturkosmetik – durch einfache Mittel zu einer schönen Haut.

In diesem Kapitel geht es darum, wie Sie Haut und Haare durch äußerlich anwendbare Pflegemittel aus Kräutertees und anderen natürlichen Stoffen schön und gesund erhalten können. Bevor wir uns in die Welt der Auflagen, Gesichtsbäder, Lotions und Cremes begeben, sei daran erinnert, dass eine gut funktionierende, gesunde Haut auch in engem Zusammenhang mit einem intakten Verdauungssystem und Stoffwechsel steht. Das bedeutet: Gesunde Ernährung und körperliche Bewegung sind, auch wenn man Pflegemittel verwendet, nicht zu vernachlässigen.

Chancen und Grenzen der Kosmetik

Falsche Versprechungen Lassen Sie sich nicht von falschen Versprechungen der Werbung verführen. Immer wieder wird bei neuen Antifaltenprodukten von der Revolution in der Kosmetik gesprochen. Dermatologen sind sich jedoch einig, dass die meisten der darin enthaltenen Substanzen für die Haut keine langfristige Wirkung zeigen.

Wir können die äußeren Schichten unserer Haut vor Kälte und Sonne, vor Wind und Wetter durch Kosmetik schützen und zusätzlich pflegend auf sie einwirken. Gesunde Haut kann durch Pflege noch etwas schöner und glatter werden und für einige Stunden in besonderer Schönheit erstrahlen.

Die grundlegende Beschaffenheit unserer Haut können wir, so lautet die gängige wissenschaftliche Meinung, durch Kosmetika jedoch nicht beeinflussen. Professor Stüttgen von der Hautklink der Freien Universität Berlin fasst sein Verhältnis zur Kosmetik so zusammen: »Kosmetik – das bedeutet viel Einbildung, wenig Wirkung, im Verhältnis zur geringen Wirkung aber zahlreiche Risiken.« Die wirklich nährbedürftigen Hautzellen, die den Alterungsgrad der Haut bestimmen, liegen nämlich unterhalb der Hornschicht und können deshalb nur geringfügig von außen erreicht werden. Sie brauchen vor allem Aminosäuren und Glukose, deren Moleküle so groß sind, dass sie bei Kosmetik- und Pflegeanwendungen nur in kleinen Mengen von der Haut resorbiert werden können. Man kann daher allenfalls nur in begrenztem Umfang auf die Hautzellen unter der Hornschicht einwirken.

So lässt sich sagen, dass Kosmetika eben vor allem als Schutz vor extremen Witterungsbedingungen wie Kälte, Nässe und Wind sowie bei einer momentanen, symptomorientierten Pflege sinnvoll sind. Beispielsweise kann bei fetter Haut überschüssiges Fett entfernt werden, oder trockene Haut kann einen zusätzlichen Schutz durch Feuchtigkeitssubstanzen erhalten, die Talgdrüsenproduktion selbst ist aber nicht direkt beeinflussbar.

Am besten pure Natur

Sie sollten reine Naturkosmetik vorziehen und auf Hormonpräparate vollends verzichten. Diese haben schwer abschätzbare Wirkungen auf den ganzen Organismus. Sehr nützlich bei der Hautpflege sind ätherische Öle, die antitoxisch und tonisierend wirken. Sie fördern die Ausscheidung von Abfallstoffen und regen die Regeneration der Zellen an. In diesem Sinn besonders hautwirksam sind Lavendel- und Orangenblütenöl. Ätherische Öle sollten nicht unverdünnt angewendet werden, wenn, dann nur in geringen

Gesunde Lebensweise
Schöne Haut ist vor allem auch von einer gesunden Lebensweise abhängig. Alkohol, Nikotin und übertriebene Sonnenbäder beschleunigen die Hautalterung. Viel Bewegung an der frischen Luft und eine ausgewogene Kost mit Obst-, Gemüse-, Vollkorn- und Milchprodukten wirken dagegen als Kosmetik von innen.

Stimulierend für Körper und Sinne – wohlduftende Blüten, Früchte und auch einzelne Gemüsesorten dienen als Basis für Naturkosmetik.

Mengen, als Parfum. Denken Sie daran, dass auch allergische Reaktionen auftreten können.

Pflege für den ganzen Körper

Waschgewohnheiten

Körperlotion
Sehr angenehm nach dem Waschen oder Duschen ist es, den Körper mit einem duftenden Öl einzureiben. Ein solches Öl lässt sich schnell selbst mischen. Aromatisieren Sie einfach Jojoba- oder Weizenkeimöl mit einigen Tropfen eines wohlriechenden ätherischen Öls.

Einen wichtigen Einfluss auf den Zustand unserer Haut haben unsere Waschgewohnheiten. Zu häufiges Waschen und auch die übermäßige Anwendung von Deodorants greifen den Säure-Fett-Schutzmantel der Haut an, so dass sie ihre natürliche Widerstandsfähigkeit verliert und krankheitsanfällig wird. Allgemeine Tips zu geben ist nicht leicht, da Hautreinigung und -pflege immer auf die individuelle Hautbeschaffenheit abgestimmt sein müssen. Tägliches Waschen oder Duschen sollte generell nicht übertrieben werden. Bei empfindlicher Haut sollten Sie sich mit Wasser waschen und nur ab und zu eine ph-neutrale Seife verwenden. Nach schweißtreibenden Tätigkeiten ist Seife jedoch sinnvoll, um die Giftstoffe zu entfernen.

● Das Waschen mit Essigwasser wirkt stabilisierend auf den Hautsäureschutzmantel und ist gleichzeitig erfrischend. Man gibt dazu 1 Teil 5-prozentigen Essig auf 4 Teile Wasser und wäscht sich damit ab. Anschließend die Haut trocknen lassen, ohne sie abzufrottieren.

● Gleichen Zwecken dient auch die Zugabe von 1/4 Liter Obst- oder Kräuteressig ins Badewasser. Diese Mischung ist vor allem im Sommer besonders belebend.

Förderung der Durchblutung

Zur Förderung der Durchblutung bieten sich verschiedene Maßnahmen an:

● Dampfbad oder Sauna regen den Kreislauf hervorragend an, wobei das Dampfbad noch besser zur Schlackenausscheidung beiträgt. Bei Krankheiten von Herz, Kreislauf oder Lunge sowie bei Schilddrüsenüberfunktion sollten Sie bitte immer erst den Arzt um Rat fragen.

● Dem Alter und der Verträglichkeit angepasste Sonnen- und/oder Luftbäder fördern die Hautfunktionen ebenfalls.

● Nach dem Duschen die Haut kräftig mit den Händen, einem Frotteetuch oder einer Bürste abreiben. Durch diese robuste Behandlung werden auch abgestorbene Hornzellen entfernt. Gesicht und empfindliche Hautstellen vertragen allerdings eher ein weiches Tuch. Sie können sich auch trocken bürsten. Massieren Sie 5 bis 10 Minuten lang in folgender Reihenfolge: Füße, Beine, Hände, Arme, Brust, Bauch und Rücken. Behandeln Sie den Bauch im Uhrzeigersinn, das regt die Darmtätigkeit an. Bürsten Sie quer, diagonal und kreisend. Die Bürstenstriche müssen nicht, wie dies vielfach empfohlen wird, ausschließlich in Richtung Herz ausgeführt werden.

Bürsten stimuliert

Mit einer Hautbürste üben Sie einen intensiven Reiz auf die Nervenenden der Haut aus. Kreislauf und Nervensystem werden angeregt, die Hauttätigkeit wird stimuliert. Regelmäßiges Bürsten alle ein bis zwei Tage bringt gute therapeutische Wirkungen bei niedrigem Blutdruck, Kreislaufstörungen und kalten Füßen. Dabei ist die günstigste Zeit, besonders für »Langsamstarter« mit niedri-

Belebende Massage
Für eine Bürstenmassage eignet sich ein Sisalhandschuh, der unterschiedlich harte Seiten hat. Bei Armen, Beinen und Rücken die harte, für Bauch und Brust die weichere Seite nehmen. Verwenden Sie für Ihre Handtücher keinen Weichspüler. So lässt sich auch schon durch das Abrubbeln nach dem Waschen ein Massageeffekt erzielen.

Wohl tuende Ganzkörperabreibung

▶ Lavendelwasser: 1 Hand voll getrocknete Lavendelblüten, 100 ml 50-prozentiger Alkohol, 300 ml destilliertes Wasser, 1 Esslöffel Honig, eventuell zusätzlich 3 bis 4 Tropfen ätherisches Lavendelöl. Die Lavendelblüten mit dem Alkohol in ein verschließbares Gefäß geben und etwa 4 Wochen lang ziehen lassen. Dann auspressen und filtern. Im leicht erwärmten destillierten Wasser den Honig auflösen, Lavendelöl zugeben und alles gut mischen.

▶ Rosenwasser: 150 ml Rosenwasser, 1 Esslöffel Honig, 100 ml 50-prozentiger Alkohol, 15 ml Zitronensaft oder 2 bis 3 Tropfen ätherisches Zitronenöl. Den Honig im leicht erwärmten Rosenwasser auflösen, abkühlen lassen und dann mit Alkohol und Zitronensaft oder Zitronenöl in einer Flasche gut durchschütteln.
Für Ganzkörperwaschungen: Ins Wasser Essig (1 Tasse pro Liter) oder Arnikatinktur (1 Esslöffel pro Liter) geben.

gem Blutdruck, der frühe Morgen. Abends ist das Hautbürsten für viele Menschen zu vitalisierend. Beginnen Sie am besten mit einer weicheren Bürste, nach einiger Zeit können Sie es auch mit derberen Materialien versuchen, etwa dem Luffaschwamm oder einem Hanfhandschuh.

Gesicht und Dekolletee

Das klassische Pflegeschema für die sichtbarsten Bereiche unserer Haut, Gesicht und Dekolletee, besteht aus:
- Reinigung mit einem Reinigungspräparat. Am schonendsten ist eine Milch, für empfindliche Haut empfiehlt sich Creme.
- Tonisierung, Kräftigung, mit einem Gesichtswasser; bei großporiger Haut mit einem »zusammenziehenden« Gesichtswasser, z. B. Alaun oder Zitrone.
- Schutz durch ein Öl oder eine Creme.

Angenehme Extras

Zusätzlich, als ganz besondere Pflege, eignen sich weitere Mittel:
- Gesichtsdampfbäder wirken tief hautreinigend, durchblutungs- und sekretionsfördernd. Sie sind daher besonders bei Unreinheiten und fetter Haut geeignet. Einfach das Gesicht über den dampfenden Topf beugen und über Kopf und Schüssel ein Handtuch breiten. Etwa 5 Minuten lang schwitzen. Zusätze von Heilkräutern oder ätherischen Ölen intensivieren die Reinigung. Überbrühen Sie dazu 1 Hand voll der bei den einzelnen Hauttypen angegebenen Kräuter mit 1 Liter kochendem Wasser.
- Gesichtsmasken sind tiefenreinigend, sollten aber nur alle 1 bis 2 Wochen aufgelegt werden.
- Lotionen sind hautumstimmend, tonisierend, entzündungswidrig und wirken regulierend bei Talgdrüsenüberproduktion. Sie erweitern auch Poren.
- Für Kräuterkompressen nimmt man 2 Esslöffel des für ihren Hauttyp geeigneten getrockneten Krauts, übergießt es mit 1/2 Liter kochendem Wasser und lässt das Ganze 10 bis 15 Minuten ziehen. Dann abseihen und die nassen Kräuter gut ausdrücken. Ein

Leinen- oder Baumwolltuch mit dem nicht mehr heißen Aufguss tränken und 5 bis 15 Minuten auf das zuvor gereinigte Gesicht legen. Anschließend für 3 bis 5 Minuten ein in kaltes Wasser getauchtes und ausgedrücktes Tuch auflegen, danach trockentupfen und eincremen.

● Als Heilkräuter bei trockener Haut eignen sich Kamillenblüten, Lavendelblüten, Ringelblumenblüten, Schafgarbenkraut und Rosenblüten. Bei unreiner, fetter Haut verwendet man Arnikablüten, Gänseblümchen, Kamillenblüten, Lindenblüten, Melissenblätter, Ringelblumenblüten, Salbeiblätter und Zinnkraut. Verwenden Sie die Heilkräuter in Form eines lauwarmen Aufgusses für Waschungen und Kompressen, 2 bis 3 Teelöffel genügen für 2 Tassen Wasser.

● Einige Öle haben ganz besondere Funktionen für die Haut: Johanniskrautöl ist wundheilend, Kamillenöl entzündungswidrig, Rosmarinöl durchblutungsfördernd und wärmend. Bei trockener, spröder Haut eignet sich Avocadoöl. Mandel- und Weizenkeimöl sind nährende Öle für trockene und alternde Haut. Für alle Hauttypen geeignet ist Olivenöl.

Allgemeine Rezepte

»Normale« Haut findet man fast nur bei Kindern und jungen Menschen. Sie hat kleine Poren, keine Mitesser und ist weich und straff, Fett und Feuchtigkeit sind gleichmäßig verteilt. Im Folgenden finden Sie allgemeine Rezepte sowie spezielle für fette und trockene Haut und Anwendungstips bei besonderen Problemen.

Reinigen

● Ein altbewährtes Schönheitsmittel, das sich für jeden Hauttyp eignet, ist die Gartenrose: 2 Hand voll Rosenblätter in 1,5 Liter kochendem Wasser ziehen lassen. Als Badezusatz oder für ein Gesichtsdampfbad verwenden. Der Tee aus den getrockneten Blütenblättern – 1 Teelöffel pro Tasse als Aufguss – wirkt außerdem blutreinigend und stärkt Herz und Nerven.

● Besonders gut zur Reinigung ist auch Gurkensaft. Vor allem bei Unreinheiten, fetter Haut und Pickeln empfiehlt es sich, Gurken-

Tip zur Aufbewahrung
Da diese Naturkosmetik im Gegensatz zu industriell gefertigten Produkten keinerlei Konservierungsstoffe beigemengt sind, ist zu beachten, dass ihre Haltbarkeitsdauer meist auf wenige Wochen begrenzt ist. Es empfiehlt sich, vor allem angebrochene Cremes und Öle gut verschlossen im Kühlschrank aufzubewahren.

Schutz und Pflege für normale Haut

▶ Gesichtsöl: Mischen Sie 20 Gramm Olivenöl, 7 Tropfen Bergamotteessenz, je 3 Tropfen Wacholder- und 3 Tropfen Zypressenessenz. Das Öl in ein verschließbares Gefäß füllen, gut schütteln und sanft einmassieren.

▶ Bananen-Quark-Packung: 2 gestrichene Esslöffel Quark, 1 Esslöffel Sahne, 1 kleine Banane und 1 Eigelb mischen und schaumig rühren. Alles auf Gesicht und Hals auftragen und 1/2 Stunde einwirken lassen.

saft auf Gesicht oder auch Hände aufzutragen. Gurke in den Entsafter geben und den Brei anschließend nochmals durch ein Leinentuch auspressen. Dann den Saft auftragen.

● Buttermilch-Zitronensaft-Reinigungsmilch: 100 Milliliter Buttermilch, 1 Esslöffel frisch gepresster Zitronensaft und 1 Esslöffel Honig in einer Flasche kräftig schütteln und mischen. Einen Wattebausch mit der Flüssigkeit tränken und Gesicht und Hals damit reinigen. Einige Minuten einwirken lassen und mit lauwarmem Wasser abwaschen.

● Rosenwasser-Gurken-Reinigungslotion: Rühren Sie eine Emulsion an aus 50 Gramm Rosenwasser, 50 Gramm Gurkensaft und 30 Gramm Glyzerin.

● Lavendelblüten-Kamillen-Reinigungswasser: 100 Milliliter Lavendelblütenaufguss mit destilliertem Wasser, 30 Milliliter 70-prozentiger Alkohol, 20 Tropfen ätherisches Lavendelöl und 10 Tropfen Kamillenöl. Für normale aber empfindliche Haut.

Für Allergiker
Ein Tip für allergische Menschen. Vermischen Sie vor der Anwendung im Gesicht einen Tropfen des ätherischen Öls mit einem Teelöffel Speiseöl und testen die Mischung zuerst in der Armbeuge.

Tonisieren

● Erfrischend und stabilisierend auf den Säurehaushalt wirkt eine Gesichtswaschung mit Obstessig: 1 Teelöffel 5-prozentiger Essig auf 1/4 Glas warmes Wasser.

● Honiggesichtswasser: 100 Milliliter destilliertes Wasser, 1 Esslöffel Honig, 15 Milliliter Zitronensaft. Das Wasser leicht erwärmen und den Honig darin auflösen. Abgekühlt mit dem Zitronensaft in eine Flasche geben und gut schütteln.

● Jasmin-Bergamotte-Tonikum: Geben Sie zu 1/4 Liter destilliertem Wasser 10 Tropfen ätherisches Jasminöl und 4 Tropfen Bergamotteöl. Das stärkende Tonikum kräftig schütteln, luftdicht verschließen und kühl aufbewahren. Die Haltbarkeit beträgt mehrere Wochen. Für eine herbere Mischung: 1/4 Liter destilliertes Wasser, 10 Tropfen Wacholder- und 7 Tropfen Zypressenöl.

● Für normale, aber empfindliche Haut: 4 Esslöffel Lavendelblüten, 30 Milliliter 50-prozentiger Alkohol, 70 Milliliter destilliertes Wasser, 20 Tropfen ätherisches Lavendelöl, 10 Tropfen Kamillenöl.

Straffen

● Tragen Sie eine Mischung der folgenden Säfte auf: 80 Gramm Zitrone, 30 Gramm Karotte und 30 Gramm Gurke.

● Avocadobrei, Bananensaft oder Melonensaft herstellen und auftragen; Sie können auch Bananen- oder Melonenscheiben auflegen.

● Kräuteraufgüsse mit einer Mischung aus Kamille und Melisse (2 Teelöffel pro Tasse Wasser als Aufguss, Kompressen auflegen), auch die ätherischen Öle von Lavendel, Rosmarin, Sandelholz, Neroli oder Rose wirken straffend.

● Falten werden zu Fältchen, wenn man sich täglich 1-mal mit Buttermilch wäscht.

Für trockene, anspruchsvolle Haut

Trockene Haut ist oft empfindlich und neigt zu früher Faltenbildung. Es fehlt ihr meistens Fett und nicht Wasser. Eine weitere Austrocknung sollten Sie vermeiden, daher sind feuchtigkeitsspendende Substanzen und der Schutz vor extremen Witterungsbedingungen wie Kälte, Wind und pralle Sonne besonders wichtig und kann durch eine geeignete Creme unterstützt werden.

Schutz und Pflege trockener Haut

▶ Gesichtsöl: 20 Gramm Avocadoöl oder Mandelöl, 8 Tropfen ätherisches Sandelholzöl, 3 Tropfen Geranienöl und 2 Tropfen Rosmarinöl.

▶ Avocadomaske: 1/2 Avocadofrucht im Mixer pürieren und 1 Eigelb unterarbeiten, 1 Spritzer Zitronensaft zugeben und 1/2 Stunde auflegen. Lauwarm abwaschen.

Hauttypen

Dermatologen teilen die Haut in verschiedene Typen ein: Normale Haut wird durch einen ausgeglichenen Feuchtigkeitsgehalt und mäßige Talgabsonderung definiert. Fette Haut zeigt starke Talgabsonderungen und verschlossene Poren. Trockene und empfindliche Haut trocknet durch ihren geringen Feuchtigkeitsfilm und verminderte Talgabsonderung besonders schnell aus. An Stirn, Nasen- und Kinnpartien fettig, an den übrigen Zonen aber eher trocken wirkende Haut, wird als Mischhaut bezeichnet.

Reinigen

● Weizenkeimöl-Lotion: 1 Eigelb, 15 Milliliter Obstessig und 1 Teelöffel Traubenzucker verrühren und nach und nach 50 Millili-ter Weizenkeimöl zugeben, bis eine mayonnaiseähnliche Lotion entsteht. Abfüllen und kalt stellen. Die Haut mit leicht kreisenden Bewegungen damit reinigen, anschließend mit viel lauwarmem Wasser abwaschen.

● Gurkenlotion: 1/2 Salatgurke, 1/2 Zitrone, 60 Milliliter Karot-tensaft und 30 Milliliter Mandelöl. Die Gurke schälen, reiben und durch ein feines Sieb streichen, dann filtern und mit den übrigen Zutaten gut mischen. Die Lotion vor jeder Anwendung jeweils kräftig schütteln.

Zur Entzündungshemmung

Trockene Haut neigt zu Entzündungen. Hier hilft die altbewährte Kamille mit dem entzündungshemmenden Wirkstoff Azulen:

● Kamillenkompresse: 1 bis 3 Teelöffel auf 1 Tasse Wasser und 5 Minuten ziehen lassen. Eine mit dem Teesud getränkte Kompres-se etwa 20 Minuten lang auflegen. Dies reinigt gleichzeitig.

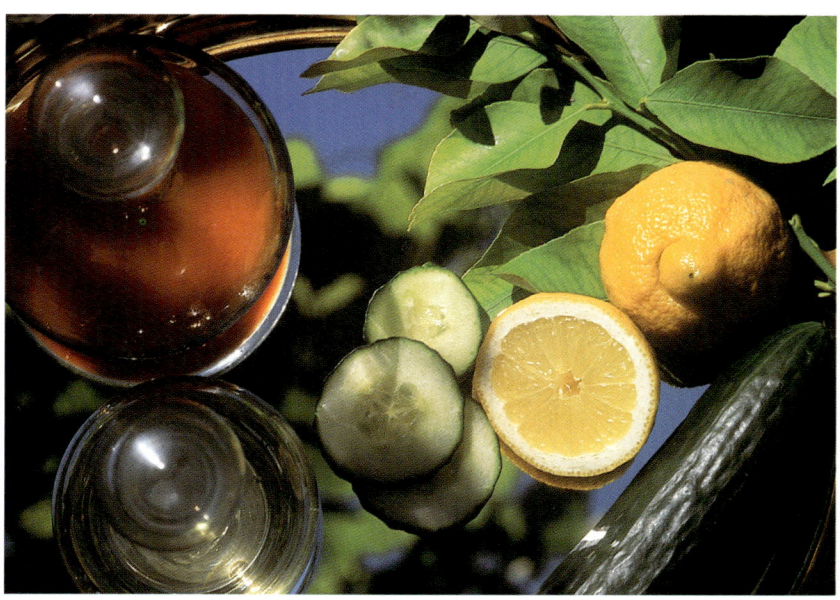

*Für anspruchsvolle und
empfindliche Haut emp-
fiehlt sich die Reinigung
mit einer Gurkenlotion.
Die Biostoffe von Salat-
gurke, Zitrone, Karotten-
saft und Mandelöl sind
vor allem feuchtigkeits-
spendend und pflegend.*

Masken bei gereizter und gespannter Haut

● 1 Esslöffel getrocknete Ringelblumen sowie eine erbsengroße Menge gemahlene Kurkumawurzel mit 1 Tasse kochendem Wasser überbrühen, auf Handwärme abkühlen lassen und mit weißem Ton vermischen, so dass sich eine streichfähige Paste bildet, dann noch 1 Teelöffel Olivenöl zugeben und die Maske auf die Haut auftragen. 15 Minuten antrocknen lassen und abspülen.
● Die trockene Haut zuerst mit Mandelöl einölen. Danach 100 Gramm Kamillenblüten mit wenig kochendem Wasser übergießen, so dass ein Brei entsteht. Nach etwa 10 Minuten den Brei auf eine Kompresse auftragen und auf das Gesicht legen.

Für Mischhaut und fette Haut

Fette Haut erkennt man an großen Poren, an ihrer Tendenz zu Unreinheiten und Entzündungen. Bei Mischhaut zeigt sich ein ähnliches Bild, aber nur an den Stellen, wo viele Talgdrüsen vorhanden sind, an Kinn, Stirn und im unteren Nasenbereich.
Fette Hautpartien soll man nicht völlig entfetten, sonst reagieren die Talgdrüsen mit einer gesteigerter Produktion, was ja nicht wünschenswert ist. Notwendig sind eine begrenzte Entfettung und eine Beruhigung der Talgdrüsen.
Hilfreiche Gemüse- und Obstsorten sind in diesem Zusammenhang Gurke, Zitrone, Kohl, Erdbeere und Traube, die sie entweder als Saft oder Brei auftragen oder direkt auflegen können.

Reinigen

● Waschen Sie Ihr Gesicht morgens und abends mit dem Aufguss folgender Mischung: 30 Gramm Stiefmütterchenkraut, 30 Gramm Klettenwurzel, 20 Gramm Seifenkrautwurzel, 20 Gramm Birkenblätter. Alternativ: 50 Gramm Brennnesselblätter 10 Minuten in 1 Liter Wasser kochen und durchseihen.
● Umschläge mit Huflattichtee: 2 Teelöffel pro Tasse, 15 Minuten ziehen lassen. Die äußere Anwendung von Huflattich ist völlig unbedenklich.

Entzündungshemmende Ringelblume
Auch die Ringelblume (Calendula officinalis), hilft bei gereizter Haut. Wie die Kamille wirkt sie entzündungshemmend und wundheilend. Sie enthält Vorstufen des Vitamin A, die zu einer Erhöhung des Stoffwechsels in den Hautschichten führen. Auch bei vorzeitiger Hautalterung durch zu intensive UV-Strahlung helfen die Vorstufen des Vitamin A.

● Hamameliswasser: 100 Milliliter Hamameliswasser, 1 Teelöffel Honig, 5 Milliliter Kampferspiritus, 5 Tropfen Melissenöl. Die Mischung leicht erwärmen, so dass sich der Honig darin löst. Abkühlen lassen und alles zusammen in einer Flasche kräftig schütteln.

● Huflattich-Hamameliswasser: 4 Esslöffel Huflattichtee, 4 Esslöffel Hamameliswasser, 50 Milliliter destilliertes Wasser, 10 Milliliter 70-prozentiger Alkohol, 1 Teelöffel Apfelessig.

● Geben Sie 100 Gänseblümchenköpfchen in 100 Milliliter 70-prozentigen Alkohol. 3 Wochen verschlossen in der Sonne stehen lassen, dann abseihen. 1- bis 2-mal täglich damit vorsichtig das Gesicht reinigen. Gut geeignet gegen Akne!

Fettige Haut
Ein kleiner Trost – auch fettige Haut hat einen Vorzug: Sie neigt weniger zu Faltenbildung. Jugendliche und Erwachsene, die lange Zeit unter Hautunreinheiten gelitten haben, erfreuen sich oft im Alter länger an glatteren Gesichtszügen.

● Joghurt-Kräuter-Milch: 200 Gramm Joghurt mit lebenden Kulturen mit 20 Gramm Kräuteraufguss mischen (Salbei und Melisse), abfüllen und 3 bis 4 Tage im Kühlschrank aufbewahren. Dann 2 Tropfen keimtötende Nelkenessenz dazugeben. Joghurt reinigt die Haut nicht nur, sondern stabilisiert auch den Säuremantel.

Masken und Pasten

● Joghurtmaske: 75 Milliliter Vollmilchjoghurt, 125 Milliliter Vollmilch. Den Joghurt auf das Gesicht tupfen und antrocknen lassen, dann mit lauwarmer Vollmilch abwaschen und zum Schluss die Gesichtshaut mit kaltem Wasser erfrischen.

● Mandelkleiepaste: 125 Milliliter Vollmilch, 1 Tasse Mandelkleie, 15 Milliliter Mandelöl zu einer streichfähigen Paste verrühren und auf das Gesicht auftragen, besonders auf Nase, Stirn und Kinn. Mit kreisenden Bewegungen einmassieren und schließlich mit lauwarmem Wasser abwaschen.

● Kornblumenpaste: In einer Tasse Wasser 1 Esslöffel getrocknete Kornblumen mit etwas kochendem Wasser überbrühen, auf Hand-

Brennnesselessig für mehr Haarglanz

1 Hand voll frische Brennnesselblätter mit 1/2 Liter kochendem Wasser überbrühen, 3 Stunden zugedeckt ziehen lassen, abseihen, den Sud mit 1/4 Liter Obstessig mischen und in eine Flasche füllen. Nach jeder Haarwäsche das Haar gründlich mit dem Aufguss spülen und die Kopfhaut einige Minuten massieren. Nicht auswaschen.

wärme abkühlen lassen und so viel weißen Ton zugeben, bis man eine gut streichbare Paste erhält. Die Paste auf die Haut streichen, 10 bis 15 Minuten antrocknen lassen und dann mit viel lauwarmem Wasser abwaschen.

Haarpflege

Haare sollten wir ebenso wie die Haut nicht allzu häufig waschen. Nach einer Haarwäsche braucht die Kopfhaut durchschnittlich etwa 2 bis 3 Tage, um den notwendigen Talg vollständig nachzuproduzieren – die Haut benötigt dazu nur 2 bis 4 Stunden. Waschen Sie daher die Haare nur etwa alle 3 Tage. Vergessen Sie auch nicht, alle waschaktiven Substanzen gründlich auszuspülen. Auch fettes Haar sollten sie nicht zu oft waschen, sonst stimulieren Sie die Talgproduktion übermäßig. Eine Notlösung für stark fettende Haare sind Trockenshampoos. Aber auch Spülungen mit Zitrone, Essig oder Regenwasser beseitigen überschüssiges Fett.
Bei trockenem sprödem Haar versuchen Sie als Spülung eine Mischung aus 2 Esslöffeln Klettenwurzeln, 1/8 Liter destilliertem Wasser und 1 Liter Obstessig, die Sie 20 Minuten lang kochen lassen.
Vorbeugende Haarpflege besteht in regelmäßiger Massage der Kopfhaut mit den Fingerkuppen. Auch empfiehlt es sich, so wenig wie möglich zu färben und zu bleichen. Natürliche Alternativen sind Henna für Rot- und – mit einigen Zusätzen – auch für andere Farbtöne. Blond kann mit Kamillenblüten und Zitronensaft, Braun mit Nussblättern und schwarzem Tee intensiviert werden, Walnussschalen frischen dunkle Haartöne auf.

Haarausfall

Gegen Haarausfall braucht man Mittel, die einen Reiz auf Kopfhaut und Haarboden ausüben und auf diese Weise das Haarwachstum anregen. Haarausfall ist am einfachsten zu bekämpfen, wenn er nach schweren Krankheiten und Operationen auftritt. Bewährt haben sich dabei anregende Haarwässer mit Brennnesselkraut, Birkenblättern und Klettenwurzel. Ein Rezept:
● Je 5 Tropfen der ätherischen Öle von Wacholder, Eberraute, Brennnessel und Lavendel zu 50 Milliliter Olivenöl geben. Die Mi-

Zu viel an Pflege?
Wenn die Haare glanzlos sind, sich stumpf anfühlen und schlecht frisieren lassen, kann das auch daran liegen, dass sie »überpflegt« sind. Shampoos, Spülungen und Kuren hinterlassen Rückstände im Haar, die es auf Dauer matt aussehen lassen. In der Apotheke gibt es spezielle Haarwaschmittel, mit denen diese Rückstände abgebaut werden können.

Handpflege
Gewöhnen Sie sich an, die Hände lauwarm mit einer milden Seife zu waschen und anschließend kalt abzuspülen. Danach immer leicht eincremen. Wenn sich die Hände spröde anfühlen, kann man die gewohnte Handcreme dicker auftragen und über Nacht einwirken lassen (Baumwollhandschuhe anziehen).

schung mindestens 1/2 Stunde in die Kopfhaut einmassieren, dann mit einem milden, nicht seifigen Shampoo auswaschen. Mit Wasser nachspülen. Diese Waschprozedur 2 Monate lang 2-mal pro Woche durchführen.

Spezielle Tips

Bei schlecht durchbluteter Haut
● Aus einer Mischung aus Efeublättern, Rosmarinblättern, Thymianblättern und Zinnkraut einen Aufguss bereiten (2 Teelöffel auf 1 Tasse Wasser), 10 Minuten ziehen lassen und morgens und abends das Gesicht damit waschen. Außerdem 2-mal täglich 10 Minuten lang Kompressen auflegen.

Wundheilend bei rissiger Haut
● Schafgarbenabkochung: 2 Teelöffel für 1 Tasse Wasser, 10 Minuten bei niedriger Hitze kochen, auf Körpertemperatur abkühlen lassen und 2-mal täglich 10 Minuten lang Kompressen auflegen.
● Auch eine Waschung mit Honigwasser kann helfen: 1 bis 2 Esslöffel Honig auf 1 Liter Wasser.

Die Vielzweckcreme

Für eine Vielzweckcreme bei wetterbedingt rauher Haut, bei Reizungen, Rötungen und kleinen Wunden: 80 Gramm Mandelöl, 40 Gramm Olivenöl, 25 Gramm Rizinusöl, 10 Gramm Schafgarbenkraut, 10 Gramm Spitzwegerichblätter, 10 Gramm Arnikablüten, 10 Gramm Johanniskraut, 5 Gramm zerstoßene Gurkensamen in einen Topf geben, diesen in ein Wasserbad geben, und das Wasser bei kleiner Hitze 1 Stunde lang kochen lassen. Dann 3 Gramm Kampfer zufügen und 5 Tage lang dunkel und kühl lagern. Anschließend die Masse durch ein Tuch seihen, dabei die Pflanzen gut ausdrücken. Das verloren gegangene Öl bis zu einer Gesamtmenge von 150 Gramm durch Mandelöl ersetzen. Schmelzen Sie nun in einem zweiten Topf 30 Gramm Bienenwachs, und gießen Sie unter ständigem Rühren den Inhalt des ersten Topfs dazu. Vom Feuer nehmen und weiterrühren, bis die Masse erkaltet ist. 3 Gramm Lavendelessenz hinzumischen und abfüllen.

Erfrischende Masken bei müder Haut

● Maske aus Minze und Petersilie: Von getrockneten Kräutern geben Sie je 1 Esslöffel in eine Tasse, von frischen benötigen Sie eine 3/4 Tasse. Mit kochendem Wasser überbrühen und nach dem Abkühlen mit weißem Ton vermischen. Die Maske soll 10 bis 15 Minuten einwirken, dann mit lauwarmem Wasser abwaschen.

● Maske aus Sahne und Honig: 2 Esslöffel flüssige Schlagsahne mit 1 Esslöffel Honig vermischen. Mit Weizenkeimen zu einem Brei verrühren, der sich gut auftragen lässt. Das Gesicht damit einreiben, 10 Minuten wirken lassen und mit viel lauwarmem Wasser abwaschen. Anschließend die Haut leicht eincremen. Statt des Honigs kann man auch 1 Eigelb nehmen. Fügen Sie dem Brei dann noch etwas Zitronensaft hinzu. In die Haut einmassieren, nach 15 Minuten lauwarm abwaschen.

Bei rauhen Händen

● Lauwarmes Olivenölhandbad, 1-mal wöchentlich.

● 1-mal in der Woche Baumwollhandschuhe mit einer Mischung aus Weizenkeimöl, Maiskeimöl und Avocadoöl tränken und 20 Minuten einwirken lassen.

Schönheitsbäder

● Kleiebäder wirken bei unreiner, gereizter oder trockener Haut: 250 Gramm Weizenkleie mit 3 Litern Milch aufkochen, die Flüssigkeit durch ein Tuch ins Badewasser pressen; 20 Minuten baden.

● Milchbäder machen die Haut zart und geschmeidig, Hautreizungen klingen ab: Für ein Buttermilchbad 2 bis 3 Liter Buttermilch in die Wanne gießen, dann das Wasser mit steigender Temperatur einlaufen lassen, damit die Buttermilch nicht flockig wird. Nach dem Bad trockentupfen.

● Zur Hautpflege ein Milch-Honig-Bad: 1 Tasse Honig in 2 Litern Vollmilch auflösen, dann alles in das Badewasser geben.

● Haferstrohbäder werden bei Ekzemen angewendet, auch bei fetter Haut mit unreinen Poren.

● Bei schlaffer Haut hilft ein Meersalzbad.

● Auch Zinnkrautbäder wirken hautstraffend: 40 Gramm des Krauts auf 1 Liter Wasser, 10 Minuten leicht kochen und als Badezusatz verwenden.

Rosen für die Königin
Schon Kleopatra badete in Milch und Honig, und die Römer ließen sich ganze Schiffsladungen von Rosenblüten nach Italien bringen, um auch im Winter das aromatische Bad genießen zu können. Auch Kräuter und Blumen als heilende Zusätze wurden in der Antike schon geschätzt. Diese Badetradition hat sich bis in unsere heutige Zeit erhalten.

Die häufigsten Krankheiten

Gegen alles ist ein Kraut gewachsen – gerade heute, in Zeiten der Hightechmedizin, werden Heilpflanzen als altbewährte Hausmittel wieder neu entdeckt. Es ist so einfach, leichte Erkrankungen oder Befindlichkeitsstörungen mit natürlichen Mitteln zu lindern oder zu heilen. Die Phytotherapie ist eine Therapieform mit pflanzlichen Arzneimitteln. Sie umfasst stark wirkende Alkaloide genauso wie milder wirkende Pflanzenstoffe, wobei sich die Anwendung in Form eines Tees für die Selbstanwendung besonders gut eignet. Dabei wirkt immer die Summe aller Stoffe, die in einer Pflanze enthalten sind. Heilpflanzen steigern die körpereigene Abwehr, stärken uns, fördern den Stoffwechsel, sind wassertreibend, entzündungslindernd oder antibiotisch. Oft vereinigen Pflanzen auch mehrere Heilwirkungen in sich.

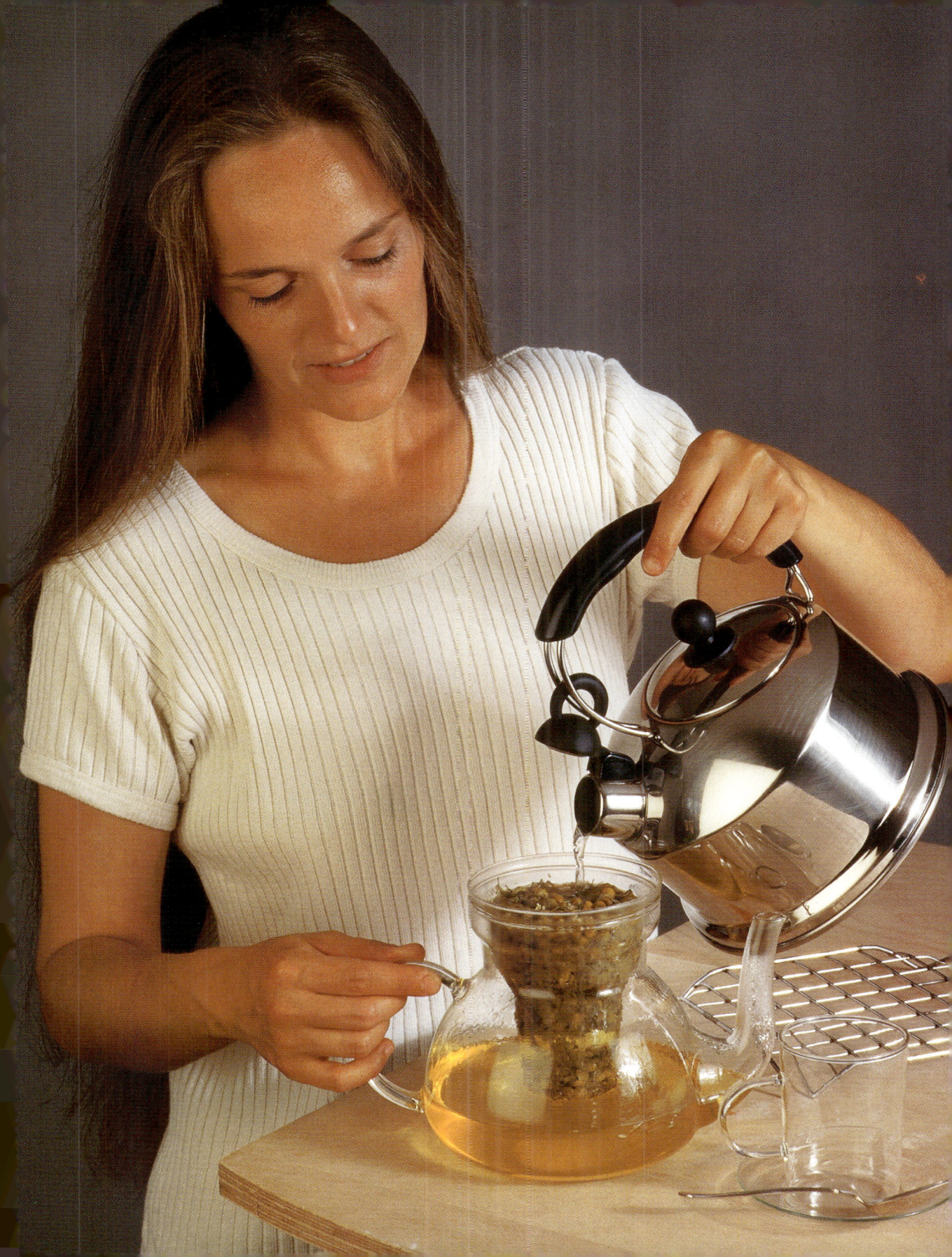

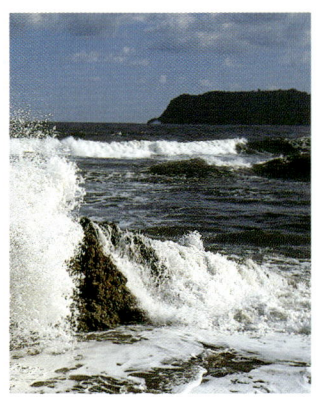

Meeresluft – das Heilmittel bei chronischen Erkrankungen der Atemwege.

Klimawechsel

Bei chronischen Atemwegsbeschwerden bringt ein Klimawechsel oft überraschenden Erfolg. Vor allem Kindern mit asthmatischen Erkrankungen verschafft ein Kuraufenthalt an der See oder im Gebirge oft große Linderung.

Atemwegs-beschwerden

Reinigung der Atemwege

Bei jedem Atemzug gelangt Luft mit Sauerstoff über Nase, Rachen, Kehlkopf, Luftröhre und Bronchien in die Lunge. Die Schleimhaut dieser Atmungsorgane wärmt die eingeatmete Luft an, befeuchtet und reinigt sie. Über die Lungenbläschen gelangt der lebensnotwendige Sauerstoff in das Blut und von dort zu den einzelnen Zellen unseres Körpers. Umgekehrt wird das Stoffwechselabbauprodukt Kohlendioxid mit der Ausatemluft ausgeschieden. Die Schleimhaut der Atemwege reagiert auf Staub und andere Schadstoffe mit vermehrter Schleimproduktion. Auf ihrer Oberfläche befinden sich unzählige kleine Härchen, die die eingeschleimten Staubteilchen wieder nach außen befördern. Husten ist Ausdruck einer Verstärkung dieser Selbstreinigungsfunktion, ein Reflex, mit dessen Hilfe unser Körper versucht, die Atemwege duch ein kräftiges Ausstoßen von Luft wieder frei zu machen, etwa von Staub, Nahrungsmitteln oder Getränken. Zum Hustenreiz kann es auch kommen, wenn sich die Schleimhäute von Luftröhre und Bronchien entzünden. Unser Körper versucht dann, die Atemwege von übermäßigem Schleim, der sich in den entzündeten Bronchien gebildet hat, durch Hustenstöße zu befreien.

Zunahme von Atemwegserkrankungen

Die Qualität unserer Atemluft hat sich durch Autoabgase und industrielle Luftverschmutzung verschlechtert, so dass die Abwehrfunktionen der Schleimhaut oft überlastet werden. Deshalb sind Entzündungen der Atemwege mit Schnupfen und Husten, aber auch chronische Leiden der Bronchien und Nebenhöhlen sowie allergische Krankheiten wie Heuschnupfen und Bronchialasthma häufiger geworden.

Wirksam für Lunge und Bronchien

Stärkend für Lunge, Bronchien und für unseren gesamten Körper sind Bewegung, frische Luft und gute Ernährung. Kräftigend sind auch der Genuss von Knoblauch, Thymian und Salbei als Würzmittel und Zutat in Suppen und Salaten.

Husten und Schnupfen treten meistens im Rahmen einer Erkältung oder Grippe auf. In diesem Fall wechseln Sie Hustentees mit den beschriebenen schweißtreibenden, abwehrsteigernden Tees ab. Bei Fieber sollten Sie sich ausruhen, am besten zwei bis drei Tage lang teefasten und kühle Wadenwickel anlegen. Wenn keine Temperaturerhöhung vorliegt, helfen Fußbäder, ein Vollbad, eventuell heiße Heublumenbrustwickel oder Senfmehlwickel (nur kurz anlegen, es besteht Verbrennungsgefahr für die Haut!). Auch kann man mit Thymian-, Eukalyptus- oder Pfefferminzöl inhalieren.
Bei chronischer Bronchitis ist außerdem die Einnahme senfölhaltiger Pflanzen wie Kapuziner- und Brunnenkresse, Meerrettich, Zwiebel und Knoblauch sinnvoll.

Zusätzliche Maßnahmen

Bei jeder Art von Husten sollten Sie zusätzliche Reizquellen wie etwa verrauchte Räume oder Zugluft meiden. Sorgen Sie außerdem für frische Luft und für ausreichende Luftfeuchtigkeit. Lassen Sie Wasser auf der Heizung verdunsten, oder besorgen Sie sich einen Luftbefeuchter. Trinken Sie reichlich warme Getränke und mit Honig gesüßte Hustentees über den Tag verteilt in kleinen Schlucken, um die Schleimhäute zu benetzen. Nehmen Sie gleichzeitig reichlich Vitamin C, z. B. in Form von Zitronen oder Sanddorn, zu sich. Im Zimmer können Sie Verdunstungsschalen mit Eukalyptus-, Fichtennadel- oder Latschenkiefernöl aufstellen. Fichten- und Kiefernbäume enthalten eine ganze Reihe heilender Wirkstoffe für unsere Bronchien. Am Abend sollten Sie Ihre Brust mit einem der handelsüblichen Bronchialbalsame einreiben. Dadurch wird lokal eine gesteigerte Durchblutung erreicht, und man inhaliert die Inhaltsstoffe (Vorsicht allerdings mit menthol- und kampferhaltigen Salben bei Säuglingen und Kleinkindern!).

Lungen- und Bronchialerkrankungen
Denken Sie daran, dass Husten nicht immer eine Begleiterscheinung von Erkältungen sein muss. Auch schwere Lungen- und Bronchialerkrankungen haben Husten als Begleiterscheinung. In diesen Fällen muss dringend ärztlicher Rat eingeholt werden.

Bei Husten, der länger als drei Wochen dauert, ist ein Arzt oder Heilpraktiker zu konsultieren. Bei chronischer Bronchitis sollte ein Tee maximal vier Wochen angewendet werden, da er dann an Wirksamkeit verliert.

Schleimhaltige Heilpflanzen

Schleimhaltige Heilpflanzen sind wichtig zu Beginn einer akuten Erkältung, wenn sich noch kein körpereigener Schleim gebildet hat. Sie beruhigen die entzündeten Atemwege und lindern den akuten Reizzustand.

▶ **Eibischwurzel** (Sch, Fla)

Die Eibischwurzel ist reich an Schleim (10 bis 20 Prozent), den man kalt auszieht. Die Wurzel findet Verwendung bei akuten Entzündungen der oberen Luftwege mit trockenem Hustenreiz, lindert aber auch die Beschwerden chronischer Reizzustände bei Asthma und Lungenemphysemen (Lungenüberblähungen).

Man nimmt 2 Teelöffel für 1 Tasse Wasser als Kaltauszug, 8 bis 10 Stunden ziehen lassen, mehrmals täglich 1 Tasse trinken. Ein anderes Auszugsverfahren für Eibisch ist die Abkochung. Hier wird mehr Stärke ausgezogen, was für den Eibischgurgeltee vorteilhaft ist. Beim Hustentee braucht man dagegen hauptsächlich die Schleimstoffe.

Huflattich – wirksam aber nicht unproblematisch

Die Inhaltsstoffe von Huflattich aus der Apotheke sind daraufhin überprüft, dass in sechs Gramm nicht mehr als 0,01 Mikrogramm der Krebs erregenden Pyrrolizidinalkaloide enthalten sind. Aus Gründen der Sorgfaltspflicht wurde in den Teemischungen dieses Buches der frühere Huflattichanteil durch Eibisch, Malve oder Isländisch Moos ersetzt.

Heilpflanzen gegen Husten und Bronchitis

Zahlreiche Heilpflanzen sind zur Linderung von Beschwerden der Atemwege geeignet. Häufig vereinigen sie mehrere Wirkrichtungen in sich:

▶ Schleimhaltige Heilpflanzen dienen als Schutz für die entzündete Schleimhaut.

▶ Krampflösende Heilpflanzen lindern Hustenanfälle.

▶ Saponinhaltige Heilpflanzen verflüssigen zähen, hustenauslösenden Schleim und machen ihn leichter abhustbar.

▶ Je nach dem ob es sich um einen Reizhusten, krampfartigen Husten oder einen Husten mit zähem Schleim handelt, sind unterschiedliche Heilpflanzen erforderlich.

Oft wechselt auch der Hustencharakter im Laufe der Krankheit, was den Einsatz einer anderen Heilpflanze erfordert.

▶ **Huflattich** (Sch, Bit, Ger, Fla)

Huflattich ist eine wichtige Heilpflanze zur Reizlinderung und Schleimlösung bei akutem Husten, aber auch bei allen Formen chronischer Atemwegserkrankungen. In letzter Zeit ist seine Verwendung umstritten, da kleine Spuren Krebs erregender Inhaltsstoffe, die Pyrrolizidinalkaloide, entdeckt wurden. Huflattich ist zwar nicht rezeptpflichtig, aber nur über Apotheken zu beziehen. Das Bundesgesundheitsamt empfiehlt als tägliche Maximaldosis 6 Gramm, das entspricht 4 Teelöffeln Huflattichblättern. Zudem sollte eine Behandlungsdauer von 3 Wochen nicht überschritten werden. Für Huflattichtee verwendet man 1 Teelöffel als Aufguss, 3 Tassen täglich trinken. Bei chronischem Husten gleich morgens auf nüchternen Magen und abends vor dem Einschlafen 1 Tasse heißen Huflattichtee zu sich nehmen.

▶ **Isländisch Moos** (Sch, Bit)

Isländisch Moos ist reizmildernd und schwach antibakteriell wirksam. Es empfiehlt sich bei trockenem Reizhusten. Besonders geeignet ist es bei eher chronischen Katarrhen der oberen Luftwege mit immer wieder aufflackernden Reizerscheinungen. Die Bitterstoffe wirken tonisierend, d. h. kräftigend, was die Pflanze gut geeignet macht bei lang andauernden, schwächenden Krankheiten.

Flechte oder Moos?
Isländisch Moos – seine botanische Bezeichnung ist im Grunde genommen falsch, denn es handelt sich um eine Flechte. In mittel- und nordeuropäischen Heide- und Waldgebieten zählt sie sogar zu den häufigsten Flechten überhaupt.

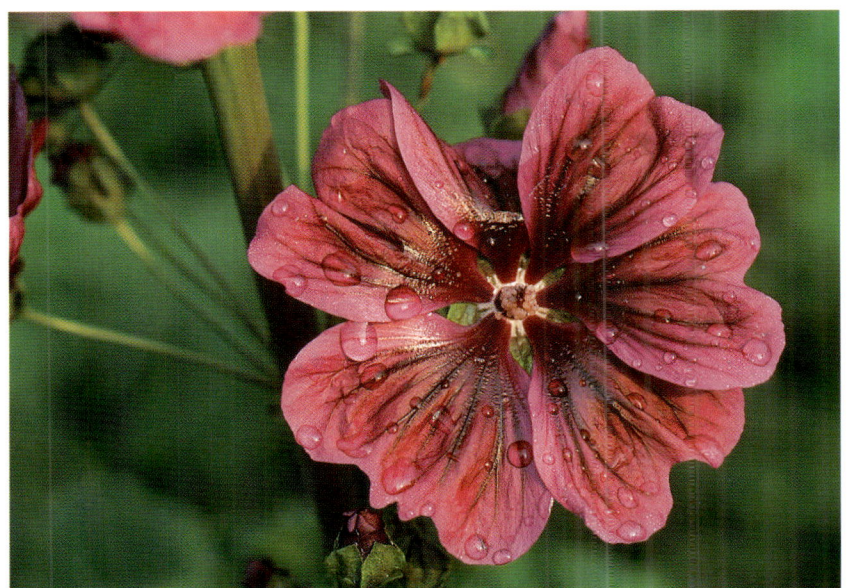

Wilde Malven sind reich an Schleimstoffen und wirken daher besonders reizmildernd.

1 Teelöffel Isländisch Moos mit kaltem Wasser übergießen, bis zum Sieden erhitzen und abseihen, mehrmals täglich 1 Tasse schluckweise trinken.

▶ **Königskerzenblüten und Wollblume** (Sch, Fla, Sap)
Königskerzenblüten und Wollblumen wirken sowohl reizmildernd als auch schleimlösend. Daher verwendet man sie am besten bei nicht mehr akuter Bronchitis, bei chronischer Bronchitis mit starker Reizbarkeit und begleitend bei bronchialem Asthma. Besonders geeignet sind Königskerzenblüten für alle fieberhaften Bronchialkatarrhe, da die in ihr enthaltenen Saponine auch fiebersenkend und schweißfördernd wirken.
Man braucht 2 Teelöffel für 1 Tasse Wasser als Aufguss für einen stark schleimlösenden Tee oder 1 Esslöffel als Kaltauszug, um eine vor allem reizmildernde Wirkung zu erzielen. 3-mal täglich 1 Tasse zu sich nehmen.

▶ **Malvenblätter und -blüten** (Sch, Ger, Äth)
Malvenblätter und -blüten werden häufig in Teemischungen zur Reizmilderung – etwa bei trockenem Reizhusten – verwendet, auch bei Kehlkopfkatarrh und Heiserkeit.
2 Teelöffel für 1 Tasse Wasser als Aufguss verwenden und 3-mal täglich 1 Tasse trinken.

▶ **Spitzwegerichblätter** (Sch, Bit, Fla, Ger, Kie)
Spitzwegerichblätter sind ein gutes, reizmilderndes, schwach antibakteriell wirkendes Hustenmittel bei Bronchitis und Luftröhrenkatarrh. Der Spitzwegerich ist zwar schleimhaltig, wirkt aber gleichzeitig schleimlösend und auswurffördernd. Er wird auch bei Entzündungen von Magen und Darm eingesetzt und ist aufgrund seiner Bitterstoffe und seiner Kieselsäure wunderbar aufbauend.
2 Teelöffel für 1 Tasse Wasser als Aufguss, 3-mal täglich 1 Tasse zu sich nehmen. Frische Spitzwegerichblätter kann man übrigens gut als Zutat für Salate und Saucen verwenden.

Teemischungen gegen akuten Reizhusten

40 g Lindenblüten • 30 g Anisfrüchte • 25 g Thymiankraut
5 g Malvenblüten
● 2 Teelöffel für 1 Tasse Wasser als Aufguss, 10 Minuten ziehen lassen und mehrmals täglich 1 Tasse trinken.

25 g Eibischwurzel • 20 g Isländisch Moos • 20 g Anisfrüchte
20 g Fenchelfrüchte • 15 g Lindenblüten
● 2 Teelöffel der Mischung für 1 Tasse Wasser als Aufguss, 10 Minuten ziehen lassen. 2 weitere Teelöffel mit 1 Tasse Wasser 3 Stunden lang kalt ausziehen. Zusammenschütten und 3 bis 4 Tassen täglich warm und mit Honig gesüßt trinken.

Reizlindernd, beruhigend, auch auswurffördernd

Spitzwegerichkraut • Isländisch Moos • Eibischwurzel
Anisfrüchte
● 2 Teelöffel für 1 Tasse Wasser als Aufguss, 20 Minuten ziehen lassen, 3- bis 4-mal täglich 1 Tasse heiß trinken. Oder im kombinierten Verfahren Aufguss und Kaltauszug wie oben herstellen.

Reizlindernder Hustentee

Malvenblätter • Königskerze • Lungenkraut • Spitzwegerichkraut
● 2 Teelöffel für 1 Tasse Wasser als Aufguss, 3 Tassen der Mischung täglich trinken.

Reizlindernd, schleimlösend

Isländisch Moos • Süßholzwurzel • Eibischwurzel
● 2 Teelöffel für 1 Tasse Wasser als Aufguss, 3 Tassen täglich heiß und schluckweise zu sich nehmen.

Stärker reizmildernd, hustenlösend

60 g Eibischwurzel • 20 g Süßholzwurzel • 10 g Anisfrüchte
10 g Primelwurzel
● 2 Teelöffel Eibischwurzel 3 Stunden lang kalt ausziehen. 2 Teelöffel der Mischung mit 1 weiteren Tasse Wasser aufgießen. Zusammen gießen und täglich 3 Tassen trinken.

Wohlschmeckender, reizlindernder und hustenlösender Tee

15 g Malvenblüten • 15 g Lindenblüten • 15 g Spitzwegerichkraut • 15 g Isländisch Moos • 10 g Holunderblüten
10 g Thymiankraut
● 1 bis 2 Teelöffel der Mischung pro Tasse Wasser als Aufguss, 2 bis 3 Tassen über den Tag verteilt trinken.

Bei Infektanfälligkeit, auch für Asthmatiker geeignet

30 g Schafgarbenkraut • 15 g Eibischwurzel • 15 g Spitzwegerichkraut • 15 g Salbeiblätter • 15 g Lungenkraut
● 1 Teelöffel für 1 Tasse Wasser als Aufguss, 3 bis 4 Tassen täglich langsam trinken.

Ohne schweißtreibende Wirkung

Schleimlösende und auswurffördernde Heilpflanzen

Im weiteren Verlauf von Atemwegserkrankungen kommt es häufig zu einer vermehrten Schleimproduktion mit zumeist zähem Schleim, der sich in Nebenhöhlen, Bronchien oder Lungen staut. Jetzt wird eine zweite wichtige Heilpflanzengruppe gebraucht, die zum einen den Schleim verflüssigt und zum anderen den Abtransport nach außen fördert: die auswurffördernden Hustenmittel, Expektoranzien genannt. In erster Linie gehören dazu saponinhaltige Pflanzen, aber auch einige mit ätherischen Ölen.

Bronchitis

Oft ensteht infolge einer Erkältung eine akute Bronchitis. Sie ist begleitet von schmerzhaften Hustenanfällen mit schleimhaltigem Auswurf. Eine immer wiederkehrende akute Bronchitis kann sich zu einer chronischen Bronchitis entwickeln. Die Kennzeichen einer chronischen Bronchitis sind die lange Dauer und das Fehlen einer akuten Infektion. Auf lange Sicht drohen ernste Schäden von Herz und Lunge.

▶ **Alantwurzel** (Sch, Äth, Bit)

Die Alantwurzel ist krampf- und schleimlösend und wird vor allem bei chronischem Husten und Reizhusten verwendet, ähnlich dem Huflattich. Die in ihr enthaltenen Bitterstoffe sind kräftigend, so dass die Alantwurzel besonders geeignet ist, wenn das Allgemeinbefinden stark beeinträchtigt ist, z. B. bei chronischen Bronchitiden und bronchialem Asthma. 1 bis 2 Teelöffel für 1 Tasse Wasser, 5 Minuten auf kleiner Flamme kochen, dann 15 Minuten ziehen lassen, 3-mal täglich 1 Tasse trinken.

▶ **Andornkraut** (Bit, Ger, Fla, Äth)

Andornkraut wurde früher vor allem als Lungenmittel geschätzt, es ist aber wegen seiner Bitterstoffe auch kräftigend. Es wirkt sekretionsfördernd und in den Atemwegen sekretverflüssigend und erleichtert das Abhusten zähen Schleims. 2 Teelöffel für 1 Tasse Wasser als Aufguss, 5 Minuten ziehen lassen, mehrmals täglich 1 Tasse trinken.

▶ **Anisfrüchte** (Äth)

Anisfrüchte stellen ein mild beruhigend und leicht schleimlösend wirkendes Hustenmittel dar, da ihr ätherisches Öl teilweise über die Lunge ausgeschieden wird. Aufgrund seines Geschmacks, er bessert den sonst strengen Geschmack vieler Hustentees auf, ist Anis in vielen Hustenteemischungen enthalten. 1 Teelöffel der zerdrückten Früchte auf 1 Tasse Wasser als Aufguss, mehrmals täglich 1 Tasse zu sich nehmen. Die Früchte von Anis und auch Fenchel sind vor dem Aufguss zu zerdrücken, damit sich die ätherischen Öle besser herauslösen.

▶ **Bibernellwurzel** (Sap, Ger, Äth)

Die Bibernellwurzel wirkt mittelstark schleimlösend bei Entzündungen des Rachens, des Kehlkopfs, der Luftröhre und der Bronchien. Sie ist auch zum Gurgeln geeignet. 1 Teelöffel mit 1 Tasse Wasser übergießen, erhitzen und 5 Minuten lang bei niedriger Hitze kochen, 3-mal täglich 1 Tasse trinken.

▶ **Edelkastanienblätter** (Sap, Ger, Fla)

Edelkastanienblätter werden seit Jahrhunderten zur Schleimlösung bei den verschiedenen Atemwegserkrankungen eingesetzt. 2 Teelöffel mit 1 Tasse kaltem Wasser übergießen, 1 Minute aufkochen, 2- bis 3-mal täglich 1 Tasse trinken.

▶ **Eukalyptusblätter** (Äth, Bit, Ger, Fla)

Eukalyptus gilt besonders in Australien und Neuseeland als die Heilpflanze schlechthin bei Infektionen aller Art, speziell der Atemwege, aber auch bei Blasen- und Nierenkrankheiten. Die Schleimbildung in den Bronchien wird gehemmt, zäher Schleim verflüssigt. Das ätherische Öl wirkt desinfizierend. Bei Bronchitis und Asthma: 3 Teelöffel für 1 Tasse Wasser als Aufguss, 15 Minuten ziehen lassen und schluckweise über den Tag verteilt trinken. Gut ist auch die Mischung mit Malve und Thymianblättern zu gleichen Teilen, davon 2 Teelöffel für 1 Tasse Wasser als Aufguss, 10 Minuten lang ziehen lassen. 2 bis 3 Tassen täglich trinken.

▶ **Fenchelfrüchte** (Äth)

Fenchelfrüchte sind wie Anis ein auswurfförderndes, mild beruhigendes Hustenmittel, das oft auch zur Geschmacksverbeserung in Mischungen eingesetzt wird. 1 Teelöffel der zerdrückten Früchte für 1 Tasse Wasser als Aufguss verwenden, mehrmals täglich 1 Tasse langsam trinken.

▶ **Lungenkraut** (Kie, Sch, Fla)

Lungenkraut ist eine relativ mild schleimlösende und reizlindernde Pflanze, die aber aufgrund ihres gewebeaufbauenden Kieselsäuregehalts auch oft in Mischungen gegen langwierige Beschwerden eingesetzt wird. 1 bis 2 Teelöffel für 1 Tasse Wasser als Aufguss, 3-mal täglich 1 Tasse zu sich nehmen.

▶ **Primelwurzel und -blüten** (Sap, Ger, Äth, Kie)

Die Primel ist eine der wichtigsten schleimlösenden und auswurffördernden Heilpflanzen. Durch ihre harntreibende Wirkung wird auch der Kreislauf entlastet und das Blut gereinigt. Die Primel, vie-

Schnupfen

Bei Schnupfen mit verstopfter Nase und schmerzhaften Entzündungen der Nasennebenhöhlen hilft regelmäßiges Inhalieren mit Kamillen- oder Thymiantee. Aber auch das ätherische Öl von Eukalyptusblättern kann vor allem bei Druckschmerzen im Bereich der Nasennebenhöhlen lindern.

*Die Blätter der Edelkasta-
nien finden vor allem in
Hustentees Verwendung.*

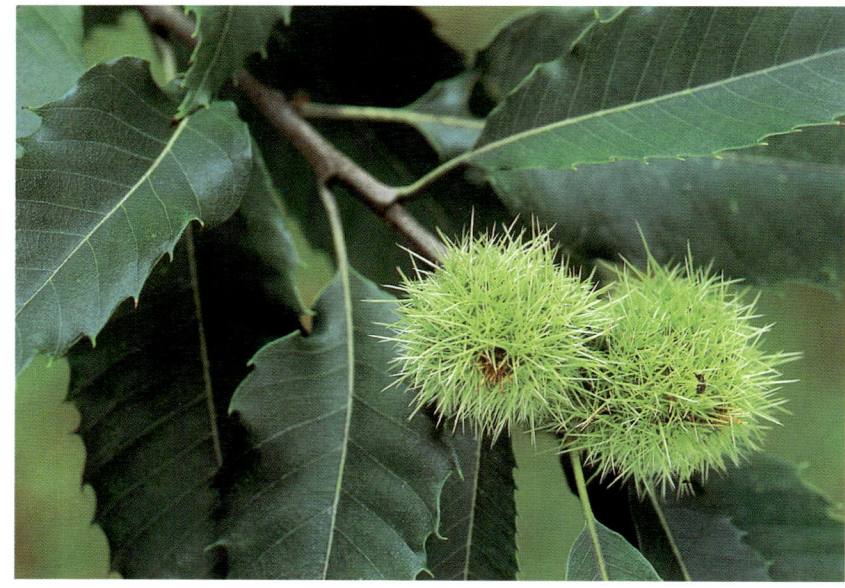

len besser auch als Schlüsselblume bekannt, ist besonders gut bei sich hinziehendem Husten mit wenig Auswurf. Auch bei Kopfschmerz und Migräne zeigt sie gute Wirkungen.

1 bis 2 Teelöffel der Wurzel mit 1 Tasse kaltem Wasser übergießen, erhitzen, 5 Minuten sieden lassen, 5 Minuten ziehen lassen, 2 bis 3 Tassen täglich trinken.

▶ **Seifenkrautwurzel** (Sap, Fla)

Die Seifenkrautwurzel wirkt auswurffördernd wie die Primel und das Veilchen, wird aber heute weniger häufig als diese verwendet. Seifenkraut regt zudem die Verdauung an und ist harntreibend.

1 Teelöffel mit kaltem Wasser übergießen, zum Sieden erhitzen, dann abseihen und auspressen, 3-mal täglich 1 Tasse trinken.

▶ **Süßholzwurzel** (Gly, Fla)

Die Süßholzwurzel wirkt auswurffördernd, schleim- und krampflösend sowie entzündungshemmend. Sie war schon bei den alten Römern und Griechen sehr beliebt. Die Wurzel wird auch im Bereich der Verdauung und wegen ihrer Süße auch zur Geschmacksverbesserung eingesetzt.

1 Teelöffel mit 1 Tasse kochendem Wasser aufgießen und 5 Minuten sieden lassen. 2- bis 3-mal täglich 1 Tasse nach den Mahlzeiten zu sich nehmen.

**Vorsicht vor zu
viel Süßholz**

Tees, die Süßholz enthalten sind nicht für die Daueranwendung geeignet, längstens vier Wochen lang. Süßholz kann den Blutdruck und die Digitalisempfindlichkeit erhöhen und sollte nicht in der Schwangerschaft angewendet werden.

▶ **Veilchenwurzel** (Sap, Bit, Gly, Äth, Salizylsäure)
Die Wurzel des wohlriechenden Veilchens ist ein mildes Expektorans. Sie ist bei chronischem Husten mit starker Verschleimung und auch bei Keuchhusten gut anwendbar.
1 Teelöffel für 1 Tasse Wasser als Aufguss, 3-mal täglich 1 Tasse zu sich nehmen.

▶ **Ysopkraut** (Äth, Ger, Fla)
Ysopkraut wird seit jeher als entschleimende, blutreinigende, anregende, krampflindernde und stärkende Heilpflanze verwendet, wobei die Wirkung im Bereich der Verdauung im Vordergrund steht. Bei trockenem Husten und chronischem Bronchialkatarrh fördert Ysop den Auswurf, löst Schleim und Krämpfe.
1 Teelöffel mit 1 Tasse kaltem Wasser übergießen, bis zum Sieden erhitzen und nochmals 5 Minuten ziehen lassen. Täglich 2 Tassen trinken.

Teemischungen

Für Naschkatzen
Lakritze ist nach wie vor ein Renner unter den Süßigkeiten. Sie wird aus dem eingedickten Saft der Süßholzwurzeln gewonnen. Die Pflanze ist vor allem im Mittelmeergebiet heimisch, wird aber auch aus Russland und den arabischen Staaten importiert.

30 g Süßholzwurzel • 15 g Isländisch Moos • 15 g Spitzwegerichblätter • 10 g Hagebutten ohne Kerne
● 1 Teelöffel mit 1 Tasse Wasser 5 Minuten bis zum Sieden erhitzen, dann abkühlen lassen und abseihen. 2- bis 3-mal täglich 1 Tasse nach den Mahlzeiten trinken.

Wohlschmeckende, bewährte Mischung

45 g Primelwurzel • 15 g Malvenblätter • 15 g zerstoßene Anisfrüchte • 15 g zerstoßene Fenchelfrüchte
● 1 bis 2 Teelöffel für 1 Tasse Wasser als Aufguss, 2 bis 3 Tassen täglich bis zur Linderung der Beschwerden.

Stark schleimlösend, auswurffördernd

40 g Alantwurzel • 25 g Thymiankraut • 15 g Primelwurzel
● 1 gehäufter Teelöffel für 1 Tasse Wasser, kalt ansetzen, bis zum Sieden erhitzen und etwa 1/2 Minute ziehen lassen.

Krampflösend, auswurffördernd

20 g Edelkastanienblätter • 20 Anisfrüchte • 20 g Süßholzwurzel • 15 g Alantwurzel • 15 g Spitzwegerichblätter 10 g Königskerzenblüten
● 1 Teelöffel für 1 Tasse, 3 Minuten lang bei niedriger Hitze kochen, 5 Minuten ziehen lassen, 3-mal täglich 1 Tasse trinken.

Für akuten und chronischen Husten

Krampflösend, auswurffördernd, schleimlösend	**Primelwurzel • Bibernellwurzel • Thymiankraut • Spitzwegerichkraut** • 4 Teelöffel für 2 Tassen Wasser im kombinierten Verfahren: Die Hälfte als Aufguss 20 Minuten ziehen lassen, den Rest 5 Minuten bei niedriger Hitze kochen. Beides miteinander mischen, 3-mal täglich 1 Tasse trinken.
Bei chronischen Hustenbeschwerden	**Eibischwurzel • Alantwurzel • Veilchenwurzel • Süßholzwurzel • Lungenkraut** • 2 Teelöffel für 2 Tassen Wasser, 4 Stunden kalt ansetzen, die Hälfte 10 Minuten bei niedriger Hitze kochen, dann zusammenschütten, 2 Wochen lang 2- bis 3-mal täglich 1 Tasse trinken.
Bei wiederkehrendem Husten	**Edelkastanienblätter • Isländisch Moos • Königskerzenblüten Malvenblüten** • 1 bis 2 Teelöffel für 1 Tasse Wasser als Aufguss, 4 Wochen lang 3-mal täglich 1 Tasse warm trinken.
Bei chronischer Bronchitis, kräftigend	**Spitzwegerichblätter • Lungenkraut • Isländisch Moos Alantwurzel** • 1 Teelöffel mit 1 Tasse Wasser erhitzen, 10 Minuten bei niedriger Hitze kochen, 10 Minuten ziehen lassen. 3 Tassen täglich 2 bis 3 Wochen lang trinken.
Bei herzbelastender, chronischer Bronchitis	**Spitzwegerichkraut • Isländisch Moos • Primelblüten • Weißdornblüten • Weißdornkraut • Herzgespannkraut** • 1 bis 2 Teelöffel für 1 Tasse als Aufguss, 6 Wochen lang 2 bis 3 Tassen täglich. Nach 2 Wochen Pause wiederholen.
Schleimlösend, auswurffördernd	**70 g Königskerzenblüten • 70 g Primelwurzel** • 2 Teelöffel für 1 Tasse Wasser als Aufguss, 15 Minuten ziehen lassen, abseihen. Morgens täglich 1 Tasse heiß trinken, 2 bis 3 Wochen lang.
Reizmildernd	**Melissenblätter • Weißdornblüten • Primelwurzel • Isländisch Moos • Eibischwurzel** • 2 Teelöffel für 1 Tasse Wasser als Aufguss, 10 Minuten ziehen lassen und 3 Wochen lang 2- bis 3-mal täglich 1 Tasse trinken.

Krampflösende Heilpflanzen

Die Behandlung von stark von Krämpfen begleitetem Husten erfordert besondere Heilpflanzen. Ein spezielles Problem stellt hier der Keuchhusten dar, dessen Therapie ebenso wie die von Asthma bronchiale in ärztliche Hände gehört. Krampflösende Tees lassen sich aus den folgenden Heilkräutern zubereiten:

▶ **Dostkraut (Oregano)** (Äth, Bit, Ger)

Dostkraut wirkt ähnlich wie Thymian, wenn auch wesentlich schwächer. Oregano findet besonders als wohlschmeckendes Gewürz in der Küche Verwendung. Zur milden Krampflösung 2 Teelöffel auf 1 Tasse Wasser als Aufguss, mehrmals täglich 1 Tasse trinken.

▶ **Efeublätter** (Sap, Gly)

Efeublätter wirken entkrampfend und beruhigend sowie mild auswurffördernd bei chronischen Atemwegsentzündungen. Sie werden gegen Krampf- und Keuchhusten eingesetzt.

Man übergießt 1 Teelöffel Efeublätter mit 1 Tasse Wasser, lässt das Ganze 2 Minuten kochen und 5 Minuten ziehen, 2- bis 3-mal täglich 1 Tasse zu sich nehmen. Milder ist ein Aufguss.

▶ **Mannstreukraut** (Sap, Gly, Äth)

Mannstreukraut ist eine mild beruhigende und hustenkrampflösende Heilpflanze. Das Kraut wird begleitend bei Keuchhusten und Bronchialkatarrh eingesetzt. Zudem wirkt es blutreinigend und periodenfördernd. Man nimmt 1 Teelöffel für 1 Tasse Wasser als Aufguss, 3-mal täglich 1 Tasse. Noch wirksamer ist die Mannstreuart Eryngium Planum. Sie ist aber schwer erhältlich.

▶ **Quendelkraut** (Äth, Ger, Bit, Fla)

Quendelkraut, auch Feldthymian genannt, wirkt hustenreizunterdrückend, krampflösend und desinfizierend, aber ein wenig schwächer als sein Verwandter, der Thymian.

2 Teelöffel für 1 Tasse Wasser als Aufguss, 3 Tassen täglich trinken.

▶ **Sonnentaukraut** (Ger, Fla, Enzyme)

Das Sonnentaukraut ist eine krampflösende, hustenreizlindernde Heilpflanze bei Reizhusten, Keuchhusten und bronchialem Asthma. Ein kleiner Zusatz von Sonnentau zum Thymian hat sich sehr gut bei Keuchhusten bewährt. Die Kombination führt zu einer Wirkungsverstärkung. Man verwendet 1 Teelöffel für 1 Tasse Was-

Keuchhusten

Außer mit krampflösenden Tees kann man keuchhustenkranken Kindern vor allem dadurch helfen, dass man Ruhe und Gelassenheit ausstrahlt. Überängstlichkeit verschlimmert nur die Anfälle.

ser als Aufguss, 3-mal täglich 1 Tasse trinken. Wirksamer sind alkoholisch ausgezogene Fertigpräparate.

▶ **Thymiankraut** (Äth, Fla, Sap, Ger, Bit)

Aufgrund seiner breit gefächerten Wirkstoffpalette zählt der echte Thymian zu den wichtigsten pflanzlichen Hustenmitteln.

Die Hauptwirkung kommt vom krampflösenden, desinfizierenden ätherischen Öl. Thymian wirkt bei akuter und chronischer Bronchitis, bei Keuchhusten, Kehlkopfentzündung und Asthma. 1 Teelöffel für 1 Tasse Wasser als Aufguss, mehrmals täglich 1 Tasse trinken.

Teemischungen bei Husten mit Krämpfen

Stark krampflösend

Thymiankraut • Sonnentaukraut • Anisfrüchte Mannstreukraut
• 1 Teelöffel für 1 Tasse Wasser als Aufguss, 20 Minuten ziehen lassen, mehrmals täglich 1 Tasse heiß trinken.

Krampflösend, auswurffördernd

Primelblüten • Thymiankraut • Sonnentaukraut
• 2 Teelöffel für 1 Tasse Wasser als Aufguss, 2 bis 3 Tassen täglich.

Beruhigend, schleimlösend

Fenchelsamen • Spitzwegerichkraut • Süßholzwurzel Thymiankraut
• 1 bis 2 Teelöffel für 1 Tasse Wasser als Aufguss, 10 Minuten ziehen lassen, mehrmals täglich 1 Tasse trinken.

Auswurffördernd, krampflösend

20 g Thymiankraut • 10 g Fenchelfrüchte • 10 g Anisfrüchte 10 g Isländisch Moos • 10 g Sonnentaukraut
• 2 Teelöffel für 1 Tasse als Aufguss, 10 Minuten ziehen lassen, 3-mal täglich 1 Tasse trinken.

Reizlindernd, krampflösend

Alantwurzel • Efeublätter • Stiefmütterchenkraut
• 2 Teelöffel mit 1 Tasse Wasser kurz aufkochen und 10 Minuten ziehen lassen, 2 bis 3 Tassen täglich zu sich nehmen.

Krampflösend, unterstützend bei Keuchhusten

30 g Thymiankraut • 15 g Schlüsselblumen • 15 g Sonnentaukraut • 10 g Fenchelfrüchte
• 1 Teelöffel für 1 Tasse Wasser als Aufguss. Mehrere Tage lang jeweils 3 Tassen trinken.

Isländisch Moos • Thymiankraut
• 2 Teelöffel für 1 Tasse Wasser als Aufguss 3 Tassen über den Tag verteilt trinken.

Krampflindernd, bei Keuchhusten

30 g Hohlzahnkraut • 30 g Malvenblätter • 30 g Thymiankraut
• 2 Teelöffel für 1 Tasse Wasser als Aufguss schluckweise morgens und abends 1 Tasse trinken. Auch bei Keuchhusten lohnt sich ein Versuch mit diesem Tee. Er sollte über 4 Wochen hinweg verabreicht werden.

Lindernd, auch bei Lungenemphysem

Teemischungen bei Asthma

20 g Alantwurzel • 20 g Weißdornblüten und -blätter
20 g Anisfrüchte • 15 g Sonnentaukraut • 15 g Thymiankraut
10 g Malvenblätter
• 2 Teelöffel der Mischung für 2 Tassen Wasser als Aufguss, 10 Minuten ziehen lassen, dann die Hälfte des Aufgusses 4 Minuten bei niedriger Hitze kochen und mit dem Rest zusammenschütten. 2 bis 3 Tassen täglich mit Honig gesüßt warm trinken, 6 Wochen lang.

Herzstärkend, lang dauernde Anwendung

30 g Isländisch Moos • 20 g Fenchelfrüchte • 20 g Weißdornblüten und -kraut • 15 g Thymiankraut • 15 g Herzgespannkraut
• 2 Teelöffel für 1 Tasse als Aufguss, 2 bis 3 Tassen täglich, 6 Wochen lang. Nach einer Pause von 2 Wochen wiederholen.

Herzstärkend, bei Krampfhusten

Thymiankraut • Sonnentaukraut • Gänsefingerkraut
Spitzwegerichblätter
• 1 Teelöffel für 1 Tasse Wasser als Aufguss, 2 bis 3 Tassen täglich je nach Bedarf trinken.

Stark krampflösend

40 g Eukalyptusblätter • 25 g Malvenblüten • 25 g Minzeblätter
• 1 Esslöffel für 1 Tasse Wasser als Aufguss, 1 Woche lang 2 Tassen täglich trinken.

Lindernd, ohne herzwirksame Komponente

20 g Ysopkraut • 15 g Beifußkraut • 15 g Eukalyptusblätter
5 g Weißdornblüten
• 2 Teelöffel für 1 Tasse Wasser als Aufguss, 5 bis 10 Minuten ziehen lassen, 2 Tassen täglich, jeweils zwischen den Mahlzeiten.

Hilfreich bei allergischem Asthma

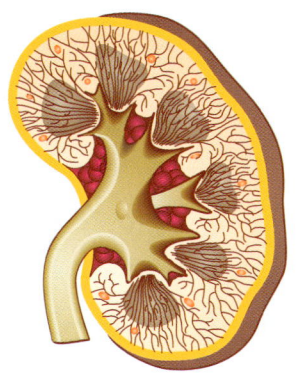

Blasen- und Nierenbeschwerden

Reinigung und Regulierung der Körperflüssigkeiten

Die Niere: Unzählige Blutgefäße und Nieren-kanälchen sorgen für die Filterfunktion dieses Organs.

Harntest

Die Untersuchung des Harns liefert wichtige Hinweise bei der Suche nach den Ursachen einer Erkrankung. Dabei werden zunächst so genannte Multistix-Teststreifen benutzt, die Auskunft geben, ob sich etwa Zucker, Eiweiß oder Blut im Urin befinden und den Säuregrad und Nitrit-gehalt messen.

Die Nieren sind für die lebenswichtige Aufgabe der Harnbildung und -ausscheidung zuständig. Sie befreien unseren Organismus von Stoffwechselschlacken und Giften wie Harnstoff, Harnsäure sowie von Salzen und halten die Menge sowie chemische Zusammensetzung der Körperflüssigkeiten konstant. Wie ein Klärwerk filtern sie alles aus dem Blut heraus, was zu viel oder schädlich sein könnte. Etwa 60-mal wird die Blutflüssigkeit innerhalb eines Tages gefiltert. Je nach Notwendigkeit steigern oder vermindern die Nieren die Harnausscheidung, so dass die Wassermenge in unserem Körper in etwa konstant bleibt. Zudem helfen sie, die Säure-Basen-Zusammensetzung im Blut zu regulieren. Von den Nieren fließt der Harn durch die Harnleiter zur Blase, wo er gesammelt und durch die Harnröhre ausgeschieden wird. Durchschnittlich scheiden wir ein bis zwei Liter Harn am Tag aus. Wenn wir intensiv schwitzen, kann die Harnmenge bis auf einen halben Liter abnehmen, wenn wir viel trinken bis auf mehrere Liter ansteigen.

Bei vielen Menschen ist die Ausscheidungs- und Entgiftungsfunktion der Nieren eingeschränkt, weil sie zu wenig trinken. Dann muss der Harn stärker konzentriert werden, um alle Giftstoffe zu entfernen. Man kann sagen, dass ein Erwachsener täglich mindestens zwei Liter trinken sollte, am besten in Form von Tee oder Mineralwasser. »Dünnerer« Harn erschwert auch die Auskristallisation von Harnsalzen, wodurch sich weniger häufig Blasen- und Nierensteine bilden. Als weitere Risikofaktoren für die Entstehung von Nierensteinen gelten, abgesehen von Stoffwechselstörungen und Darmerkrankungen, eine falsche Ernährung sowie der Dauergebrauch bestimmter schmerzstillender Medikamente.

Beeinflussung der Harnausscheidung

Die Mehrzahl der nieren- und blasenwirksamen Heilpflanzen vermehrt die Urinausscheidung, was auf Nieren, Blase und Harnwege einen Durchspüleffekt hat. Dadurch kann man der Bildung von Steinen vorbeugen. Dies ist besonders nach bereits operativ entfernten Steinen in Nieren und Blase von Bedeutung. Um kristalline Elemente, aus denen sich Steine bilden können, aus dem Körper zu entfernen, ist es notwendig, täglich zwei bis drei Liter zu trinken. Genug trinken heißt auch vorbeugen. Gewarnt werden muss davor, eigenständig Steine mit Hilfe von Heilpflanzentees abzutreiben. Es können starke Koliken ausgelöst werden.

Tees mit Heilpflanzen, die wassertreibend (diuretisch) wirken, sollten prinzipiell nur nach fachlichem Rat angewendet werden; besonders dann, wenn jemand unter Ödemen (Wasseransammlungen) aufgrund einer Einschränkung der Tätigkeit von Herz oder Nieren leidet und bei Nierenschäden. Ebenso sollte in der Schwangerschaft unbedingt Rücksprache mit dem Arzt genommen werden. Auch eignen sich entwässernde Heilpflanzen nicht zur dauernden Anwendung.

Blasenentzündung und Prostatabeschwerden

Bei einer Reizung oder Entzündung von Blase und Harnwegen werden verschiedene entzündungshemmende und krampflösende Heilpflanzen verwendet. Bei chronischen Entzündungen nimmt man harntreibende Heilpflanzen hinzu. Die Blase ist sehr kälte-

Ärztlichen Rat einholen!
Meist sind Infektionen der Harnwege Ursache von Blasenentzündungen. Bei Männern kann auch eine vergrößerte Prostata der Grund sein. Da eine Blasenentzündung ernsthafte Folgen haben kann, sollte mit dem Arzt Rücksprache gehalten werden, ob nicht eine Antibiotikabehandlung notwendig ist.

Hilfreiche wasser- und harntreibende Heilpflanzen

▶ Bei entzündlichen Krankheiten von Nierenbecken, Blase und Harnwegen, denn Bakterien werden durch Trinkkuren ausgespült

▶ Zur vorbeugenden Durchspülung, um Steinbildung in Nieren und Blase zu verhindern

▶ Zur Blutreinigung und Umstimmung bei Stoffwechselkrankheiten und rheumatischen Beschwerden, wobei man Heilpflanzen bevorzugen sollte, die wassertreibend und stoffwechselwirksam sind

▶ Nach operativer Entfernung von Steinen aus Nieren und Blase

empfindlich. Besonders Frauen reagieren aus anatomischen Gründen auf Unterkühlung leicht mit einer Blasenentzündung. Gefährlich ist das Aufsteigen der Entzündung über die Harnwege zu den Nieren. Trinken Sie daher schon bei den ersten Anzeichen einer Blasenentzündung (schmerzhaftes Wasserlassen, geringe Urinmenge) desinfizierende, leicht harntreibende Tees, und gönnen Sie sich Wärme und Ruhe. Den entsprechenden Tee auch nach Abklingen der Beschwerden noch drei bis fünf Tage weiter trinken. Kommt es nach drei Tagen zu keiner Besserung, muss ein Arzt aufgesucht werden, der dann möglicherweise ein Antibiotikum verschreibt. Ist die Blasenentzündung von starken Schmerzen und Fieber begleitet, sollte sofort fachlicher Rat bei Ihrem Arzt oder Heilpraktiker eingeholt werden.

Bei Männern fortgeschrittenen Alters tritt häufig eine Prostatavergrößerung auf. Dies ist eine der Ursachen für Beschwerden beim Wasserlassen. Solange nicht operiert werden muss, können verschiedene Heilpflanzen lindernd wirken.

Vorbeugung
Manche Frauen leiden sehr häufig unter schmerzhaften Blasenentzündungen mit starken Schmerzen bei der Harnentleerung. Als Vorbeugung empfiehlt es sich deshalb, stets Füße und Unterleib warm zu halten. Eine vitaminreiche und leicht verdauliche Kost sowie viel Mineralwasser und Kräutertee wirken ebenfalls prophylaktisch.

Heilpflanzen für Blase, Nieren und Harnwege

▶ **Bärentraubenblätter** (Ger, Fla, Gly)
Die Bärentraube ist eine wirksame Heilpflanze gegen Blasenzündung, besonders im Anfangsstadium. Die Blätter helfen bei akuten sowie chronischen Blasenentzündungen oder -reizungen und verhindern oft ein Ausweiten der Entzündung, wodurch die Einnahme von Antibiotika vermieden werden kann. Sie helfen zuweilen auch bei Nierenentzündungen und fördern die Entgiftung des Körpers. Bärentraubenblätter wirken – wenn der Harn basisch ist – harndesinfizierend, nachdem aus dem Glykosid Arbutin in den Nieren der desinfizierende Wirkstoff Hydrochinon freigegeben wurde. Essen Sie daher während der Teekur reichlich Obst und Gemüse, um den Harn zu alkalisieren. Sie können für diesen Zweck dem Tee auch eine Messerspitze voll Natron (Natriumhydrogenkarbonat) zufügen. Vitamin C oder Vitamin-C-haltige

Säfte wie Johannisbeersaft führen zur Bildung sauren Harns, sollten also während der Bärentraubenkur nicht getrunken werden. Sehr häufig werden Bärentraubenblätter als Abkochung empfohlen. Dadurch werden aber neben dem Arbutin auch reichlich Gerbstoffe frei, die den Magen reizen können.

Weniger Gerbstoff, aber ebenso viel Arbutin erhält man im Kaltauszug: 1 Teelöffel für 1 Tasse kaltes Wasser, 12 bis 24 Stunden unter gelegentlichem Umrühren ziehen lassen und abseihen. Man trinkt 1 Woche lang 2 bis 3 Tassen täglich leicht angewärmt.

Bärentraubenblätter sollten in der Schwangerschaft und Stillzeit nicht angewendet werden. Länger dauernde Behandlungen und die Anwendung bei Kindern unter 12 Jahren sollten Sie mit Ihrem Arzt oder Heilpraktiker absprechen. Zu hohe Dosierungen können zu Magenbeschwerden mit Übelkeit und Erbrechen führen.

▶ **Birkenblätter** (Fla, Sap, Ger, Äth, Vitamin C)

Birkenblätter sind ein mildes Entwässerungsmittel, das die Nieren nicht reizt. Die Blätter haben stark harntreibende Eigenschaften und werden daher auch häufig in Blutreinigungstees (siehe Seite 202) eingesetzt sowie als begleitende Teekur bei chronisch rheumatischen Krankheiten (siehe Seite 198). Man nimmt 2 Teelöffel für 1 Tasse Wasser als Aufguss, 3-mal täglich 1 Tasse lauwarm trinken.

Nierenkolik

Kommt es zu einer Nierenkolik, die durch einen in den Harnwegen festsitzenden Stein verursacht wurde, kann durch wärmende Maßnahmen wie feuchtwarme Handtücher um Unterbauch und Rücken geschlungen, der Schmerz ein wenig gelindert werden, bis der Arzt kommt.

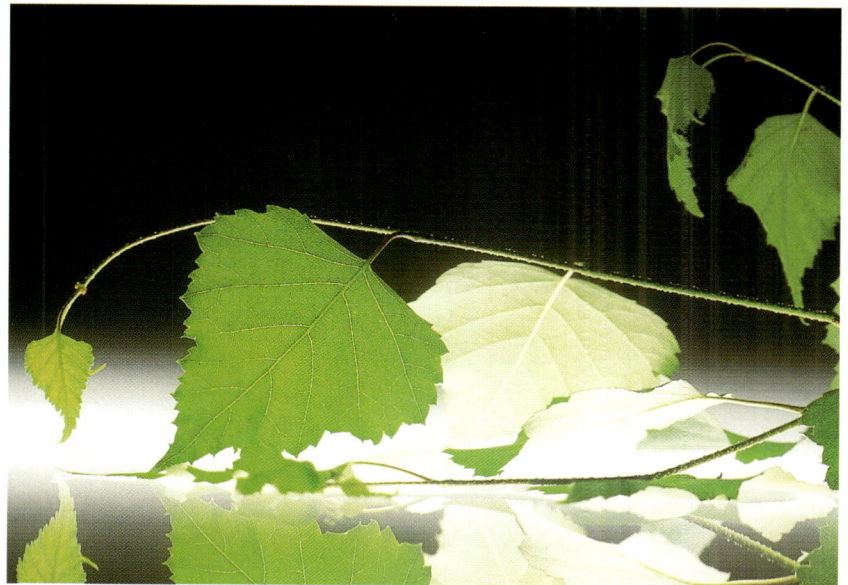

Die Birke ist besonders vielfältig in der Naturheilkunde einsetzbar: Saft, Knospen, Blätter und Rinde des Baums haben therapeutische Wirkungen.

Ein gutes Hausmittel für eine Frühjahrskur zur Stärkung, Vitalisierung, Reinigung von Blut und Haut sowie zur Ausscheidung der Harnsalze ist Birkensaft. Zu empfehlen ist eine Kur von 3 Wochen mit 3-mal täglich 1 Glas Birkensaft nach den Mahlzeiten.

▶ **Buccoblätter** (Äth, Fla)

Die Buccoblätter haben ähnliche Heileffekte wie die Bärentraube. Außerdem regen sie die Harnausscheidung mild an: 1 Teelöffel mit 1 Tasse Wasser kalt ansetzen, bis zum Sieden erhitzen und 3 Minuten lang kochen.

▶ **Bruchkraut** (Sap, Äth)

Bruchkraut wirkt krampflösend auf Nieren, Blase und Harnwege sowie mild harntreibend und stoffwechselaktivierend.

Man nimmt 1 Teelöffel für 1 Tasse Wasser als Aufguss. Bruchkraut hat die beste Wirkung, wenn es frisch ist und darf nicht gekocht werden. Bei krampfartigen Blasenbeschwerden ist die Kombination mit Bärentraube besonders hilfreich.

▶ **Goldrutenkraut** (Sap, Fla, Ger, Bit, Äth)

Goldrutenkraut ist schon seit dem Mittelalter in ganz Europa ein Nierenmittel ersten Ranges. Es wirkt entwässernd, entzündungshemmend und leistungssteigernd auf das Nierengewebe sowie leicht krampflösend. Auch bei Anwendung über längere Zeit hinweg wird es sehr gut vertragen.

Für einen Tee 2 Teelöffel für 1 Tasse Wasser als Aufguss verwenden. Man sollte 2 bis 3 Tassen täglich trinken.

▶ **Hauhechelwurzel** (Sap, Ger, Fla)

Die Hauhechelwurzel ist eine harntreibende Heilpflanze, die in zahlreichen Mischungen zur Blutreinigung und Durchspülung enthalten ist. Die Wirkung dauert nur einige Tage an und lässt dann nach. Für einen Tee 2 Teelöffel mit noch nicht siedendem Wasser übergießen, 10 Minuten ziehen lassen. Oft wird in Kräuterbüchern die Abkochung angegeben, sie bewirkt jedoch das Gegenteil, d. h. sie hemmt die Harnausscheidung.

▶ **Löwenzahnwurzel und -kraut** (Bit, Fla, Ger, Äth)

Löwenzahn ist eine stoffwechselaktivierende Heilpflanze (siehe Seite 195), die die Nieren anregt und auch häufig bei rheumatischen Beschwerden und Gicht verwendet wird. Als Tee bei akuter Erkrankung: 2 Esslöffel mit 1/2 Liter Wasser als Aufguss zubereiten, dann mit 1/2 zusätzlichen Liter Wasser strecken und innerhalb von 15 Mi-

Gegen Insektenstiche
Goldrutenkraut eignet sich auch zur äußerlichen Anwendung. Bei Insektenstichen zerriebene frische Blätter auflegen. Sie mildern die Schwellung und lindern den Juckreiz. Alternativ können auch frische Salbeiblätter oder Spitzwegerichblätter verwendet werden.

nuten morgens nüchtern trinken. Als Tee für eine längere Anwendung: 1 Teelöffel mit 1 Tasse kaltem Wasser übergießen, bis zum Sieden erhitzen und 1 Minute lang kochen, 2 Tassen täglich zu sich nehmen. Löwenzahn ist nicht für magenempfindliche Menschen geeignet und sollte nicht bei Darmverschluss verwendet werden.

▶ **Orthosiphonblätter** (Fla, Sap, Äth, Ger, Kalium)
Orthosiphonblätter finden im indomalaiischen Raum schon seit langer Zeit bei Krankheiten der Harnwege Verwendung. Sie wirken leicht entwässernd bei Blasen- und Nierenleiden sowie Wasseransammlungen im Körper. Zudem fördern sie die Ausscheidung von stickstoffhaltigen Substanzen sowie Kochsalz, was bei chronischen Nierenentzündungen von Bedeutung ist. Orthosiphonblätter wirken auch schwach krampflösend. Gleichzeitig sind die Blätter frei von schädigenden Reizwirkungen auf das Nierengewebe.
Für einen Tee: 1 Teelöffel als Aufguss, 30 Minuten ziehen lassen, 1- bis 3-mal täglich 1 Tasse tinken.

▶ **Petersilienfrüchte** (Äth, Ger, Gly, Vitamin C)
Petersilienfrüchte regen die Harnausscheidung kräftig an und werden zur Durchspülung und bei chronischen Blasenkrankheiten eingesetzt: 1 Teelöffel als Aufguss für 3 Tassen Wasser, über den Tag verteilt trinken. Da Petersilienfrüchte wehenauslösend sind,

**Indischer Blasen-
und Nierentee**
»Orthosiphonblätter« ist zwar der offizielle Name, der in Europa seit 1927 eingeführten Heilpflanze, doch ist sie besser unter der Bezeichnung »Indischer Blasen- und Nierentee« bekannt.

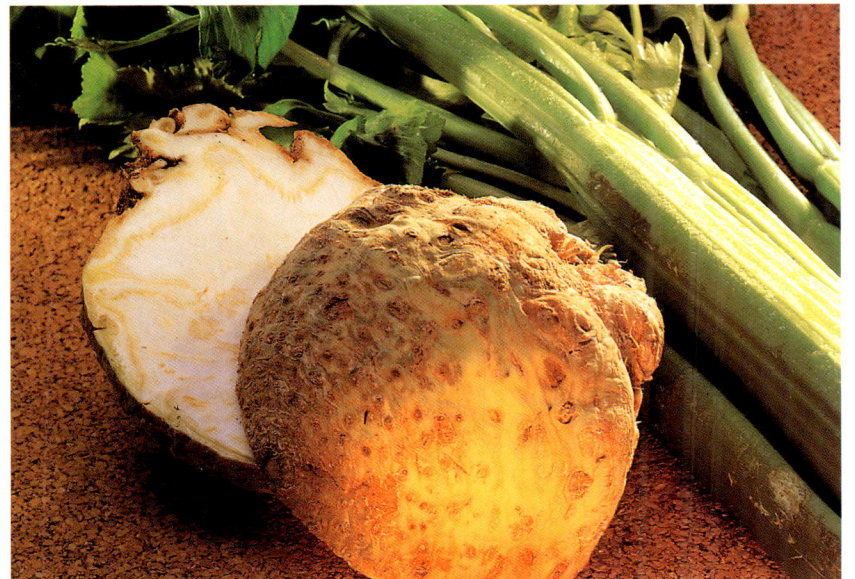

Knollen- und Staudensellerie sind stark harntreibend.

nicht in der Schwangerschaft anwenden, auch nicht bei entzündlichen Nierenleiden.

▶ **Preiselbeerblätter** (Ger, Fla, Gly)

Preiselbeerblätter wirken gut bei entzündlichen Blasenleiden. Sie sind schwächer als die Bärentrauben, aber weniger magenreizend. Man übergießt 2 Teelöffel mit 1 Tasse kaltem Wasser, 10 Stunden lang ziehen lassen. Täglich 2 aufgewärmte Tassen trinken.

▶ **Queckenwurzel** (Sch, Sap, Kie)

Die Queckenwurzel wirkt leicht wassertreibend und hilft gegen Mikroben. Die Wurzel findet vor allem in Blutreinigungstees Verwendung, auch zur Entwässerung bei Prostatavergrößerung: 2 Teelöffel kalt ansetzen, bis zum Sieden erhitzen und 3 Tassen täglich trinken.

▶ **Spargelwurzel** (Sap, Fla, Asparagin)

Spargel ist wassertreibend und leicht abführend, was ihn zur Blutreinigung geeignet macht.

Man übergießt 2 Teelöffel mit kaltem Wasser, zum Sieden bringen und abseihen. 2 bis 3 Tassen täglich trinken, 10 Tage lang. Gelegentlich sind allergische Reaktionen möglich. Nicht bei entzündlichen Nierenleiden anwenden.

▶ **Sellerie** (Äth, Fla)

Sellerie wirkt entwässernd, auch wenn man ihn als Gemüse isst. Für einen Tee wird die Wurzel oder das Kraut verwendet: 2 Teelöffel für 1 Tasse Wasser als Aufguss, 2 Tassen täglich trinken.

▶ **Wacholderfrüchte** (Äth, Bit)

Wacholderfrüchte zählen zu den bekanntesten wassertreibenden Pflanzen. Die Früchte sind stark entwässernd, desinfizierend und regen den Stoffwechsel sowie die Magen- und Darmmuskulatur an. Bei Gicht, rheumatischen Beschwerden und zur Blutreinigung sind sie gut geeignet. Für einen Tee: 1 Teelöffel für 1 Tasse Wasser als Aufguss, morgens und abends 1 Tasse trinken. Wacholder reizt bei längerer Anwendung die Nieren, so dass er nur bei gesunden Nieren verwendet werden darf. Auch Magen und Darm können bei höheren Dosierungen gereizt werden. Wacholder nicht länger als 4 Wochen und nicht in der Schwangerschaft anwenden.

▶ **Zinnkraut** oder **Ackerschachtelhalm** (Fla, Sap, Kie, Kalium)

Ackerschachtelhalm ist eine mild harntreibende Heilpflanze, die auch bei langem Einsatz gut verträglich ist und besonders in Mi-

Eine gesunde Delikatesse
Wer öfter Spargel isst, weiß um die harntreibende Wirkung dieses Gemüses. Auffällig ist, dass der Harn bei Menschen mit entsprechender Veranlagung nach Spargelgenuss ausgesprochen übel riecht. Dies ist auf den Hauptwirkstoff Asparagin zurückzuführen.

schungen gegen Krankheiten der Blase und Harnleiter verwendet wird. Zinnkraut ist aufgrund seines Kieselsäuregehalts in erster Linie als Bindegewebsmittel von Bedeutung, weiterhin zur Resistenzsteigerung und Kräftigung. Es regt die Stoffwechseltätigkeit an und wird oft bei rheumatischen Beschwerden verwendet, da dabei das Bindegewebe eine wesentliche Rolle spielt. Auch gegen Bettnässen kann Zinnkraut eingesetzt werden. Es ist also nicht verwunderlich, dass Sebastian Kneipp die Anwendung dieser Heilpflanze als »einzig« und »unersetzbar« lobte.

Man nimmt 2 Teelöffel des Krauts für 1 Tasse Wasser als Aufguss, 3-mal täglich 1 Tasse trinken.

Teemischungen bei Nieren- und Blasenleiden

Bärentraubenblätter • Indischer Blasen- und Nierentee

● 1 bis 2 Teelöffel mit 1 Tasse Wasser kalt übergießen und nach 12 Stunden abseihen. Täglich 2 Tassen Tee auf Trinkwärme erhitzt zu sich nehmen, 1 Woche lang.

Der Klassiker unter den Blasentees

Bärentraubenblätter • Bruchkraut

● 2 Teelöffel für 1 Tasse Wasser kalt ansetzen und nach 12 Stunden abseihen. Auf Trinktemperatur erwärmen und 2- bis 3-mal täglich 1 Tasse trinken, 1 Woche lang.

Krampflösend

Buccoblätter • Bruchkraut • Bärentraubenblätter

● 2 Teelöffel mit 1 Tasse Wasser kalt ansetzen, 1/2 Stunde ziehen lassen, dann bis zum Sieden erhitzen und abseihen. 1 Woche lang 2 Tassen täglich zu sich nehmen.

Hemmt die Ausbreitung der Entzündung

Bärentraubenblätter • Löwenzahnwurzel und -kraut • Birkenblätter

● 1 Teelöffel für 1 Tasse Wasser als Aufguss, 10 Minuten ziehen lassen, 2-mal täglich 1 Tasse, 2 Wochen lang trinken.

Bei chronischen Blasenentzündungen

30 g Bärentraubenblätter • 25 g Birkenblätter • 20 g Melissenblätter • 20 g Goldrutenkraut • 10 g Lindenblüten • 5 g Malvenblüten

● 1 bis 2 Teelöffel für 1 Tasse als Aufguss, 2- bis 3-mal täglich 1 Tasse, 2 Wochen lang zu sich nehmen.

Für Blase und Nieren, bei chronischen Entzündungen

Desinfizierend für Nieren und Blase	**Goldrutenkraut • Bärentraubenblätter** ● 2 Teelöffel für 1 Tasse als Aufguss, 10 Minuten ziehen lassen, 2 bis 3 Tassen täglich trinken, 1 bis 2 Wochen lang. Nach Bedarf süßen.
Bei gereizter Blase, bei Nierensteinen und Nierengrieß	**30 g Ackerschachtelhalmkraut • 20 g Bärentraubenblätter 20 g Salbeiblätter • 20 g Ehrenpreiskraut • 10 g Eibischblätter** ● 1 Teelöffel für 1 Tasse als 10-minütiger Aufguss, 2-mal täglich 1 Tasse, 1 bis 2 Wochen lang.
Bei gereizter Blase, bei Nierensteinen und Nierengrieß	**Bärentraubenblätter • Goldrutenkraut • Birkenblätter Schachtelhalmkraut • Maisgriffel** ● 1 Teelöffel für 1 Tasse Wasser als Aufguss, 1 bis 2 Wochen lang, 2 bis 3 Tassen täglich.
Vorbeugung gegen Steinbildung	**Löwenzahnwurzel und -kraut • Wacholderbeeren • Petersilien-früchte • Bruchkraut • Anisfrüchte** ● 2 Esslöffel für 1 Liter Wasser als Aufguss, 20 Minuten ziehen lassen und täglich morgens die ganze Menge schluckweise trinken, 1 Woche lang.
Ein guter Durchspültee, harnbildend	**Birkenblätter • Brennnesselblätter • Wacholderbeeren Zinnkraut • Rosmarinblätter • Hagebuttenfrüchte** ● 1 Teelöffel für 1 Tasse Wasser als Aufguss, 2 Wochen lang 2-mal täglich 1 Tasse trinken.
	Birkenblätter • Ackerschachtelhalmkraut • Orthosiphon-blätter • Hauhechelwurzel ● 1 Teelöffel der Mischung für 1 Tasse verwenden und einen Aufguss zubereiten, 2 Stunden ziehen lassen und dabei gelegentlich durchrühren, abseihen. 2- bis 3-mal täglich 1 Tasse trinken, 2 Wochen lang.
Wohlschmeckend, wassertreibend	**Wacholderbeeren • Hauhechelwurzel • Liebstöckelwurzel Süßholzwurzel** ● 1 bis 2 Teelöffel der Mischung für 1 Tasse Wasser als Aufguss, nach dem Abkühlen durchseihen und täglich 2 Tassen trinken, 2 bis 3 Wochen lang.

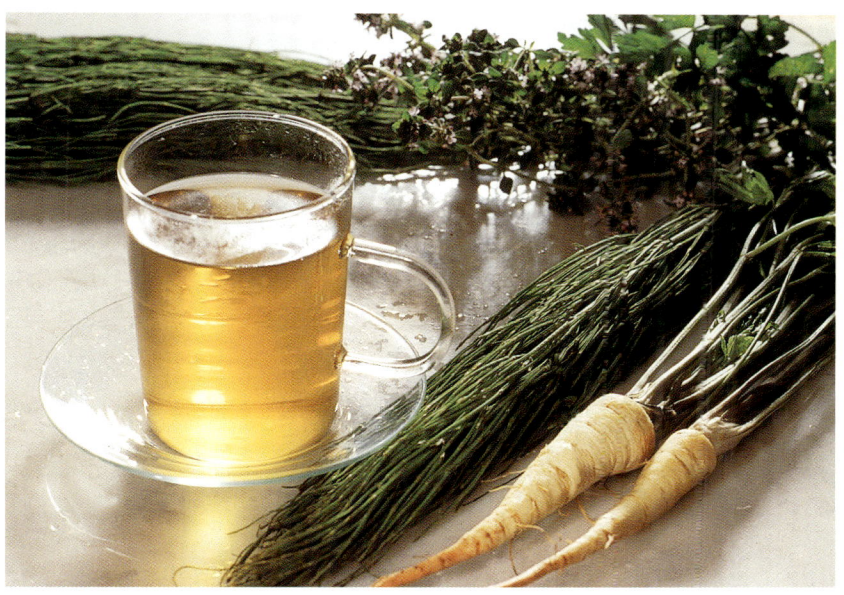

Die Teemischung aus Petersilie, Ackerschachtelhalm und Thymian hat vor allem desinfizierende und harntreibende Eigenschaften.

30 g Orthosiphonblätter • 25 g Hauhechelwurzel • 20 g Goldrutenkraut • 15 g Birkenblätter • 10 g Süßholzwurzel
● 2 Teelöffel für 1 Tasse Wasser als Aufguss, 15 Minuten ziehen lassen und 3- bis 4-mal täglich zwischen den Mahlzeiten 1 Tasse trinken, 2 bis 3 Wochen lang.

Bei chronischen Katarrhen von Blase und Nieren, zur Vorbeugung von Harngrieß und -steinen

20 g Bärentraubenblätter • 15 g Bruchkraut • 15 g Buccoblätter 15 g Hohlzahnkraut • 15 g Wacholderbeeren • 10 g Stiefmütterchenkraut • 10 g weiße Taubnesselblüten
● 1 bis 2 Teelöffel für 1 Tasse Wasser als Aufguss, 2-mal täglich 1 Tasse zu sich nehmen, 2 Wochen lang.

Mild, wassertreibend, entzündungslindernd

Petersilienfrüchte • Ackerschachtelhalmkraut • Thymiankraut
● 2 Teelöffel für 1 Tasse als Aufguss, 20 Minuten ziehen lassen. 2-mal täglich 1 Tasse über einen Zeitraum von 2 bis 3 Wochen trinken.

Kräftigend, desinfizierend

60 g Schafgarbenkraut • 30 g Johanniskraut
● 1 Teelöffel für 1 Tasse Wasser als Aufguss, 10 Minuten ziehen lassen, abends 1 Tasse warm trinken, 2 Wochen lang. Je nach Geschmacksvorliebe können Sie Johanniskraut auch durch Ehrenpreiskraut ersetzen.

Bei Bettnässen von Kindern, unterstützend

Heilpflanzen gegen Prostatabeschwerden

Hormonelle Veränderungen
Die Vergrößerung der Vorsteherdrüse beim älter werdenden Mann wird durch hormonelle Veränderungen hervorgerufen, so vermuten verschiedene Fachleute. Zu den Beschwerden kommt es, weil die Prostata auf die Harnröhre drückt.

Da etwa die Hälfte aller Männer, die das 50. Lebensjahr überschritten haben, von einer Vergrößerung der Prostata betroffen sind, kann man durchaus von einer Volkskrankheit sprechen. Der medizinische Fachausdruck für dieses Leiden ist BPH (benigne Prostatahyperplasie). Es äußert sich durch verstärkten Harndrang bei abnehmendem Wasserstrahl und Nachtröpfeln beim Wasserlassen. Akute Gefahr besteht, wenn es zu einem Harnstau kommt, der die Nieren schädigt.

Wichtig ist deshalb, Heilpflanzen nur behandlungsbegleitend einzusetzen. Die Beschwerden lindern:

▶ **Brennnesselwurzel** (Fla, Ger)

Für einen Tee: 2 Teelöffel mit 1 Tasse Wasser 5 Minuten lang kochen, schluckweise morgens und abends 1 Tasse trinken, 4 bis 6 Wochen lang. Besser sind jedoch Präparate mit dem Extrakt der Brennnessel. Bei hohen Dosierungen kann es zur Reizung von Magen und Darm und zu allergischen Reaktionen kommen.

▶ **Kürbiskerne** (Sitosterin)

Die Wirkstoffe im Kürbis, die bei Prostataleiden helfen, heißen Sitosterine. Sie stärken die Blasenmuskulatur und entspannen den Harnschließmuskel. Bei Prostataschwellung, gereizter Blase und Störungen beim Wasserlassen 3-mal täglich 1 Esslöffel in Apfelmus, Milch, Müsli oder Joghurt verrührt einnehmen. Kürbiskerne können auch über einen längeren Zeitraum und in höheren Dosierungen angewendet werden, jedoch nur in Absprache mit dem behandelnden Arzt.

▶ **Pappelknospen** (Äth, Ger, Gly)

Pappelknospen wirken leicht abschwellend, schmerzlindernd und antibakteriell. Man nimmt 1 Teelöffel für 1 Tasse Wasser als Aufguss, 2 Wochen lang.

▶ **Sägepalm- und Sabalfrüchte** (Ger, Fla, Sitosterin)

Im Fachhandel sind zahlreiche Präparate mit Sägepalm- und Sabalfrüchten gegen Prostatabeschwerden und Blasenerkrankungen erhältlich. Sie sollten aber besser erst nach Rücksprache mit dem Arzt genommen werden.

▶ **Weidenröschen** (Fla, Ger)

Weidenröschen werden häufig bei Prostatabeschwerden empfohlen und sind bereits seit einigen Jahren in Mode, obwohl ihr Wirkungsgrad eher ungewiss ist. Übergießen Sie 2 Teelöffel mit 1 Tasse siedendem Wasser, 10 Minuten ziehen lassen, 2 Wochen lang täglich trinken. Bei längerer Anwendung kann es zur Reizung von Magen und Darm kommen.

Teemischungen, die auf die Prostata wirken

30 g Kürbissamen • 30 g Hagebuttenfrüchte • 15 g Pappelknospen • 15 g Goldrutenkraut • 10 g Ginsengwurzel
• 1 Teelöffel als 5-minütige Abkochung, 2 Tassen täglich, jedoch nicht am Abend trinken. Den Tee kurmäßig über einen Zeitraum von 6 Wochen anwenden.

Queckenwurzel • Selleriekraut • Sonnenhutwurzel Ackerschachtelhalmkraut
• 1 Teelöffel für 1 Tasse Wasser als Aufguss. Auch dieser Tee sollte kurmäßig getrunken werden. Nehmen Sie 3 Wochen lang täglich 2 Tassen zu sich.

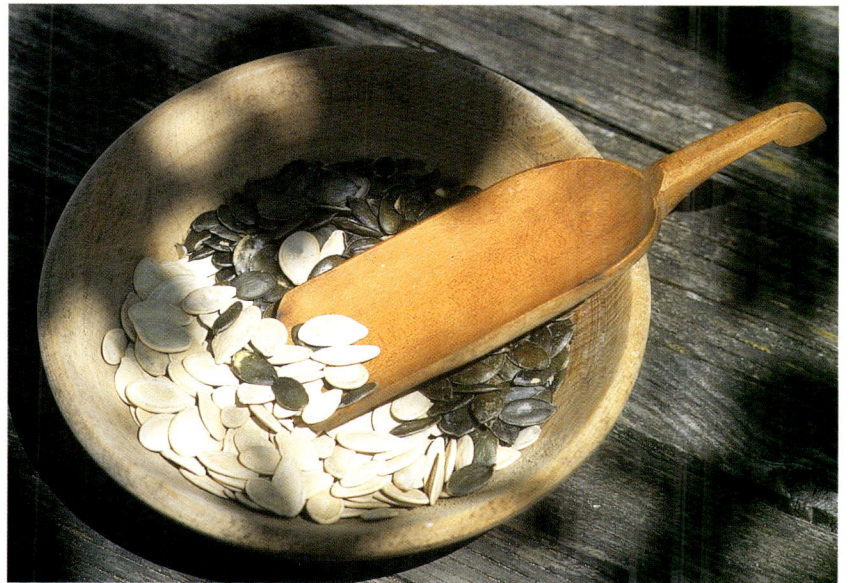

Negative Faktoren bei Prostataleiden
Prostatabeschwerden werden durch längeres Sitzen, Radfahren und anhaltende Stuhlverstopfung erheblich verschlimmert. Auch Alkoholgenuss kann sich negativ auf den Krankheitsverlauf auswirken.

Nicht nur als Tee gegen Prostatabeschwerden, sondern auch als Snack sind Kürbiskerne höchst empfehlenswert. Sie enthalten hochwertiges Eiweiß, wichtige Spurenelemente, Fettsäuren und sogar angeblich vejüngend wirkende Nukleinsäuren.

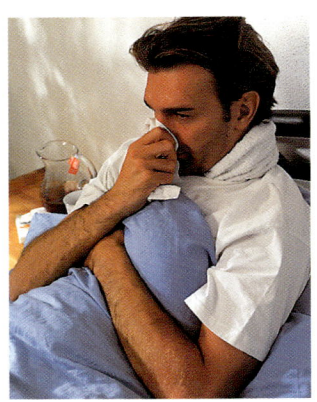

Husten, Schnupfen, Heiserkeit – die typischen Symptome eines grippalen Infekts. Kommt Fieber hinzu, sind ein paar Tage Bettruhe das beste Heilmittel.

Vitamine

Nicht nur Vitamin C ist für ein intaktes Immunsystem unerlässlich, auch die Vitamine A und E spielen in diesem Zusammenhang eine wichtige Rolle. Gute Vitamin-A-Lieferanten sind Karotten, Tomaten, Spinat und Brokkoli, viel Vitamin E ist in Weizenkeim- und Sonnenblumenöl enthalten sowie in Nüssen und Mandeln.

Erkältungen und grippale Infekte

Das Immunsystem stärken

Eine der häufigsten Beschwerden sind Erkältungskrankheiten. Die Verursacher sind eine große Zahl verschiedenster Viren, winzig kleine Krankheitserreger, die Infektionen der oberen Atemwege mit Halsschmerzen, Schnupfen, Husten sowie Kopf- und Gliederschmerzen auslösen können. Unser Körper ist ständig in Berührung mit den verschiedensten Bakterien, Viren und Toxinen (Giften). Dass wir trotzdem nicht so oft krank werden, liegt an unserem ausgeklügelten Abwehrsystem. Sind wir aber eine Zeit lang arbeitsmäßig oder psychisch besonders belastet, starken Kältereizen ausgesetzt oder schleppen wir chronische Krankheitsherde, beispielsweise der Nasennebenhöhlen, Mandeln oder Zähne, mit uns herum, überlasten wir unser Schutzsystem. Nun können sich die immer und überall vorhandenen Viren in unserem Körper breit machen. Erkältungen treten insbesondere in den Übergangsjahreszeiten Frühjahr und Herbst auf, da in dieser Zeit der menschliche Organismus damit beschäftigt ist, sich den ungewohnten Temperaturen anzupassen. Oft genügt dann ein starker Kältereiz, Zugluft oder Durchnässung, und die Krankheitserreger überrennen unser momentan geschwächtes Abwehrsystem.

Infekte mit Fieber

Fiebrige Erkältungen werden im Volksmund oft als Grippe bezeichnet, da bei ihnen ähnliche Symptome auftreten. Eine echte Grippe verläuft jedoch länger und schwerer und ist immer mit hohem Fieber verbunden. Sie wird durch extrem hartnäckige Viren verursacht, die eher als bei Erkältungskrankheiten schwere Komplikationen verursachen, ernste Kreislaufprobleme und Entzündungen von Mittelohr, Harnwegen, Nieren, Blase, Herz, Hirnhaut oder Lunge. Jede Grippewelle wird von einem bestimmten Erreger verursacht. Die echte Grippe breitet sich rasch aus und ist äußerst ansteckend. Bei einer Grippe ist unbedingt Bettruhe einzuhalten, es sollte auch ein Arzt zurate gezogen werden.

Fieber kann bei Erkältung und Grippe auftreten. Fieber ist keine Krankheit, sondern zeigt an, dass sich der Körper heftig gegen Krankheitserreger wehrt und der Stoffwechsel auf Hochtouren läuft, als Teil der notwendigen Abwehrreaktionen unseres Körpers. Auch gehen viele Bakterien bei hohen Temperaturen zugrunde. Sie sollten daher leichtes Fieber nicht um jeden Preis senken und gleich zur Tablette greifen. Wichtigste Maßnahme bei Fieber ist Ruhe, belasten Sie Ihren Körper nicht durch unnötige Aktivitäten, Kälte oder Zugluft. Senken Sie das Fieber erst, wenn es die 39 °C-Marke übersteigt (bei Kindern darf es auch noch etwas darüber ansteigen), außer ihr Kreislauf ist stark belastet und sie werden unruhig und verwirrt, oder es treten Fieberkrämpfe auf (in diesem Fall ärztlichen Rat einholen!). Bei Virusinfektionen – und

Heilung durch Fieber
»Gebt mir die Macht, Fieber zu erzeugen, und ich heile jede Krankheit.« Dieser Satz wird Parmenides, einem Philosophen und Heilkundigen der Antike, zugeschrieben. Er hatte erkannt, dass der Körper Fieber erzeugt, um sich gegen Krankheiten zur Wehr zu setzen.

Altbewährte Maßnahmen nach Pfarrer Kneipp

Essigstrumpf

Der Essigstrumpf nach Pfarrer Kneipp wird folgendermaßen zubereitet: 1 Teil Essig mit 5 Teilen zimmerwarmem Wasser mischen, so dass man etwa 1/4 bis 1/2 Liter Wasser hat. Dann nimmt man Baumwollkniestrümpfe und legt sie in die Essig-Wasser-Mischung, wringt sie gut aus und zieht sie sofort an. Dann werden beide Beine mit wollenen Tüchern umwickelt. Als Unterlage nimmt man ein dickes Handtuch, damit das Bett trocken bleibt. Die Strümpfe sollten 1 Stunde am Körper bleiben. Täglich 2- bis 3-mal durchführen, bis das Fieber gesunken ist. Nur bei warmen Waden auflegen.

Wadenwickel

Dem Essigstrumpf verwandt sind Wadenwickel (nicht bei kalten Waden): 2 handtuchgroße Tücher aus Leinen oder Baumwolle zur Hälfte in lauwarmes Wasser tauchen und die Unterschenkel vom Fußknöchel bis zur Kniekehle umwickeln. Die trockene Hälfte dient als Abdecktuch. Darüber ein Wolltuch wickeln und 20 bis 30 Minuten im Bett liegen bleiben. Falls notwendig einen weiteren Wickel anlegen – nicht aber, wenn der erste Wickel kalt bleibt oder wenn man friert.
Das Wasser für Wadenwickel sollte nicht zu kalt sein, da sonst der Kreislauf sehr beansprucht wird.

darum handelt es sich bei Erkältung und Grippe – ist die Stärkung der Körperabwehr die einzige, aber effektive Möglichkeit, den Heilungsprozess zu unterstützen. Unser Körper muss in die Lage versetzt werden, aus eigener Kraft mit dem Angriff fertig zu werden. Hier tun Heilpflanzen und gerade auch Heiltees gute Dienste: Schweißtreibende Heilpflanzen wie Linde und Holunder fördern die Ausscheidung von Giftstoffen und Abbauprodukten und helfen auf diese Weise, gesund zu werden. Abwehrsteigernde Pflanzen wie der Sonnenhut stimulieren unser Immunsystem.

Heilpflanzen gegen Erkältung

Schweißtreibende und abwehrsteigernde Heilpflanzen

Weiteres Wirkungsfeld
Außer schweiß- und harntreibenden Eigenschaften, werden Holunderblüten auch heilende Wirkungen bei Kopfschuppen nachgesagt. Verwenden Sie einen Aufguss als Spülung nach dem Haarewaschen. Der Aufguss muss allerdings stärker sein als beim Tee (25 Gramm pro 1 Liter Wasser).

▶ **Holunderblüten** (Fla, Gly, Äth, Ger)
Holunderblüten gelten seit jeher als ein echtes Volksheilmittel. Sie steigern die Ausscheidung von Schweiß und Harn und regen das Immunsystem an. Da sie die Auscheidungstätigkeit der Haut fördern, werden sie auch in Teemischungen gegen rheumatische Erkrankungen verwendet.
Man nimmt 2 Teelöffel der Blüten für 1 Tasse Wasser als Aufguss. Mehrmals täglich 1 Tasse heiß trinken, nach Wunsch mit Honig süßen. Die Blüten sind für Mischungen erkältungsvorbeugender Tees besonders geeignet. Der lauwarm in das Ohr geträufelte Blütentee soll auch Ohrenschmerzen lindern (nur bei intaktem Trommelfell verwenden!).

▶ **Lindenblüten** (Fla, Ger, Sch, Äth)
Diese Blüten sind schweißtreibend und leicht krampflösend. Wie die Holunderblüten werden Lindenblüten in Teemischungen gegen rheumatische Beschwerden eingesetzt. Da einige Forscher behaupten, dass der ständige Gebrauch von Lindenblüten das Herz schädigen könne, sollte man vorsichtshalber vom Dauergebrauch Abstand nehmen. Wenn jemand Herzprobleme hat, sollte er ohnehin von Schwitzkuren absehen! Für einen Tee nimmt man 1 bis 2 Teelöffel für 1 Tasse als Aufguss. Im akuten Stadium sollte mehr-

mals täglich 1 Tasse so heiß wie möglich getrunken werden, bei Bedarf kann mit Honig gesüßt werden.

Abwehrsteigernd und allgemein entzündungswidrig

▶ **Hagebutten,** auch **Heckenrose** (Fla, Ger, Vit, Vitamin C)
Die Früchte schmecken gut und werden daher vielseitig zur Geschmacksverbesserung in Tees, aber auch als Mus oder Marmelade verwendet. In frischem Zustand enthält die Hagebutte reichlich Vitamin C, das unsere Abwehrkräfte stärkt. Ein Teil des Vitamin C bleibt trotz Lagerung und Hitze beim Aufguss erhalten. Als fruchtig schmeckende, durstlöschende, leicht entwässernde Ergänzung zu schweißtreibenden Tees: 2 Teelöffel der zerkleinerten Früchte mit 1 Tasse siedendem Wasser übergießen, 8 Minuten zugedeckt ziehen lassen. Mehrmals täglich 1 Tasse trinken, nach Bedarf mit Honig süßen. Besonders die Kerne der Hagebutten sind leicht wassertreibend, so dass sie allein oder mit den Früchten often blutreinigenden Tees Verwendung finden. Sie können die Hagebutte auch mit Sauerdornbeeren kombinieren, (als Kaltauszug) 2 Teelöffel für 1 Tasse.

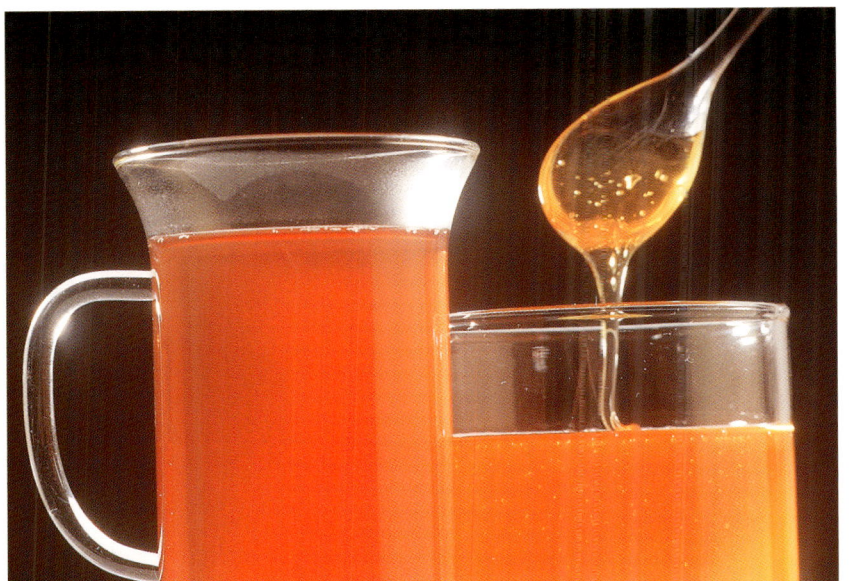

Bei Krankheit verbraucht der Körper große Mengen an Vitamin C. Für schmackhaften Nachschub sorgt auch Hagebuttentee. Honig wirkt lindernd und desinfizierend. Deshalb unterstützt er hervorragend die Wirkung von Heiltees gegen Erkältungskrankheiten.

▶ **Kamillenblüten** (Äth)
Eine klassische Heilpflanze ist die vielseitig einsetzbare Kamille, die bei Erkältungen entzündungslindernd und antibakteriell, daneben auch mild beruhigend-krampflösend wirkt. Kamille eignet sich auch gut für die Behandlung von Kindern. Bei Erkältung am besten in Kombination mit schweißtreibenden Heilpflanzen verwenden: 1 bis 2 Teelöffel als Aufguss, 2- bis 3-mal täglich 1 Tasse zu sich nehmen.

▶ **Ringelblumenblüten** (Fla, Äth, Gly, Bit, Sap)
Die Blüten der Ringelblume sind entzündungshemmend, leicht krampflösend und lymphabflussanregend. Sie werden bei Schwellungen von Lymphknoten und -strängen und bei Erkältung und anderen entzündlichen Infektionen eingesetzt; außerdem in Tees zur Stoffwechselanregung und Blutreinigung: 1 Teelöffel für 1 Tasse Wasser als Aufguss, 10 Minuten ziehen lassen, 2- bis 3-mal täglich 1 Tasse trinken. Noch einfacher ist es, die Blüten dem ansonsten von Ihnen bevorzugten Tee hinzuzumischen.

▶ **Sonnenhut** (Äth, Bit)
Der Sonnenhut ist das beste allgemeine Reiztherapeutikum zur Steigerung der Körperabwehr bei Infekten jeder Art. Ursprünglich fand der Sonnenhut als Heilpflanze bei den nordamerikanischen Indianern zur Wundbehandlung Verwendung. Inzwischen ist seine Immunsystem stimulierende Wirkung auch bei Virusinfekten eindeutig wissenschaftlich belegt. Bei einer sich anbahnenden oder bereits vorhandenen Erkältung nehmen Sie zu Beginn 50 Tropfen des Extraktes (Echinazinpräparate) aus der Apotheke und die ersten beiden Tage weiterhin alle 3 Stunden 20 Tropfen, dann 3-mal täglich 30 bis 50 Tropfen. Sonnenhut nützt nur als Anstoß für das Abwehrsystem. Ist dieses bereits auf Touren, bringt eine weitere Anregung nicht mehr viel.

Kamille
Früher war die Kamille sehr viel häufiger auf Äckern, brachliegenden Feldern und an Böschungen anzutreffen. Der intensive Einsatz von chemischen Unkrautvernichtungsmitteln hat die wertvolle Heilpflanze aus der Familie der Korbblütler vielerorts zum Verschwinden gebracht.

Antibiotisch wirksam

▶ **Brunnenkresse** (Senföl, Min, Vit, insbesondere Vitamin C)
Brunnenkresse wird zur Desinfizierung und auch zur milden blutreinigenden Stoffwechselanregung verwendet.
Für einen abwehranregenden Stoß: 1 Esslöffel des Krauts für 2 Tassen Wasser als Aufguss, beide Tassen warm trinken, eventuell

nach 5 Stunden wiederholen. Oder: Täglich 60 bis 100 Milliliter Brunnenkressefrischsaft 1:5 mit Buttermilch oder Mineralwasser verdünnt trinken (Der frische Saft kann den Magen reizen).

▶ **Kapuzinerkresse** (Äth)

Die Große Kapuzinerkresse wirkt antibiotisch, desinfizierend und steigert die Abwehr. Bei Erkältung oder Grippe 1 kleine Prise (1/2 Teelöffel) in den Salat geben, oder 1/2 bis 1 Teelöffel für 1 Tasse als Aufguss zu 1 Teelöffel einer Erkältungsteemischung geben.

▶ **Meerrettich** oder **Kren** (Senföl, Kalium, Vitamin C)

Meerrettich wird ebenso wie Kapuzinerkresse als pflanzliches Antibiotikum in Fertigpräparaten für Infekte der Atemwege und Harnwege verwendet. Roher Meerrettich mit Honig ist auch ein stark auswurfförderndes Hustenmittel.

Bitter und kräftigend

▶ **Chinarinde** (Bit, Ger, Alk, darunter Chinin)

Chinarinde ist ein starkes, kräftigendes Bittermittel und wird vor allem für die Genesung von Erschöpfungszuständen und von länger andauerndem Fieber eingesetzt. Der Inhaltsstoff Chinin wird gelegentlich auch zur Malariavorbeugung angewendet. Versuchen Sie bei Fieber, Kopf- und Gliederschmerzen abwechselnd mit schweißtreibenden Tees Linderung zu erzielen: 1 Teelöffel der Rinde für 1 Tasse Wasser als Aufguss, 2-mal täglich 1 Tasse vor dem Essen trinken, Anwendungsdauer 3 Tage.

▶ **Wermutkraut**

Wermutkraut hat einen allgemein leistungssteigernden Effekt. Besonders bei länger dauernden Infektionen sollte man zusätzlich zu

Kresse und Meerrettich
Beide Kressearten und der Meerrettich können in höheren Dosierungen reizend auf die Schleimhaut von Magen, Darm, Blase und Nieren wirken und sollten daher nicht bei Magen-Darm-Geschwüren oder akuten Nieren-Blasen-Entzündungen benutzt werden.

Vorsicht bei der Anwendung
Bittermittel sollten nicht ohne Absprache mit dem Arzt oder Heilpraktiker bei Magen-Darm-Geschwüren und in der Schwangerschaft angewendet werden, Chinarinde nicht bei bestehender Chininunverträglichkeit.

Wundermittel Azetylsalizylsäure

Mädesüß und Weidenrinde haben einen für viele Erkältungen nützlichen Wirkstoff gemeinsam, das Glykosid Salizin. Nachdem das Salizin Ende letzten Jahrhunderts aus der Silberweidenrinde synthetisiert werden konnte, begann der Siegeszug der Azetylsalizylsäure. Sie ist in Aspirin und verwandten Medikamenten enthalten, die heute zur Schmerzlinderung, Entzündungshemmung und Fiebersenkung bei zahlreichen Beschwerden eingesetzt werden.

anderen abwehrsteigernden Tees und Vitamin C 2- bis 3-mal täglich 1 Tasse heiß und vor dem Essen zu sich nehmen. 1 Teelöffel Wermutkraut auf 1 Tasse Wasser als Aufguss. Der Tee sollte so heiß wie möglich getrunken werden.

Schmerzlindernd und fiebersenkend

▶ **Mädesüß, Spierstaude** (Ger, Fla, Sch, Äth, Salizylsäure)
Die Blüten und Blätter von Mädesüß wirken etwas schwächer als die Weidenrinde. Sie werden besonders in blutreinigenden Teemischungen für rheumatische Beschwerden verwendet, da sie nicht nur schmerzlindernd, sondern auch harn- und schweißtreibend wirken: 1 Teelöffel für 1 Tasse als Aufguss, 2- bis 3-mal täglich 1 Tasse.
▶ **Weidenrinde** (Gly, Fla, Ger)
Weidenrinde ist die am stärksten salizylhaltige Heilpflanze. Sie ist fiebersenkend, abschwellend und schmerzlindernd. Die Rinde wirkt gleichzeitig entwässernd und schweißtreibend, sie eignet sich auch gut für Teemischungen bei rheumatischen Beschwerden und Gicht. Bei Fieber und starken Kopf- und Gliederschmerzen können Sie eine Kombination aus einem schweißtreibenden Tee und der Weidenrinde versuchen: 1 Teelöffel der Rinde und 1 Teelöffel des gewählten Tees für 1 Tasse Wasser als Aufguss, 10 Minuten ziehen lassen, 2- bis 3-mal täglich 1 Tasse zu sich nehmen.

Nicht über dem Siedepunkt
Bei der Zubereitung von Mädesüß sollte nie kochendes, sondern nur siedendes Wasser verwendet werden. Bei Temperaturen über dem Siedepunkt würde nämlich ein Teil der Heilstoffe zerstört werden.

Hinweis
Mädesüß und Weidenrinde können in höheren Dosierungen den Magen reizen. Trinken Sie Tees mit diesen Heilpflanzen daher vorsichtshalber nach dem Essen. Beide Pflanzen nicht in der Schwangerschaft anwenden!

Schwitzkur zu Beginn einer Erkältung

Für eine schweißtreibende Kur gleich zu Beginn einer Erkältung: 3 gehäufte Teelöffel Lindenblüten- oder Holundertee für 2 Tassen Wasser als Aufguss, 10 Minuten ziehen lassen. Bei Kopf- und Gliederschmerzen nehmen Sie 1 Teelöffel Weidenrinde oder Mädesüßblüten dazu. 1 Tasse dieses Tees sehr heiß und schnell trinken, anschließend ein heißes Vollbad von 5 bis 10 Minuten Dauer nehmen. Beginnen Sie mit 37 °C, dann die Wassertemperatur bis maximal 40 °C steigern. Lassen Sie das warme Wasser vom Körper abtropfen, und hüllen Sie sich feucht in ein großes, angewärmtes Laken ein, darüber eine Wolldecke wickeln und schnell in ein warmes Bett schlüpfen. Nach kurzer Zeit wird es zu Schweißausbrüchen kommen. Bei Herz-Kreislaufproblemen oder hohem Fieber dürfen Sie diese Kur nicht durchführen!

Teemischungen

Holunderblüten • Lindenblüten

• 2 Teelöffel für 1 Tasse Wasser als Aufguss, mehrmals täglich 1 Tasse trinken, nach Geschmack mit Honig süßen. Sie können für den gleichen Zweck auch einen Tee aus jeweils einer der beiden Pflanzen zubereiten.

TIP Für einen zusätzlichen Abwehrschub geben Sie zu 1 Teelöffel der obigen Mischung 1 Teelöffel Brunnenkresse oder Kapuzinerkresse für 1 Tasse Wasser als Aufguss, 3 Tassen täglich.

Der Klassiker für eine Schwitzkur

30 g Malvenblüten • 30 g Lindenblüten • 30 g Kamillenblüten

• 2 Teelöffel für 1 Tasse als Aufguss, 2 bis 3 Tassen täglich. Wechseln Sie diesen reizlindernden Blütentee mit obigem Tee ab.

Entzündungshemmend, reizlindernd

Weidenrinde • Enzianwurzel

• 1 Teelöffel für 1 Tasse Wasser als Aufguss, 5 Minuten ziehen lassen und nach Bedarf 1 bis 2 Tassen schluckweise trinken.

TIP Diesen schmerzlindernden Tee mit einem schweißtreibenden abwechseln. Nicht für magenempfindliche Personen geeignet.

Schmerzstillend, kräftigend

Holunderblüten • Lindenblüten • Mädesüßkraut • Schlüsselblumenblüten

• 2 Teelöffel für 1 Tasse Wasser als Aufguss, 10 Minuten ziehen lassen und bis zu 4-mal täglich 1 Tasse von dieser Mischung zu sich nehmen.

Schweißtreibend, fiebersenkend

40 g Hagebuttenfrüchte • 20 g Kamillenblüten • 20 g Lindenblüten • 20 g Melissenblätter

• 2 Teelöffel für 1 Tasse als Aufguss, 15 Minuten abgedeckt ziehen lassen. Mehrmals täglich 1 Tasse schluckweise zu sich nehmen. Dieser Tee kann auch in größeren Mengen getrunken werden, um einen Flüssigkeitsverlust auszugleichen.

Bei großem Flüssigkeitsverlust

Honiggerstenwasser

• 50 g Gerste in 2 Liter Wasser kochen, bis die Flüssigkeit zur Hälfte verdampft ist. 2 Esslöffel Honig zusetzen, auf Zimmertemperatur abkühlen lassen, den Saft von 1 Zitrone zugeben.

Kräftigend, bei großem Durst

Eine Teemischung gegen die schlimmsten Symptome eines grippalen Infekts. Holunderblüten mobilisieren die köpereigenen Abwehrkräfte, Weidenrinde wirkt schmerzlindernd und fiebersenkend. Die Schleimdroge Malve lindert eine Reizung der Atemwege, und Thymian ist für seine krampflösende und desinfizierende Wirkung bekannt.

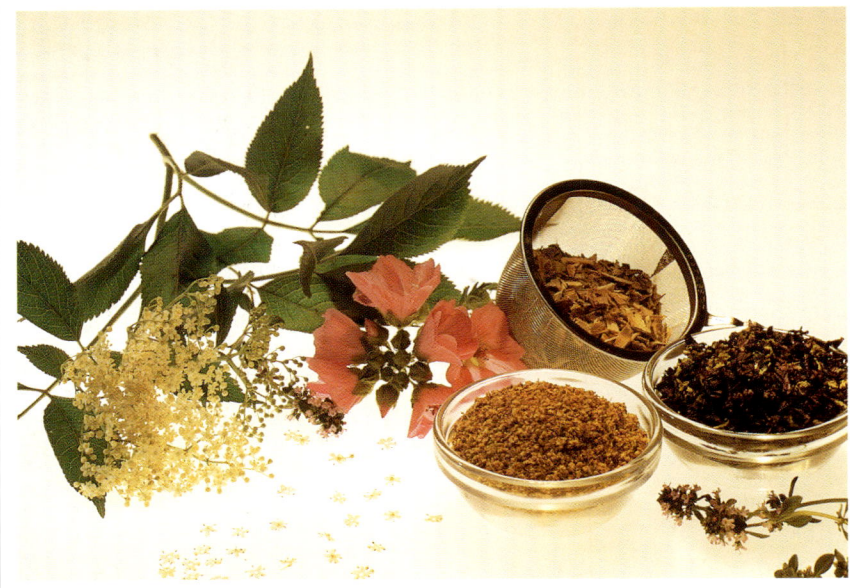

Schweißtreibend, fiebersenkend

30 g Holunderblüten • 25 g Thymiankraut • 25 g Weidenrinde 10 g Malvenblüten
● 1 Esslöffel mit 1 Tasse siedendem Wasser übergießen und 10 Minuten ziehen lassen. Mehrmals täglich 1 Tasse frischen Tee warm bis heiß trinken.

Schmerzstillend, regt die Ausscheidung an

30 g Lindenblüten • 30 g Holunderblüten • 20 g Weidenrinde 10 g Mädesüßkraut • 10 g Hagebuttenfrüchte
● 2 Teelöffel der Mischung für 1 Tasse Wasser als Aufguss, 3- bis 4-mal täglich 1 Tasse nach dem Essen trinken, nach Wunsch mit Honig süßen.

Begleitend können Sie, wenn Fieber, Kopf- und Gliederschmerzen nicht besser werden, 3 Tage lang die folgenden bitter schmeckenden, kräftigenden Tees versuchen:

Leistungssteigernd

Wermutkraut • Wasserdostkraut
● 2 Teelöffel für 1 Tasse Wasser als Aufguss, 2 bis 3 Tassen täglich.

Tonisierend

Chinarindentee
● 1/2 Teelöffel als Abkochung, 2 Tassen täglich warm und schluckweise trinken.

Ist die Erkältung »verschleppt«, stehen nicht mehr die akuten fieberhaften Beschwerden im Vordergrund. Bakterien haben sich dann in den Bronchien, in den Nebenhöhlen oder im Hals festgesetzt und widerstehen beharrlich unserem körpereigenen Abwehrsystem. Hier ist therapeutischer Rat notwendig! Zuweilen hilft einer der folgenden anregenden, den Lymphabfluss stimulierenden Tees dabei, unser Immunsystem in Gang zu bringen:

10 g Sonnenhutwurzel • 10 g Löwenzahnwurzel und -kraut
10 g Mariendistelfrüchte • 10 g Wasserdostkraut • 10 g Wacholderbeeren • 10 g Schafgarbenkraut • 10 g Malvenblätter und -blüten • 10 g Königskerzenblüten • 10 g Rosskastanienfrüchte
5 g Gartenrautenkraut • 5 g Steinkleekraut

Regt den Lymphfluss an

● 1 Teelöffel der Mischung für 1 Tasse als Aufguss, 15 Minuten ziehen lassen, 2- bis 3-mal täglich 1 Tasse, 2 bis 3 Wochen lang.
Sie können diesen Tee auch im Wechsel mit Ringelblumentee trinken. Dieser regt den Lymphabfluss ebenfalls an. Nehmen Sie jeweils 2 Tassen Ringelblumentee und »Lymphtee« täglich zu sich, 2 Wochen lang.

Löwenzahnwurzel und -kraut • Schafgarbenkraut • Sonnenhutkraut • Mariendistelfrüchte • Honigkleekraut

Stoffwechselaktivierend

● 1 Teelöffel für 1 Tasse als Aufguss, 2 Wochen 2-mal täglich 1 Tasse.

Erkältungsvorbeugung

Ein heißes Fußbad ist ein gutes Mittel zur Vorbeugung gegen Erkältungen, wenn man beispielsweise durchnässt und durchgefroren nach Hause kommt. Stellen Sie Füße und Unterschenkel in ein Gefäß mit ca. 37 °C heißem Wasser, und steigern Sie die Temperatur allmählich. Nach etwa 10 Minuten beenden Sie das Fußbad, trocknen die Füße ab und ziehen sich warme Socken an. Trinken Sie vor dem Fußbad 2 Tassen heißen Lindenblütentee oder eine Mischung aus Linden- und Holunderblüte, das steigert die Wirkung. Auf keinen Fall sollten Fußbäder bei Krankheiten der Venen oder bei Herz-Kreislauf-Störungen durchgeführt werden! Auch ein heißes, 10-minütiges Bad mit etwa 8 Tropfen der ätherischen Öle von Fichtennadel, Thymian und Eukalyptus ist wirksam (ebenfalls Vorsicht bei Herz-Kreislauf-Krankheiten!)

Ernährungstip
Besonders bei verschleppten Erkältungen, die zu Nebenhöhlenentzündungen führen können, sollte man auf seine Ernährung achten. Obst, Salat und Gemüse stärken die körpereigene Abwehr, ätherische Öle in Rettich, Zwiebel, Knoblauch, Porree und Meerrettich wirken antibakteriell.

Die folgenden Heiltees eignen sich zur Stärkung bei chronisch-an-
dauernden Erkältungen und nach überstandenen Infektionen:

**Abwehrsteigernd,
kräftigend**

Sonnenhutwurzel • Wermutkraut • Pfefferminzblätter
● 2 Teelöffel für 1 Tasse als Aufguss, 15 Minuten ziehen lassen und
2 Wochen lang 2 Tassen täglich vor dem Essen warm und schluckweise trinken.

**Schmerz- und
reizlindernd**

Lindenblüten • Weidenrinde • Kamille • Ackerschachtelhalm
● 2 Teelöffel für 1 Tasse Wasser als Aufguss, 10 Minuten ziehen lassen. 2 bis 3 Tassen täglich zu sich nehmen.

**Appetitanregend,
stärkend**

30 g Pfefferminze • 30 g Enzianwurzel • 10 g Wermutkraut
● 2 Teelöffel für 1 Tasse Wasser als Aufguss, 3-mal täglich 1 Tasse
trinken.

**Entkrampfend,
reizlindernd**

**30 g Pfefferminzblätter • 30 g Schlüsselblumenblüten
30 g Malvenblüten**
● 2 bis 3 Teelöffel in 1 Tasse kaltes Wasser geben, zum Sieden bringen und abseihen. 3 Tassen täglich trinken.

**Beruhigend,
kräftigend**

**Lindenblüten • Schafgarbe • Baldrian • Basilikum • Enzian-
wurzel**
● 2 Teelöffel für 1 Tasse Wasser als Aufguss, 10 Minuten ziehen lassen. Über den Tag verteilt insgesamt 3 Tassen der Mischung in kleinen Schlucken trinken.

Erkältungsbegleitende Maßnahmen

Bei Infekten besteht ein besonders großer Bedarf an Vitamin C,
das die Abwehr stimuliert. Die Vitamin-C-Versorgung kann auf-
gebessert werden durch frisch gepressten Zitronensaft, Sanddorn-
saft, Schwarzen Johannisbeersaft und Holunderbeersaft. Verdünnt
mit heißem Wasser ist Schwarzer Johannisbeersaft ein gutes Mittel
zu Beginn einer Erkältung, auch für Kinder.

Sie können sich auch einfach Askorbinsäurepulver, das ist pulverisiertes Vitamin C, in der Apotheke besorgen. Über den Tag verteilt 2 bis 5 Gramm einnehmen, was zu viel ist, scheidet der Körper wieder aus. Kommt es zu leichtem Durchfall, verringern Sie die Dosis. Schleimhautempfindliche Menschen vertragen das Pulver schlecht, sie sollten Vitamin C über häufigere kleine Saftmengen und Nahrungsmittel zuführen, das ist besser verträglich. Probieren Sie rohe Paprikaschoten, Acerolakirschen, Sauerdornfrüchte, Hagebutten, Zitrusfrüchte, Kiwis, Petersilie und frischen Kohl.

Empfehlenswert ist auch die Einnahme des Sonnenhutextrakts (siehe Seite 108). Im Fachhandel sind eine ganze Reihe echinazinhaltiger Präparate erhältlich.

Rote Rüben, auch Rote Bete genannt, haben ebenfalls einen leicht abwehrsteigernden und kräftigenden Effekt, der auf dem zur Gruppe der Flavonoide gehörenden roten Farbstoff Betanin beruht. Rote Rüben können Sie in Form von Salat oder als Saft aus dem Reformhaus (1/2 bis 1 Liter täglich) zu sich nehmen.

Die Eleutherokokkwurzel, auch als Taigawurzel oder russischer Ginseng bezeichnet, ist gut zu Beginn einer Erkältung. Teebereitung ist nicht üblich, Präparate sind im Fachhandel erhältlich. Nicht bei Fieber, Bluthochdruck und Herzkrankheiten anwenden.

Spurenelemente
Neben den Vitaminen C, A und E sind die Spurenelemente Eisen, Zink, Kupfer und Selen für unser Abwehrsystem von großer Bedeutung.

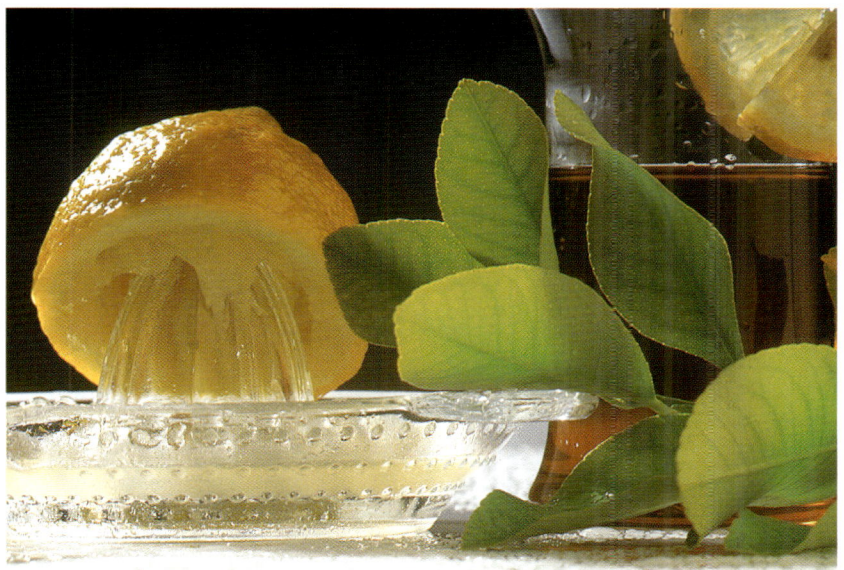

Vitamin C (Askorbinsäure) ist ein Hauptwirkstoff der Zitrone. Frisch gepresster Zitronensaft stimuliert die körpereigene Abwehr bei Erkältungskrankheiten.

115

Frauenleiden

Frauenheilkunde

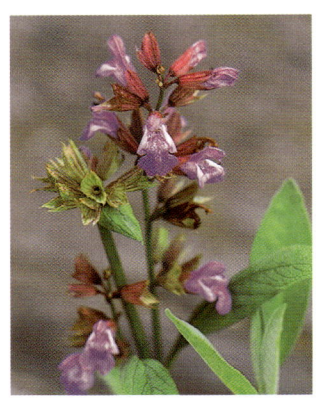

Die Gerb- und Bitterstoffe von Salbeiblättern eignen sich nicht nur zur Anwendung bei Halsschmerzen, sondern helfen auch hervorragend bei Beschwerden im Unterleib.

In der Frauenheilkunde kommen Heilpflanzen zur Anwendung, die Beschwerden lindern, die im Zusammenhang mit dem hormonellen Zyklusgeschehen stehen oder die nervlichen Ursprungs sind wie schmerzhafte Regelblutungen sowie prämenstruelle und klimakterische Beschwerden.

Eine Teeanwendung in diesem Kontext erfordert Geduld, da die empfohlenen Tees häufig als Kur über längere Zeit hinweg getrunken werden müssen.

Vor der Selbstbehandlung muss unbedingt eine organische Ursache der Beschwerden in einer gynäkologischen Untersuchung ausgeschlossen werden.

Schmerzhafte Regelblutung

Wenn Frauen kurz vor und während der Menstruation unter starken Schmerzen leiden, kann dies verschiedene Ursachen haben. Es kommen sowohl organische Gründe in Betracht, beispielsweise eine zu kleine oder zu stark geknickte Gebärmutter, als auch hormonelle oder psychische. So kann eine als belastend empfundene Lebenssituation sich negativ auf den Verlauf der Menstruation auswirken. Der Schmerz reicht von einem unangenehmen Druckgefühl mit Beschwerden im Rücken bis hin zu starken, kolikartigen Krämpfen, begleitet von Übelkeit, Kopfschmerzen und depressiven Verstimmungen.

Prämenstruelles Syndrom

Das Phänomen, dass Frauen vor Einsetzen der Regelblutung (prämenstruell) unter mehr oder weniger starken Befindlichkeitsstörungen leiden, wurde lange Zeit von medizinischer Seite kaum beachtet. Erst seit einigen Jahren hat man dafür einen Namen und versucht den Ursachen auf den Grund zu gehen. Manche Frauen

Natürliche Wirkstoffe
Auch Moorbäder zeigen in der Frauenheilkunde großen Erfolg. Moor besteht aus feuchter Erde durchmischt mit pflanzlichen Humusprodukten. Die darin enthaltenen Salz-, Säure- und Schwefelprodukte, aber auch östrogenähnliche Pflanzenhormone wirken wohltuend auf den weiblichen Organismus.

sind kaum davon betroffen, manche klagen schon ein bis zwei Wochen vor der Menstruation über Anwandlungen depressiver Art, schnelle Reizbarkeit, Spannungsgefühlen in den Brüsten und Wasseransammlungen in Händen und Waden. Vieles, was ansonsten ohne Schwierigkeiten bewältigt wird, ist in dieser Zeit nur unter großen Anstrengungen zu schaffen. Probleme bekommen mehr Gewicht, Genussfähigkeit und Lebensfreude scheinen verloren zu gehen. Oft sind dadurch auch Partner und Familie in Mitleidenschaft gezogen. Es hat sich herausgestellt, dass Medikamente nur bedingt helfen (ganz abgesehen von der Belastung, die die Einnahme von Arzneimitteln für den Körper mit sich bringen kann). Vielversprechender ist eine Kombination sanfter Methoden, wozu auch die Anwendung von Heilkräutern gehört.

Heilpflanzen bei Menstruationsbeschwerden

Um die körperlichen, geistigen und emotionalen Veränderungen, die in der Zeit vor und während der Regelblutung auftreten können, zu lindern, sind u. a. folgende Heilpflanzen von Nutzen:

▶ **Cimicifuga**
Cimicifuga kann gut bei prämenstruellem Syndrom angewendet werden.
▶ **Frauenmantelkraut** (Ger, Bit, Fla)
Frauenmantelkraut wird bei Beschwerden der Wechseljahre sowie bei Regel- und Stoffwechselstörungen eingesetzt.

Menstruationsstörungen
Menstruationsprobleme können verschiedenster Art sein. Am häufigsten treten Störungen wie krampfartige Schmerzen während der Regel, eine zu starke oder zu schwache Blutung auf. Auch Zyklusunregelmäßigkeiten und Zwischenblutungen sind häufige Beschwerden.

Was Sie noch tun können

▶ Gönnen Sie sich Ruhe (auch Bettruhe) und Entspannung

▶ Verschieben Sie wichtige Termine (z. B. Bewerbungsgespräche)

▶ Frische Luft tut gut

▶ Ernähren Sie sich ausgewogen und vitaminreich

▶ Meiden Sie Koffein und Nikotin

▶ Verzichten Sie auf anstrengende körperliche Tätigkeiten

▶ **Gänsefingerkraut**

Die Blätter des Gänsefingerkrauts sind eines der ältesten Mittel gegen menstruationsbedingte Leibschmerzen.

▶ **Ginseng**

Ginseng (siehe Seite 42, 148) enthält steroide Saponine, die hormonell ausgleichend wirken und auf diese Weise Menstruationsbeschwerden lindern können.

▶ **Kamillenblüten**

Kamillenblüten (siehe Seite 108, 126, 218) helfen sehr gut bei der Linderung von Krämpfen vor und während der Menstruation und bei zu starken Blutungen.

▶ **Mönchspfefferfrüchte** (Fla, Äth)

Mönchspfefferfrüchte wurden früher auch als Aphrodisiakum verwendet. Sie greifen in den Hormonhaushalt ein und wirken regulierend auf das Zyklusgeschehen. Die Teebereitung ist nicht üblich. Gelegentlich treten bei ihrem Gebrauch Zwischenblutungen oder verstärkte Regelblutungen auf. Da Mönchspfeffer die Hormone stark beeinflusst, sollte er keinesfalls bei jungen Mädchen angewendet werden.

▶ **Schafgarbe**

Schafgarbe wirkt nicht nur krampflösend und beruhigend, sondern auch blutstillend, was bei sehr starken Blutungen von Bedeutung ist.

▶ **Taubnessel** (Sch, Sap, Ger, Äth, Fla)

Die Blüten der weißen Taubnessel werden als ausgleichende Heilpflanze in Teemischungen bei den verschiedensten Menstruationsbeschwerden sowie auch bei weißlichem, zähen Ausfluss angewendet (siehe Seite 120f.).

Klassiker in der Frauenheilkunde

Heilpflanzen, die in der Frauenheilkunde Verwendung finden, zeichnen sich meist durch einen hohen Anteil ätherischer Öle mit stark spasmolytischer, d. h. krampflösender Wirkung aus. Kamillenblüten sind z. B. ein Klassiker in dieser Wirkstoffgruppe.

Beruhigende Bäder vor der Menstruation

▶ Beruhigendes Lavendelbad: 50 bis 100 Gramm Blüten mit 2 Liter siedendem Wasser als Aufguss zubereiten und ins Vollbad geben.

▶ Nervlich ausgleichendes Melissenbad: 50 bis 100 Gramm der Blätter mit 2 Liter kochendem Wasser aufgießen und für ein wohltuendes Vollbad verwenden.

▶ Krampflösendes Schafgarbenbad: 50 bis 100 Gramm des Krauts mit 2 Liter kochendem Wasser aufgießen und in die Badewanne schütten.

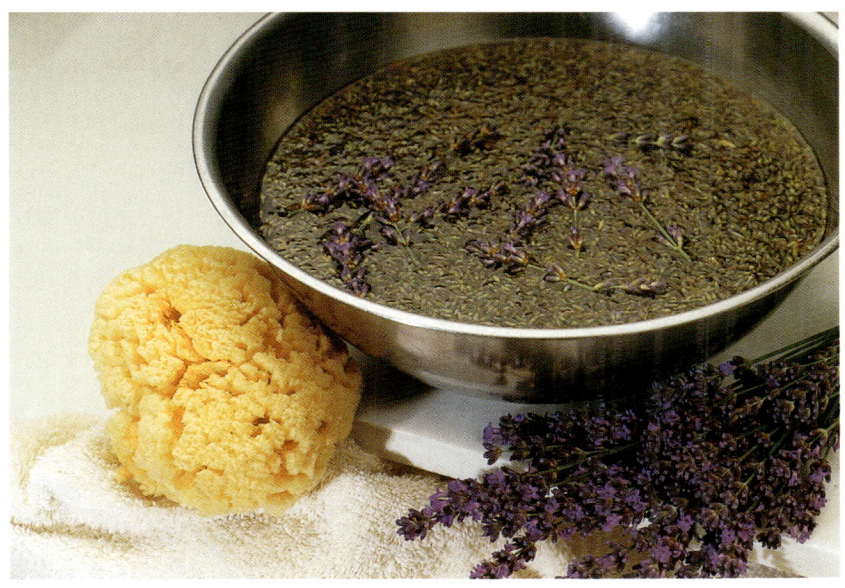

Eine Wohltat für Körper und Seele – Lavendelbäder entspannen Muskeln, Gefäße und das vegetative Nervensystem.

Tees zur Linderung leichterer Menstruationsbeschwerden

Eisenkraut • Kamillenblüten • Rosmarinblätter
• 1 Teelöffel für 1 Tasse Wasser als Aufguss, 10 Minuten ziehen lassen, abseihen. Von dieser Mischung bei akutem Bedarf 2 bis 3 Tassen täglich trinken.

Gegen Kopfschmerz

Ackerschachtelhalmkraut • Buchweizenkraut • Schafgarbenkraut
• 1 Teelöffel für 1 Tasse Wasser als Aufguss, 2 bis 3 Tassen täglich 1 Woche lang trinken.
Gleichzeitig die Verwendung von Kochsalz einschränken. Nicht anwenden, wenn Herz- oder Nierenleiden die Ursache des Menstruationsproblems sind.

Bei Neigung zu Wasseransammlungen

Weißer Andorn • Johanniskraut • Tausendgüldenkraut Thymiankraut
• 1 bis 2 Teelöffel für 1 Tasse als Aufguss, morgens und abends 1 Tasse. Wenden Sie diese Mischung kurmäßig 2 bis 3 Monate an, in dieser Zeit sollte sich der Zyklus regenerieren.

Allgemein ausgleichend und kräftigend bei Zyklusunregelmäßigkeiten

Krampflösend	**Kamillenblüten** • 2 Teelöffel für 1 Tasse als Aufguss, 5 bis 10 Minuten ziehen lassen, abseihen und mehrmals täglich 1 Tasse warm und schluckweise trinken.
Regelschwächend, krampflösend	**Schafgarbe** • 2 Teelöffel für 1 Tasse Wasser als Aufguss, 10 Minuten ziehen lassen, mehrmals täglich 1 Tasse zu sich nehmen. Oder 3-mal täglich 1 Esslöffel Frischsaft.
Schmerz- und krampflindernd	**Gänsefingerkraut • Melissenblätter • Pfefferminzblätter** • 2 Teelöffel für 1 Tasse als Aufguss, bei Bedarf 1 bis 2 Tassen schluckweise trinken.
Bei akuten Krämpfen	**60 g Gänsefingerkraut • 20 g weiße Taubnesselblüten** **20 g Kamillenblüten** • 2 Teelöffel für 1 Tasse Wasser als Aufguss, bei akutem Bedarf 1 bis 2 Tassen täglich trinken.
Entzündungs-hemmend, blutstillend	**Hirtentäschelkraut** • 1 bis 2 Teelöffel für 1 Tasse Wasser als Aufguss, 2 Tassen täglich ab 1 Woche vor der Regel. Insgesamt 10 Tage lang anwenden.
Regelschwächend, ausgleichend	**Stiefmütterchenkraut • Ackerschachtelhalmkraut** **Schafgarbenkraut • weiße Taubnesselblüten** • 1 Teelöffel für 1 Tasse als Aufguss, 20 Minuten ziehen lassen. Ab 3 Tage vor der Regel bis zum Ende 4 Tassen täglich.
Kurmäßig bei krampfartigen Beschwerden	**25 g Frauenmantelkraut • 20 g Melissenblätter • 15 g Johanniskraut • 15 g Schafgarbenkraut • 15 g Kamillenblüten** • 1 bis 2 Teelöffel für 1 Tasse Wasser als Aufguss, 2 Tassen täglich über 6 Wochen trinken, dann 2 Wochen Pause einlegen und wiederholen, insgesamt 6 Monate lang.
Bei sehr starker Blutung	**Hirtentäschelkraut • Ackerschachtelhalmkraut** **Schafgarbenkraut • Eichenrinde** • 2 Teelöffel für 1 Tasse Wasser als Aufguss, 20 Minuten ziehen lassen. Ab 3 Tage vor der Regel bis zum Ende 2 Tassen täglich trinken.

Teemischungen zur Regulierung der verzögerten Menstruation

Rosmarinblätter • Sennesblätter • Fenchelfrüchte
● 1 Esslöffel mit 1/2 Liter kochendem Wasser übergießen, 20 Minuten ziehen lassen und morgens auf nüchternen Magen schluckweise über 1 Stunde verteilt trinken. 5 bis 8 Tagen vor Menstruationseintritt beginnen. Maximal 1 Woche lang anwenden, da der Tee abführend wirkt.

Zum Auslösen der Menstruation. Nur nach Rücksprache mit dem Arzt!

30 g Rosmarinblätter • 30 g Melissenblätter • 20 g Gartenrautenkraut • 20 g Kamillenblüten
● 1 Esslöffel für 1 Tasse als Aufguss, 2 Tassen täglich ab 8 Tagen vor Eintritt der Menstruation bis zum Beginn.

Etwas milder

Kümmelfrüchte
● 1 bis 2 Teelöffel für 1 Tasse als Aufguss, 2 bis 3 Tassen täglich ab 1 Woche vor den Blutungen bis zum Schluss. Diese Teemischung hilft auch bei schmerzhafter Periode, vor allem bei jungen Mädchen.

Zur Steigerung

Tees und Spülungen bei Ausfluss und Entzündungen

30 g Kamillenblüten • 20 g Frauenmantelkraut
20 g Schafgarbenkraut • 10 g weiße Taubnessel
● 1 bis 2 Teelöffel für 1 Tasse als Aufguss, 2 Tassen täglich 6 Wochen lang trinken. Für die Spülung mit 20 Gramm gerbstoffhaltigen Walnussbaumblättern kombinieren.

Zum Trinken und zur Spülung bei Ausfluss

40 g Eichenrinde • 20 g Rosmarinblätter • 20 g Salbeiblätter
20 g Schafgarbenkraut
● 3 bis 4 Esslöffel der Mischung mit 1 Liter Wasser abkochen, 1- bis 2-mal täglich spülen, 1 Woche lang.

Bei starkem Ausfluss

Kamillenblüten • Salbeiblätter
● 3 Esslöffel auf 1 Liter Wasser als Aufguss für eine Spülung zubereiten.

Gegen Reizungen und leichte Entzündungen

Wechseljahre

Die Wechseljahre im Leben der Frau – das Klimakterium – die etwa zwischen dem 45. und 55. Lebensjahr auftreten, bedeuten eine Zeit hormoneller und psychischer Umstellung. Ein Abschnitt geht zu Ende, ein neuer beginnt. Die Zeit der Fruchtbarkeit ist vorbei. Die Östrogenpoduktion lässt nach, die Eierstöcke stellen ihre Tätigkeit allmählich ein, die monatliche Blutung hört auf. Frauen, die die Wechseljahre als Verlust erleben, als einen Schritt in Richtung Alter und Tod und die sich dadurch in ihrem Wert als Frau stark verunsichert fühlen, haben häufiger unter Wechseljahrebeschwerden zu leiden. Besser damit umgehen können im Allgemeinen Frauen, die es schaffen, diesem neuen Abschnitt positiv gegenüberzustehen und die auch neue Möglichkeiten für sich entwickeln können.

Apfelessig

Zur Verringerung der unangenehmen Schweißbildung empfehlen sich Waschungen mit Apfelessig. Dazu wird 1/2 Tasse Apfelessig mit 1 Liter kaltem Wasser verdünnt. Dies wirkt als abendliche Anwendung besonders wohl tuend und verringert nächtliche Schweißausbrüche.

Zu den typischen Beschwerden gehören Reizbarkeit, Hitzewallungen, Depressionen, nervöse Herzbeschwerden, Schweißausbrüche, Kopfschmerzen und Schwindel. Etwa ein Drittel aller Frauen hat keine und ein weiteres Drittel kaum Beschwerden.
Lindernd wirken in erster Linie Heilpflanzen mit einer beruhigenden Wirkung auf das Nervensystem: Baldrian, Melisse, Orangenblüten, Pfefferminze (siehe Seite 221). Johanniskraut ist speziell bei depressiven Neigungen geeignet (siehe Seite 186). Die Ginsengwurzel sorgt für Ausgleich bei Stimmungsschwankungen (siehe Seite 42, 148). Östrogenähnliche Wirkungen haben die nordamerikanische Cimicifuga (= Wanzenkraut). Cimicifuga kann bei starken psychisch-nervlichen Schwankungen in Verbindung mit der Menstruation und im Klimakterium zur Linderung von Unruhe, Nervosität und Schwitzen verwendet werden. Die Wirkung tritt erst nach geraumer Zeit ein, trotzdem sollten entsprechende Präparate aber nicht länger als ein halbes Jahr eingenommen wer-

Kräuterbäder lindern Alltagsbeschwerden

Vollbäder mit Ackerschachtelhalm oder Johanniskraut zeigen bei Beschwerden im Klimakterium besonders gute Wirkung. Die Badetemperatur sollte jedoch 39 °C nicht übersteigen. Nach 20-minütiger Badedauer sollte man anschließend 30 Minuten im Bett ruhen.

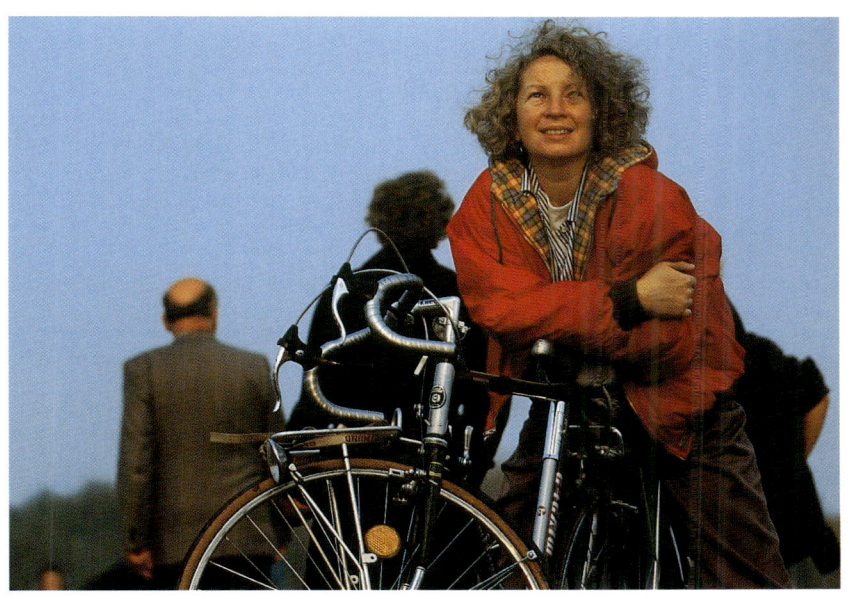

Sportliche Aktivitäten sorgen vor allem auch in den Wechseljahren für körperliche Entspannung und Fitness.

den. Salbeiblätter sind hervorragend dazu geeignet, die während der Wechseljahre oft auftretenden Phasen intensiver Schweißbildung abzuschwächen.

Teemischung bei nervösen Herzbeschwerden

Weißdornblätter und -blüten • Melissenblätter
Herzgespannkraut
● 1 bis 2 Teelöffel für 1 Tasse als Aufguss, 2 bis 3 Tasen täglich bei akutem Bedarf. Bei gleichzeitiger starker Schweißbildung Weißdorn durch Salbeiblätter ersetzen. Außerdem weder schwarzen Tee noch Kaffee trinken.

Herz- und nervenstärkend, ausgleichend, beruhigend

Begleitende Teemischung bei starken klimakterischen Beschwerden

Frauenmantelkraut • Salbeiblätter • Schafgarbenkraut
Johanniskraut
● 1 Teelöffel für 1 Tasse Wasser als Aufguss. 2- bis 3-mal täglich 1 Tasse über 2 Monate trinken, dann 4 Wochen Pause und die Teekur wiederholen.

Für Körper und Seele

123

Hautbeschwerden und -erkrankungen

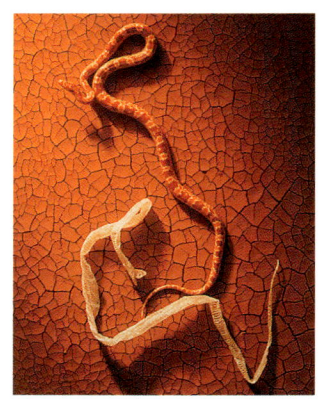

Die Haut des Menschen umfasst eine Fläche von etwa zwei Quadratmetern. Ein ganzes Leben lang ist sie als unser Kontaktorgan Krankheitserregern und sonstigen Fremdstoffen ausgesetzt.

Die Haut bildet mit einer Gesamtfläche von eineinhalb bis zwei Quadratmetern die Begrenzung unseres Körpers zur Außenwelt. Sie schützt uns gegen Krankheitserreger, extreme Licht- und Temperatureinwirkung und vor Verletzungen unseres empfindlichen Körperinneren. Zugleich ist sie auch Sinnesorgan. Mit reizempfindlichen Zellen (Rezeptoren) ausgestattet, gibt sie vielfältigste Wahrnehmungen an das Zentralnervensystem weiter.

Zusammen mit den Nieren reguliert sie als wichtiges Ausscheidungsorgan den Wasserhaushalt.

Hautkrankheiten als Ausdruck anderer Störungen

Aufbau der Haut
Unsere Haut besteht aus drei Schichten: Oberhaut (Epidermis) mit Horn- und Keimschicht, Lederhaut (Kutis oder Korium) aus einem Bindegewebe von Kollagen- und Elastinfaserproteinen und der fettreichen Unterhaut (Subkutis).

Störungen einzelner Organe oder körperlicher Funktionen können sich über die Haut ausdrücken. So schaffen häufig Unausgewogenheiten der Stoffwechselprozesse und des Verdauungssystems die Voraussetzung für die Entstehung von Ekzemen und anderen Hautkrankheiten. Der von Giftstoffen überlastete Körper muss Stoffwechselschlacken über die Haut ausscheiden. Ähnlich wie bei rheumatischen Leiden spielt dabei das unter der Haut liegende Bindegewebe eine wichtige Rolle. Die Ursachen für Ekzeme und Hautentzündungen sind vielfältig und müssen genau erforscht werden. Nicht selten ist eine allergische Reaktion im Spiel – gegen tierische Haare, Hausstaub, Wolle oder Kunstfasern oder gegen bestimmte Lebensmittel wie Milch, Eier oder Weizen. Hinter hartnäckigen Hautleiden können sich auch ernste Krankheiten wie z. B. Diabetes verbergen. Oft ist die Behandlung von Hautkrankheiten aufwändig und langwierig. Hier ist ärztlicher oder heilpraktischer Rat gefragt.

Heilpflanzen, die auf die Haut wirken

Auf zweierlei Weise können Heilpflanzen Linderung verschaffen, zum einen durch die lokale äußerliche Behandlung als Wirkstoff in Umschlägen oder Salben, zum anderen durch Tees, die stoffwechselanregend und -entschlackend, also blutreinigend wirken. Häufig ist bei chronischen Ekzemen die Gabe eines stoffwechselumstimmenden Tees hilfreich.

Äußerlich wirksam

▶ **Bärlappsporen** (Äth, Alk)
Bärlappsporen wirken kühlend, schmerz- und juckreizlindernd. Sie werden vor allem in Form von Puder bei Ekzemen und juckenden Hautstellen verwendet.

▶ **Eibischwurzel** (Sch)
Der Schleim der Eibischwurzel legt sich wie eine Schutzschicht auf empfindliche und gereizte Hautstellen, die darunter schneller abheilen können. Ein heißer Umschlag mit einem Auszug aus der Eibischwurzel bringt auch Furunkel und Karbunkel zur Reifung. Nehmen Sie 2 Teelöffel Eibischwurzel, und übergießen Sie diese mit kaltem Wasser. Gelegentlich umrühren, nach 2 bis 3 Stunden erwärmen. Eine Mullkompresse damit tränken und auf die gereizten Hautstellen legen. Mehrmals täglich einen Umschlag machen.

▶ **Eichenrinde** (Ger)
Die gerbstoffhaltige Eichenrinde zieht die Haut zusammen, wirkt abdichtend und auf diese Weise schützend sowie entzündungslindernd. Da der Eichenrindengerbstoff von der Haut ausgezeichnet vertragen wird und keine Reizungen zu befürchten sind, ist Eichenrinde ein bevorzugtes Mittel bei der Behandlung aller nässenden Ekzeme, aber auch bei entzündlichen Hämorrhoiden: 1 bis 2 Esslöffel der zerkleinerten Rinde mit 1/2 Liter Wasser 15 Minuten lang kochen, durchsieben, abkühlen lassen und die Flüssigkeit für Umschläge verwenden. Dabei das Umschlagtuch immer wieder ausdrücken und neu eintauchen. Wunde Babypos reagieren ebenfalls positiv auf diese Behandlung.

Verschiedene Hauterkrankungen
Hauterkrankungen sind breit gefächert. Man unterscheidet zwischen Verletzungen der Oberhaut (z. B. Wunden, Quetschungen, Verbrennungen und Sonnenbrand), bakteriellen Hautinfektionen (z. B. Abszesse, Furunkel und Akne), allergischen Hautreaktionen (z. B. Ausschläge und Ekzeme) und Störungen in der Talg- und Schweißproduktion (z. B. übermäßiges Schwitzen, Akne).

▶ **Gänseblümchen** (Sap, Bit, Ger, Fla, Äth)

Die Gänseblume wird in stoffwechselanregenden Teemischungen, für Umschläge bei schlecht heilenden Wunden sowie zum Betupfen von entzündlichen Hautausschlägen verwendet: 2 Teelöffel für 1 Tasse Wasser als Aufguss, 10 Minuten ziehen und anschließend abkühlen lassen.

▶ **Hamamelisrinde** (Ger, Fla, Äth)

Die Hamamelisrinde ist ein Mittel, um offene Hautstellen und große Poren zu verschließen (siehe Seite 154f.). Man verwendet den Tee oder die verdünnte Tinktur.

Als Tee: 1 Teelöffel Rinde auf 1 Tasse Wasser, 15 Minuten lang kochen lassen.

▶ **Johanniskraut** (Fla, Ger, Äth)

Besonders das Johannisöl wird als entzündungswidriges Mittel bei Hautentzündungen, bei kleineren Wunden und Verbrennungen verwendet. Seiner roten Farbe wegen wird Johannisöl auch Rotöl genannt. Es ist ein bewährtes Mittel bei gereizten oder gar rissigen Brustwarzen stillender Frauen.

▶ **Kamillenblüten** (Äth, Fla)

Den entzündungshemmenden Tee aus der Kamille verwendet man für Umschläge. Kamillenblüten können Sie besonders bei hartnäckigen Entzündungen einsetzen. Sie bringen auch bei allergischen Ausschlägen Erleichterung. Gut geeignet sind Kamillenumschläge auch bei Geschwüren. Für einen Teeaufguss nehmen Sie 2 Teelöffel für 1 Tasse, 10 Minuten ziehen lassen. Bei stark entzündlichen Erscheinungen empfiehlt es sich, den Kamillenblütenaufguss mit einer Eichenrindenabkochung zu mischen. Gelegentlich, insbesondere bei Korbblütlerallergikern, wird Kamille auf der Haut nicht vertragen und wirkt reizend.

▶ **Lein** (Sch)

Das Leinöl, das Öl aus den Leinsamen, kann trockene Hautausschläge, schmerzhafte Gürtelrose und Restherde der Schuppenflechte lindern.

▶ **Malve** (Sch, Ger, Äth)

Man kann sowohl die Blüten als auch die Blätter der wilden Malve und anderer Malvenarten (z.B. Käslikraut) nehmen, um einen reizlindernden Tee für Umschläge zu bereiten: 1 Esslöffel für 1 Liter Wasser, 10 Minuten kochen.

Sonnenbrand

Bei leichtem Sonnenbrand helfen Umschläge mit kaltem Labkraut- oder Pfefferminztee, Joghurt und Buttermilch. Aber auch Johanniskrautöl verschafft spürbare Linderung.

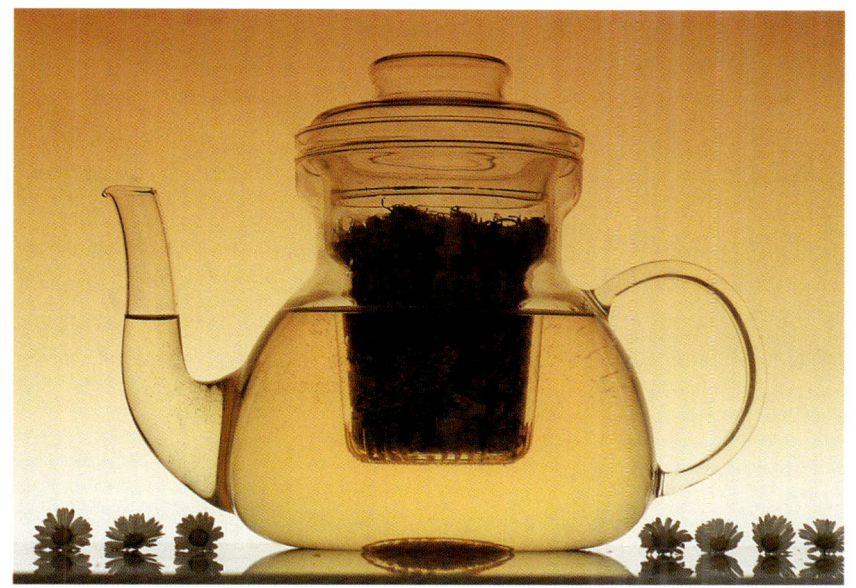

*Ein Aufguss aus Gänse-
blümchen wirkt stoffwech-
selanregend und kann auf
entzündete Hautstellen
gut aufgetupft werden. Es
ist möglich, das Gänse-
blümchen ganzjährig zu
ernten. Die Volksheil-
kunde schreibt ihm aber
am 24. Juni die größte
Wirkung zu.*

▶ **Ringelblumenblüten** (Äth, Sap, Fla, Gly, Sch)
Umschläge aus den Blüten der Ringelblume wirken lindernd bei
schlecht heilenden oder frischen Wunden sowie Nagelbett- und
Hautentzündungen. Für Umschläge nehmen Sie 1 bis 2 Teelöffel
der Blüten als Aufguss, 10 Minuten ziehen lassen, dann abseihen
und abkühlen lassen. Mehrmals täglich Umschläge anlegen. Auch
die Ringelblumensalbe kann offene Stellen zum Abheilen bringen.

▶ **Seifenkrautwurzel** (Sap, Fla)
Die Abkochung der Seifenkrautwurzel wird häufig für Hautum-
schläge verwendet. Inzwischen wurde auch eine pilzfeindliche
Wirkung der Seifenkrautsaponine festgestellt. 2 Teelöffel mit 1 Tasse kaltem Wasser übergießen und 5 Stunden lang kalt ziehen lassen,
dann bis zum Sieden erhitzen und gut auspressen. Es empfiehlt
sich auch eine Mischung mit Kamillenaufguss.

Innerlich wirksam

▶ **Ackerschachtelhalm = Zinnkraut** (Sap, Kie, Fla)
Ackerschachtelhalm bzw. Zinnkraut ist zur Blutreinigung (siehe
Seite 49, 202f.) geeignet und aufgrund seines Kieselsäuregehalts
auch dem Gewebeaufbau dienlich. Ein Tee, der über längere Zeit

**Vorsicht bei der
Dosierung**
Wie bei allen saponinhal-
tigen Heilpflanzen ist bei
dem blutreinigenden Sei-
fenkrauttee eine spar-
same Verwendung ange-
zeigt. Überdosierungen
könnten zu Reizerschei-
nungen im Magen- und
Darmbereich oder der
Nieren führen.

getrunken werden sollte: 1 bis 2 Teelöffel des jeweiligen Krauts mit 1 Tasse knapp siedendem Wasser übergießen, nach 1/2 Stunde abseihen. 3 Tassen täglich trinken, 2 bis 4 Wochen lang.

▶ **Bittersüßstängel** (Alk, Bit, Ger, Sap)

Bittersüßstängel sind stoffwechselwirksam, daher bei allen chronischen Hautkrankheiten, wo ein Zusammenhang mit Stoffwechselstörungen vermutet wird, einsetzbar – beispielsweise bei chronischen Ekzemen und Schuppenflechte. Die Stängel werden auch in der Rheumatherapie angewandt. Bittersüßstängel enthalten Stoffe, die in höheren Dosierungen zu Vergiftungen führen können. Vor Anwendung als Einzeltee sollten Sie daher fachkundigen Rat einholen.

▶ **Bohnenschalen** (Fla)

Bohnenschalen sind zur durchspülenden Blutreinigung geeignet: 2 Teelöffel im kalten Wasser erhitzen, 3 bis 5 Minuten lang kochen, 2- bis 3-mal täglich 1 Tasse trinken, 2 Wochen lang.

▶ **Braunwurz** (Sap, Gly, Alk)

Speziell bei Hautkrankheiten wie beispielsweise Akne hilft Braunwurztee als Kur von 4 bis 8 Wochen. Noch besser wirkt eine Mischung zu gleichen Teilen mit Stiefmütterchen. Man nimmt 1 Teelöffel des Krauts oder der Mischung für 1 Tasse Wasser als Aufguss, 10 Minuten ziehen lassen und 2-mal täglich 1 Tasse schluckweise trinken. Der Tee ist auch zur äußerlichen Anwendung geeignet.

▶ **Frauenmantelkraut** (Fla, Ger, Bit)

Frauenmantelkraut eignet sich zur Behandlung von Hautunreinheiten. 2 Teelöffel für 1 Tasse Wasser bis zum Sieden erhitzen und 10 Minuten ziehen lassen. 2- bis 3-mal täglich 1 Tasse trinken. Noch wirksamer ist die Mischung aus Frauenmantelkraut und Stiefmütterchenkraut zu gleichen Teilen: 2 Teelöffel für 1 Tasse, wie den Einzeltee zubereiten, 2 Tassen täglich trinken, 3 Wochen lang.

▶ **Sandsegge** (Sap, Ger, Kie, Sch, Gly)

Sandsegge dient der Blutreinigung und Stoffwechselumstimmung: 2 Teelöffel Sandseggenwurzel mit 1 Tasse kaltem Wasser zum Sieden bringen, dann 10 Minuten ziehen lassen. 3 Wochen lang 2 bis 3 Tassen täglich trinken. Die Sandsegge hat in der Volksmedizin sehr große, in der Schulmedizin jedoch leider nur geringe Bedeutung. Pfarrer Sebastian Kneipp empfahl diese Heilpflanze sehr.

Nachtschattengewächse
Bittersüß gehört zur Gruppe der giftigen Nachtschattengewächse. Zwar ist diese Pflanze bei weitem nicht so giftig wie die verwandte Tollkirsche, doch sollte sie trotz ihrer Erfolge bei der Behandlung von Hautleiden nur mit Vorsicht eingesetzt werden. Befolgen Sie den Rat Ihres Arztes oder Heilpraktikers.

▶ **Sarsaparillewurzel** (Gly, Sap)

Die Sarsaparillewurzel ist eine stark saponinhaltige, umstimmende und blutreinigende Heilpflanze, die häufig für Blutreinigungstees und bei chronisch-entzündlichen Krankheiten verwendet wird: 1 bis 2 Teelöffel mit 1 Tasse kaltem Wasser übergießen, 10 Stunden ziehen lassen. 3-mal täglich 1 Tasse warm trinken. Auch bei Gelenkrheuma und Gicht (siehe Seite 192ff.) kann man diesen Tee versuchen. Eine Überdosierung kann bei empfindlichen Personen allerdings Magen und Darm reizen.

▶ **Stiefmütterchen** (Sap, Salizylate, Ger, Bit, Fla, Sch)

Das Kraut des wilden Stiefmütterchen wird innerlich und äußerlich angewendet. Stiefmütterchen ist bei den verschiedensten Hautkrankheiten wirksam und besonders für Kinder geeignet – als Umschlag bei Säuglingsekzemen und schuppenden Hautkrankheiten wie Milchschorf (siehe Seite 159). Es wird aufgrund seines Salizylgehalts auch begleitend in Teemischungen eingesetzt, die eine Linderung von Juckreiz oder rheumatischen Beschwerden bewirken sollen (besonders, wenn bei Rheuma gleichzeitig Hauterscheinungen vorliegen). Man nimmt 2 Teelöffel für 1 Tasse als Aufguss für Umschläge und trinkt bei chronischen Ekzemen gleichzeitig 3 bis 4 Wochen lang morgens und abends 1 Tasse Tee. Für kleine Kinder reicht 1 Teelöffel für 1 Tasse. Zur äußerlichen Anwendung bei Säuglingen für den Aufguss destilliertes Wasser verwenden. Mullkompressen mit dem Tee tränken und auflegen. Stiefmütterchen ist gut verträglich, manchmal kann es bei langer Anwendung zu Hautausschlägen kommen.

▶ **Walnussblätter** (Ger, Fla)

Walnussblätter finden ähnlich Verwendung wie das Stiefmütterchen: bei chronischen Ekzemen und Hauterkrankungen von Kindern. 1 bis 2 Teelöffel mit 1 Tasse Wasser erhitzen und 5 Minuten am Sieden halten. Am besten mischen Sie Walnussblätter zu gleichen Teilen mit Stiefmütterchen, 2 Teelöffel für 1 Tasse als Aufguss. Bei Kindern zunächst 1 Teelöffel verwenden.

▶ **Veilchen** (Sap, Bit, Gly)

Man verwendet den Tee des wohlriechenden Veilchens sowohl äußerlich für Umschläge und Waschungen als auch innerlich. 2 Teelöffel des Krauts mit 1 Tasse Wasser bis zum Sieden erhitzen, 5 Minuten ziehen lassen. 2- bis 3-mal täglich 1 Tasse trinken.

Aus Südamerika

Die Sarsaparille wächst in den südamerikanischen Staaten Honduras, Guatemala und San Salvador. Früher wurde sie von den Einheimischen vorwiegend gegen Syphilis und zur Blutreinigung eingesetzt. Erst in jüngster Zeit weiß man von ihrer Wirkung gegen Schuppenflechte.

Hautleiden und Abhilfe

Abszess

Bei einem Abszess handelt es sich um eine bakterielle Entzündung, bei der Gewebe zerstört wird, so dass eine Höhle entsteht, die sich mit Eiter füllt. Solange noch keine sehr starke Entzündung vorliegt, gibt es einige Möglichkeiten, den Abszess zu öffnen, damit der Eiter abfließen kann:

● Abkochung mit gemahlenem Leinsamen: 100 Gramm Leinsamen in 1/2 Liter Wasser 3 bis 4 Minuten bei geringer Hitze kochen lassen, dann in ein Leinensäckchen geben oder in ein Leinentuch einschlagen. Mehrmals täglich einen gut warmen Umschlag etwa 30 Minuten lang auflegen bis der Abszess aufgeht, dann einen keimfreien Wundverband anlegen. Bei sehr trockener Haut rühren Sie unter den erhitzten Leinsamen 1 Teelöffel Olivenöl.

● Auch Bockshornkleeauflagen sind zum Aufweichen und Aufziehen von Abszessen, Furunkeln und festen Geschwüren geeignet: 1 Esslöffel gemahlenen Bockshornkleesamen mit abgekochtem Wasser zu einem dicken Brei verrühren. Den Brei auf ein Leinen- oder Mulltuch auftragen und warm auflegen. Das Wasser muss abgekocht sein, damit keine zusätzlichen Keime in die Wunde gelangen können. Den Umschlag mehrmals täglich 20 Minuten lang auflegen. Manchmal sind allergische Hautreizungen möglich.

● Entzündungshemmend wirkt Thymianöl: 5 Tropfen ätherisches Öl in 1 Tasse lauwarmes, abgekochtes Wasser geben und die betreffende Körperstelle damit betupfen. Auch kühlende Arnikaumschläge sind sehr hilfreich bei stärkerer Entzündung.

Bildet sich keine Öffnung nach außen, kann ein kleiner, vom Fachmann durchgeführter chirurgischer Schnitt notwendig sein.

Hormonveränderung
Akne entsteht häufig bei hormonellen Veränderungen, vorwiegend während der Pubertät. Dabei kommt es in Gesicht, Nacken, Brust und Rücken zu einer Überfunktion und Verstopfung der Talgdrüsen. Machen sich jetzt Bakterien breit, entstehen entzündete Pickel und Pusteln.

Akne

Akne ist häufig mit den hormonellen Umstellungen in der Pubertät verbunden, in späteren Jahren manchmal auch mit seelischen Problemen. Lebensmittelunverträglichkeiten gehören zu den weiteren möglichen Ursachen. Nahrungsunverträglichkeiten treten oft bei Milch und Milchprodukten sowie Getreide auf.

Als Teil einer Aknetherapie sollten Sie auf eine basenreiche Kost (siehe Seite 59f.) achten, d.h. reichlich Gemüse und Salat, besonders Karotten, viel Obst und wenig Fett, Süßigkeiten, Alkohol, Wurst, Fleisch, schwarzen Tee und Kaffee zu sich nehmen. Zum Reinigen der Poren:

● Machen Sie ein tägliches, 5- bis 10-minütiges Gesichtsdampfbad mit heißem Kamillen-, Lavendel- oder Schafgarbentee. Geben Sie dafür 1 gehäuften Esslöffel der jeweiligen Pflanze in 1 Liter kochendes Wasser. Die Feuchtigkeit anschließend vorsichtig mit Watte abtupfen und zum Schließen der Poren ein belebendes Rosen- oder Holunderblütenwasser auftragen. Auch Hamamelisdestillat oder Ringelblumentee sind geeignet. Zum Reinigen des Gesichts keine normale Seife verwenden. Probieren Sie auch Schafgarbentee (2 Teelöffel für 1 Tasse Wasser als Aufguss, 10 Minuten ziehen lassen) zur Reinigung. Die Aknestellen vorsichtig mit lauwarmem Tee abtupfen.

● Mönchspfefferfrüchte sind aufgrund ihrer östrogenähnlichen Wirkung besonders für Frauen geeignet. Sie erfordern eine kurmäßige Anwendung. Präparate erhalten Sie im Fachhandel. Nur nach ärztlicher Absprache einsetzen.

● Lavendel-Mandel-Öl: 5 Tropfen Lavendelöl mit 1 Esslöffel Mandelöl mischen, 2-mal täglich dünn auf die Aknestellen tupfen.

● Lavendel-Arnika-Essig: 20 Gramm Lavendelblüten und 10 Gramm Arnikablüten in 1 Flasche Apfelessig geben und die Mischung 2 Wochen lang in die Sonne stellen, morgens und abends gut schütteln. Dann die Flüssigkeit durchseihen und in eine dunkle, gut verschließbare Flasche füllen. Aknestellen mit einem Wattebausch betupfen oder einen Schuss des Kräuteressigs ins Waschwasser geben.

● Stiefmütterchentee zeigt bei Gesichtswaschungen gute Wirkung: 2 Teelöffel pro Tasse Wasser als Aufguss und 10 Minuten ziehen

Bei jugendlicher Problemhaut
Da manche Akneformen auch als allergische Reaktionen gegen bestimmte Nahrungsmittel bekannt sind, sollte man genau beobachten, inwieweit bestimmte Lebensmittel stärkere Reaktionen hervorrufen. Allgemein empfiehlt sich bei Akne eine Vitamin-A-reiche Kost (z. B. in Karotten, Brokkoli und Kopfsalat), da dieses Vitamin die Talgproduktion und ein übermäßiges Verhornen der Haut hemmt.

Blutreinigender Heiltee zur Aknebehandlung

35 g Queckenwurzel • 20 g Stiefmütterchenkraut • 20 g Schachtelhalmkraut • 15 g Brennnesselblätter

2 Teelöffel für 1 Tasse Wasser als Aufguss, 4 Wochen lang 3-mal täglich 1 Tasse trinken.

lassen. Auch die innerliche Anwendung unterstützt die Aknebehandlung: 3 Tassen täglich trinken.

● Waschungen mit lauwarmem Gänseblümchentee (2 Teelöffel auf 1 Tasse Wasser als Aufguss) sind zuweilen ebenfalls hilfreich.

● Teebaumöl: Einige Tropfen (mit Wasser verdünnt) auf die Aknestellen tupfen. Es kann jedoch zu Reizungen der Haut kommen.

Ekzeme

Bei nässenden Ekzemen helfen feuchte Umschläge und Auflagen. Sie lindern den Juckreiz, erweichen Krusten, hemmen die Entzündung und werden so lange angewandt, bis die akute Entzündung und das Nässen vorüber sind. Dann kann zu Pasten und anschließend zu Salben übergegangen werden. Wichtig ist, dass Sie die feuchten Umschläge locker und luftdurchlässig auflegen und das Ekzem nicht mit luftundurchlässigem Stoff bedecken. Benutzen Sie saubere Leinentücher, Mullbinden oder gut saugende Waschlappen. Erneuern Sie die Umschläge, sobald sie trocken und warm sind. Das ist oft schon nach 10 oder 15 Minuten der Fall. Die Umschläge sollten 3-mal täglich aufgelegt werden, dazwischen eine feuchte Kompresse locker anwickeln.

Hautentzündungen
Ekzeme sind stark juckende Hautentzündungen, die in Form von Rötungen, Bläschen und Schwellungen auftreten können. Oft kann eine Allergie als Ursache ausgemacht werden. Eine Untersuchung durch einen erfahrenen Arzt oder Heilpraktiker ist deshalb ratsam.

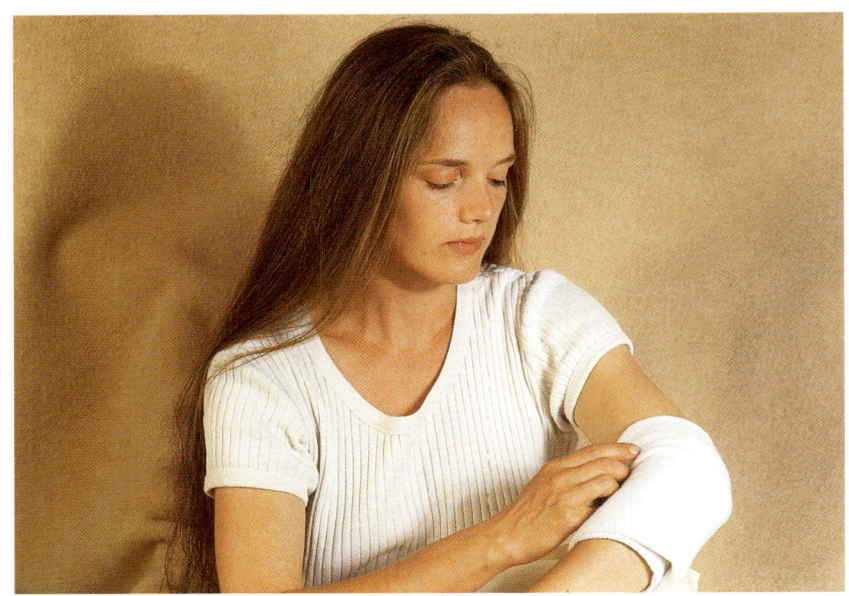

Problemlos in der Anwendung – ein feuchter Umschlag bringt vor allem bei juckenden und nässenden Hautausschlägen rasche Linderung.

132

Die beiden wichtigsten Heilpflanzen für Umschläge gegen nässende Ekzeme sind die gerbstoffhaltige Eichenrinde (siehe Seite 125) und die schleimhaltige wilde Malve (siehe Seite 82, 126). Aufgrund seiner entzündungshemmenden Eigenschaften kann man auch Kamillentee für die Umschläge verwenden. Er wirkt jedoch manchmal reizend. Phytotherapeuten halten die Eichenrinde für die erste Wahl. Bei hartnäckigen Entzündungen können Sie Eichenrinden- und Kamillenblütenumschläge im Wechsel machen.

Gegen trockene Ekzeme wirken in erster Linie Holzteere: aus Fichte, Birke, Buche und Wacholder. Sie werden ebenso wie die stärker konzentrierte Zinkpaste auf das Ekzem gepinselt. Die Anwendung ist nicht einfach und gehört in fachkundige Hände.

Furunkel

Furunkel werden genauso wie Abszesse behandelt. Oft muss er sich öffnen, damit der Eiter abfließen kann. Hier handelt es sich um die Entzündung einer Talgdrüse oder eines Haarbalges. Leidet jemand wiederholt an Furunkeln, sind stoffwechselumstimmende, blutreinigende Tees zu empfehlen.

Gürtelrose

Gürtelrose, Herpes zoster, ist auf ein Virus zurückzuführen, das die Nerven befällt, und ist somit keine Hautkrankheit im engeren Sinne. Es kommt dabei zu Bläschen auf geröteter Haut und starken Nervenschmerzen, besonders im Gesicht oder am Oberkörper. Wie bei allen Viruserkrankungen ist es wichtig, das Abwehr-

Virusinfektion
Gürtelrose wird durch dasselbe Virus verursacht, das bei Kindern Windpocken hervorruft. Besonders Kinder können sich an einer Gürtelrose infizieren, wenn die Pusteln und Bläschen sich öffnen – sie bekommen dann Windpocken.

Umstimmender Heiltee bei Furunkel

Brennnesselkraut • Löwenzahnwurzel und -kraut • Hagebuttenfrüchte Faulbaumrinde • Anisfrüchte

2 Teelöffel für 1 Tasse Wasser als Aufguss, 20 Minuten ziehen lassen und 1 Woche lang morgens und abends 1 Tasse trinken. Nicht über einen längeren Zeitraum verwenden, da Faulbaumrinde auch abführend wirkt.

system zu stimulieren (siehe Seite 17). Man sollte behandlungsbegleitend auch das Nervensystem stärken. Hier sind vor allem Johanniskrauttee (1 Teelöffel für 1 Tasse Wasser als Aufguss, 2- bis 3-mal täglich 1 Tasse trinken) und grüner Hafertee hilfreich (1 Esslöffel mit 3 Tassen Wasser bei geringer Hitze 20 Minuten lang kochen, den Teesud über den Tag verteilt trinken). Hafertee ist nicht nur kräftigend, sondern trägt auch zur Entwässerung bei.

Herpes

Herpes simplex ist eine Virusinfektion, die bei einem geschwächten Immunsystem wie etwa bei Grippe, Erkältung, Magen-Darm-Störungen oder Menstruationsbeginn auftreten kann. Es kommt dann vor allem an den Lippen, aber auch im Genitalbereich zu Bläschenbildung mit Brennen und Stechen. Rückfälle sind häufig. Zur notwendigen Stärkung des körpereigenen Abwehrsystems eignet sich beispielsweise Echinazin. Zuweilen hilft das Betupfen mit Ringelblumentee (2 Teelöffel für 1 Tasse Wasser als Aufguss). Auch Salben aus Melissenblättern oder Sonnenhutkraut sind einen Versuch wert.

Juckreiz

Zur Behandlung eines lästigen Juckreizes helfen häufig mit Eichenrindenabkochung getränkte Kompressen, außerdem Puder aus Bärlappsporen (siehe Seite 125) und das ätherische Öl des Thymians oder der Pfefferminze. Beide Öle sollten nicht bei entzündeter Haut angewendet werden, ebenso wenig bei kleinen Kindern, denn sie reizen sehr stark. Milder für die Haut sind beide Wirkstoffe in Salbenform. Oft lindern auch Haferstrohbäder

Nicht kratzen
Juckreiz entsteht durch ein kompliziertes Zusammenspiel von irritierten Hautnerven. Meist tritt er in Zusammenhang mit Hautkrankheiten, Stoffwechselveränderungen (z. B. Diabetes oder Schwangerschaft), aber auch mit allergischen Reaktionen auf. Auch wenn der Drang zum Kratzen noch so groß ist, Hände weg – denn es besteht die Gefahr einer Infektion.

Unterstützender Heiltee bei Herpes

50 g Klettenwurzel • 40 g Walnussblätter • 30 g Stiefmütterchenkraut

Abkochung mit 5 Esslöffeln auf 1 Liter Wasser, 15 Minuten bei geringer Hitze kochen lassen und morgens nüchtern 1 Tasse trinken. Mit dem Rest über den Tag verteilt Umschläge machen.

(100 Gramm für 2 Liter Wasser als Aufguss, dann ins Vollbad gießen). Ebenso werden Hautspülungen mit Kerbelaufguss empfohlen: 2 Esslöffel auf 1 Liter Wasser. Minzöl und Thymianöl helfen besonders gut bei durch einen Pilz hervorgerufenem Juckreiz, aber auch Nelkenöl ist hier wirksam ebenso wie Knoblauch, den Sie direkt auf die juckende Stelle pressen können. Um die Haut zu schonen, sollten Sie nicht jeden Tag duschen und schon gar nicht mit Seife (siehe Seite 64).

Neurodermitis

Probieren Sie bei Neurodermitis Nachtkerzen- oder Borretschöl. Borretsch hat eine ähnliche Wirkung wie die Nachtkerze, ist aber preisgünstiger. Diese Öle hemmen allergische Erscheinungen. Weitere Präparate finden Sie im Fachhandel. Trinken Sie gleichzeitig Ringelblumenblütentee (1 bis 2 Teelöffel auf 1 Tasse als 6-minütiger Aufguss, 2 bis 3 Tassen täglich) oder einen stoffwechselanregenden Tee. Äußerlich angewendet können Ringelblumentee und -salbe die Entzündung hemmen und wunde Stellen heilen.

Pilzerkrankungen

Pilzerkrankungen treten nicht nur an Füßen und Fußnägeln auf, sondern auch auf der Haut und an den Schleimhäuten. Hygiene und Pilzsalben genügen meist nicht, um einen Rückfall zu vermeiden. Pilze gedeihen besonders, wenn unser Immunsystem geschwächt ist, beispielsweise durch Infektionen, Diabetes, Antibiotika, bei Einnahme der Antibabypille und einseitiger Ernährung. Wichtig ist es, das Abwehrsystem zu stärken und die Haut so zu pflegen, dass sie ihre natürliche Widerstandskraft wiedererlangt. Eine intakte Haut bildet einen Schutzwall gegen das Eindringen von Krankheitserregern und lässt auch eine Ansiedelung von Pilzen nicht zu. Vermeiden Sie daher alle scharfen Seifen. Auch die ständige Anwendung alkoholhaltiger Mittel auf der Haut schädigt die natürliche Schutzschicht. Hier einige Tips:

● Gegen Mundsoor versuchen Sie, 2- bis 3-mal täglich mit Thymian- und Ringelblumentee zu spülen. 2 Teelöffel der Mischung aus Thymiankraut und Ringelblumenblüten zu gleichen Teilen für

Mykosen
Durch Pilze hervorgerufene Infektionskrankheiten heißen Mykosen. Dabei wird zwischen verschiedenen Erregergruppen differenziert. – Dermatophyten infizieren nur die Haut. Hefe- und Schimmelpilze können dagegen auch die Schleimhäute befallen.

1 Tasse Wasser als Aufguss, 10 Minuten ziehen lassen. Den Tee nach dem Abkühlen je nach Verträglichkeit mit 1 bis 2 Tropfen des ätherischen Öls von Thymian verstärken.

● Bei Fußpilz müssen Sie auf Hygiene achten, also täglich die Strümpfe wechseln und mindestens 1 Woche lang 2- bis 3-mal täglich nach dem Füßewaschen eine der folgenden Maßnahmen durchführen: Frisch gepressten Zitronensaft pur auf die befallenen Stellen streichen und an der Luft trocknen lassen; die unverdünnten ätherischen Öle von Zitrone, Teebaum, Thymian, Myrrhe (jeweils alternativ, mindestens 1 Woche lang verwenden) dünn auf die Pilzstellen träufeln; Echinacea- oder Calendulatinktur; Kamille als Aufguss (3 Teelöffel pro Tasse) oder Tinktur.

● Knoblauch vermag Pilzinfektionen des Darms und der Haut in Schach zu halten. Bei Hautpilz reiben sie die befallenen Stellen mit dem Saft einer Knoblauchzehe ein. Bei Pilzbefall im Darm muss man mindestens 3 bis 5 rohe Zehen täglich über mehrere Wochen hinweg verzehren, bei gleichzeitiger strenger Pilzdiät.

Schuppenflechte

Schuppenflechte, Psoriasis, ist meist hartnäckig und schwer therapierbar. Als mögliche Auslöser werden u. a. ein Schock, Stress, Lebensmittelallergien oder Ernährungsfehler diskutiert. Den besten Ruf aller Heilpflanzen, die bei Schuppenflechte verwendet werden, hat die südamerikanische Sarsaparille (siehe Seite 129): 1 Esslöffel der Wurzel mit 1 Liter Wasser abends kalt ansetzen und am nächs-

Krankhafte Hautveränderungen
Schuppenflechte ist eine Krankheit, die in Schüben verläuft und vorwiegend in Nord- und Mitteleuropa auftritt. Wie der Name schon sagt, zeigen sich graugefärbte Hautschuppen auf geröteten Hautpartien. Bei Entfernen der Schuppen kommt es zu punktfömigen Blutungen.

Unterstützende Heiltees bei Schuppenflechte

20 g Sarsaparillewurzel • 20 g Faulbaumrinde • 10 g Erdbeerblätter

2 Teelöffel für 1 Tasse Wasser als Aufguss, 1 Woche lang 2 Tassen täglich trinken. Anschließend auf einen anderen Blutreinigungstee umsteigen, denn die abführende Faulbaumrinde kann Reizungen von Magen und Darm verursachen.

Bruchkraut

Man nimmt 1 Teelöffel des Krauts pro Tasse Wasser als 10-minütigen Aufguss und trinkt 3-mal täglich 1 Tasse.

---

ten Morgen 20 Minuten lang kochen. Abseihen und die eine Hälfte gleich, die andere am Abend kalt trinken. Die Prozedur 3 Wochen lang durchführen. Sarsaparilletee kann dagegen bei empfindlichen Personen und besonders bei Überdosierung den Magen reizen. Äußerlich lindert zuweilen Leinöl, eventuell mit einem Zusatz von 2-prozentigem Johanniskrautöl.

Schweißfüße

Bei Schweißfüßen waschen Sie Ihre Füße morgens und abends mit Eichenrindenabkochung, die stark adstringierend ist, und lassen Sie die Füße an der Luft trocknen. Geben Sie dafür 2 Esslöffel Rinde in 1 Liter kaltes Wasser, das Sie dann erhitzen und 20 Minuten bei geringer Hitze kochen lassen. Nach dem Abkühlen noch 10 Gramm Ringelblumenblüten zugeben und alles zusammen etwa 12 Stunden ziehen lassen, anschließend abseihen. Das hilft auch bei schweißigen Händen. Noch besser sind Fußbäder morgens und abends (etwa 10 bis 15 Minuten lang). Kochen Sie dazu 3 Liter Wasser 20 Minuten lang mit 6 bis 8 Esslöffeln folgender Mischung:
80 g Eichenrinde • 50 g Thymian • 40 g Walnussblätter
30 g Weidenrinde • 20 g Eukalyptusblätter
Nach dem Waschen und Trocknen einpudern mit:
1 pulverisierte Schwertlilienwurzel • 100 g Talkumpuder
20 g Thymian • 20 g Maisstärke
Geruchshemmend wirkt: 1 Kilogramm Spinat in wenig Wasser geben, 5 Minuten kochen, pürieren und den Brei 1/2 Stunde auf den Füßen einwirken lassen. Mit lauwarmem Wasser abwaschen, anschließend ein Fußbad mit Zitronensaft oder Zwiebel machen.

Kneippsche Anwendungen
Auch Wassertreten nach Pfarrer Kneipp ist ein gutes Mittel gegen Fußschweiß. Man kann diese Anwendung zu Hause in der Badewanne durchführen. Das kalte Wasser sollte etwa bis zur Mitte der Waden reichen.

Schwitzen

Schwitzen sollte nicht unterdrückt werden, da es der Selbstregulation unseres Körpers dient. Für Menschen, die von Natur aus viel schwitzen, ist es manchmal erleichternd, ein Mittel zur Hand zu haben, das ihnen etwa bei beruflichen Terminen hilft, nicht mit schweißnassem Gesicht oder schwitzigen Händen zu erscheinen. Trinken Sie vorbeugend Salbeiblättertee: 2 Teelöffel für 1 Tasse als Aufguss, 3-mal täglich 1 Tasse.

Noch besser hilft: 1 Teelöffel der Mischung aus Ysopkraut und Salbeiblättern zu gleichen Teilen pro Tasse Wasser als Aufguss, morgens und abends 1 Tasse trinken.

Warzen

Verhornte Hautstellen
Schöllkrautsaft hilft auch bei Hühneraugen und sonstigen Hautverhornungen. Wie bei Warzen wird der Milchsaft mehrmals täglich aufgetragen. Tritt jedoch nach einigen Tagen keine Besserung ein, so sollten die betreffenden Hautstellen mit einer Lösung aus Salizylsäure behandelt werden.

Gegen Warzen hilft manchmal der frische Milchsaft des Schöllkrauts. Wichtig ist, dass man den Saft der frischen Pflanze verwendet. Auf die Warze auftragen und eintrocknen lassen, nicht abwaschen. Diese Kur über längere Zeit hinweg täglich anwenden. Vorsicht: Schöllkraut ist je nach Dosierung bei innerlicher Anwendung giftig! Daher nach der Anwendung sorgsam die Hände waschen. Das Beträufeln der Warze mit Schöllkrauttinktur sollte ebenfalls ausprobiert werden, auch wenn sie weniger intensiv wirkt als der frische Pflanzensaft.

Das Bepinseln mit der Tinktur des Lebensbaumes (Thuja), morgens und abends über mehrere Wochen hinweg, kann angeblich kleinere Warzen völlig zum Verschwinden bringen.

Weiterhin sind dünne Knoblauchscheiben sowie zerquetschte Blätter des Bärlauchs als Warzenauflage – besonders an den Händen – zu empfehlen.

Warzen sind gutartige Hautwucherungen unterschiedlicher Form und Größe. Hartnäckige Exemplare an Händen und Füßen verschwinden manchmal durch regelmäßiges Auflegen von frischen Knoblauchscheiben und Bärlauchblättern.

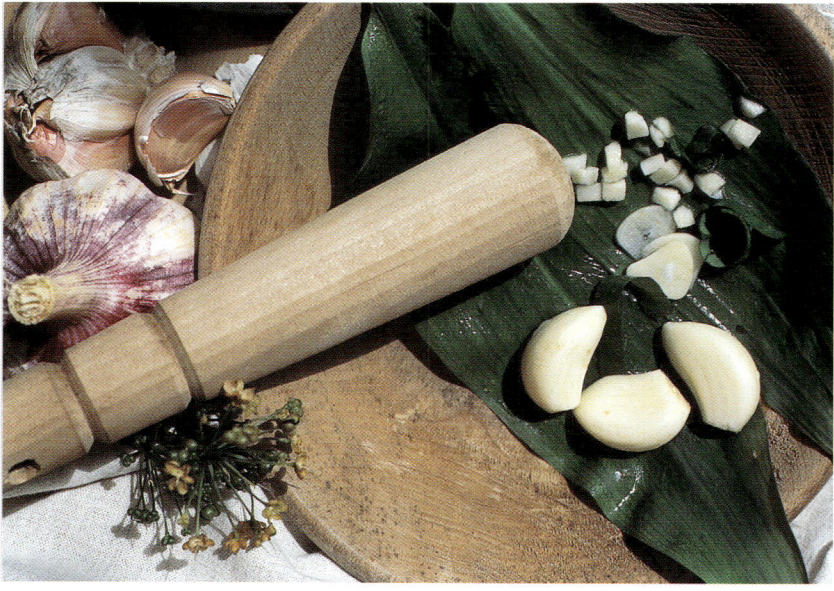

Der Saft frischer Ringelblumen und Feigen (am besten die Milch noch nicht ganz reifer Feigen) sowie Teebaumessenz scheinen ebenfalls zuweilen erfolgversprechend.

Wunden und Verletzungen

• Eines der besten und auch bekanntesten Wundheilmittel ist die Arnika (siehe Seite 25). Die Blüten wirken entzündungshemmend und abschwellend und werden bei schlecht heilenden Wunden, Blutergüssen, Quetschungen, Zerrungen und Verstauchungen angewendet. Man legt dabei folgende Umschläge aus Arnikatinktur oder Arnikatee auf: 1 Esslöffel Tinktur auf 1/2 Liter Wasser oder 1 Esslöffel Blüten für 2 Tassen Wasser als Aufguss, 10 Minuten ziehen lassen. Da es, besonders nach reichlicher Verwendung, bei Arnika zu Kontaktallergien (siehe Seite 26f.) kommen kann, sollte diese ausgesprochen gut wirksame Heilpflanze mit Bedacht und in sparsamen Dosierungen eingesetzt werden.

Gleichfalls sehr gut wundheilend ist die Ringelblume, wenn sie auch etwas schwächer wirkt als Arnika und Sonnenhut. Ringelblumenblüten wirken auch auf das Lymphsystem (siehe Seite 127). Für Umschläge entweder 1 Esslöffel der Blüten auf 1/2 Liter Wasser als 3-minütige Abkochung oder 2 Teelöffel für 1 Tasse Wasser als Aufguss.

• Bei kleineren Wunden und Verbrennungen helfen auch Mullkompressen mit Johanniskrautöl: Die Kompresse mit Johanniskrautöl tränken und wie einen Salbenverband auflegen. Auch bei Krampfaderbeschwerden und der Neigung zu Geschwüren empfiehlt es sich, die Beine häufig dünn mit Johanniskrautöl einzureiben (siehe Seite 186). Anschließend hochlegen.

• Bei sehr schlecht heilenden Wunden und bei Wunden, die auf andere Heilmittel kaum ansprechen, helfen oft einige Tropfen Sonnenhutextrakt oder verdünnte Sonnenhuttinktur. Nach ihrer Verwendung einen Salbenverband mit Zinksalbe oder Hamamelissalbe anlegen. Gleichzeitig können Sie Sonnenhutextrakt innerlich einnehmen (siehe Seite 108).

• Eine der besten die offene Haut zusammenziehenden Heilpflanzen ist Hamamelis (siehe Seite 154f.). Die Blätter und die Rinde werden zur Wundbehandlung, bei Geschwüren, gegen Juckreiz und zur Hautpflege verwendet.

Bei kleinen Verletzungen
Blutstillend bei kleineren Wunden wirken Packungen und Kompressen einer Abkochung aus 40 Gramm Zinnkraut und 30 Gramm Hirtentäschel. 10 Minuten in 1 Liter Wasser kochen lassen. Auch Schafgarbentee (2 Teelöffel pro Tasse Wasser als Aufguss) ist geeignet.

● Erste Maßnahme bei Blutergüssen und Quetschungen sind eiskalte Umschläge, die dafür sorgen, dass der Bluterguss nicht größer wird. Vorher etwas verdünnte Arnikatinktur (1 Esslöffel auf 3 Tassen Wasser) oder Hamamelisdestillat auftragen.

● Bei kleinen Schnitten und offenen Wunden hilft eine Reinigung mit Arnika-, Myrrhen- oder Johanniskrauttinktur (4 bis 5 Tropfen in zuvor abgekochtes Wasser geben oder einen Tee zubereiten und kalt verwenden). Anschließend Umschläge mit Kompressen, die mit verdünnter Arnikatinktur getränkt sind, auflegen.

● Bei Hautsplittern: Die betroffene Stelle reinigen und den Splitter herausziehen, falls notwendig die Haut vorher durch warme Breiumschläge mit Kleie oder Eibisch weich machen. Die Nadel zum Entfernen des Splitters können Sie zuvor an einer Flamme sterilisieren. Im Anschluss etwas Arnikatinktur zur Desinfektion auftragen und die Wunde keimfrei verbinden.

● Hilfreich bei Insektenstichen ist das Auflegen von frischen Zwiebelscheiben oder zerquetschtem Knoblauch. Ebenso wirkt das Beträufeln mit verdünntem ätherischen Lavendelöl.

Bluterguss
Ohne dass eine Wunde entsteht, können durch stumpfe Gewalteinwirkung Blutgefäße zerreißen. Durch den Abbau des Blutfarbstoffs verfärbt sich der anfangs bläuliche Erguss nach und nach in Gelb und Grün.

Teemischungen bei Hauterkrankungen

Blutreinigend bei Ekzemen, Abszessen und Furunkeln

25 g Stiefmütterchenkraut • 15 g Walnussblätter • 15 g Veilchenkraut • 12 g Thymiankraut • 12 g Süßholzwurzel • 8 g Geißrautenkraut • 8 g Bockshornsamen • 5 g Hagebuttenfrüchte
● 1 Teelöffel für 1 Tasse als Aufguss, 10 Minuten ziehen lassen, 3 Tassen täglich trinken, 3 Wochen lang (Schulkinder 2 Tassen, Kleinkinder 1/2 bis 1 Tasse). Zusätzlich die betroffenen Hautpartien mit dem erkalteten Tee waschen oder betupfen.

Abführend, bei ekzematösen Hautausschlägen

Brennnesselkraut • Löwenzahnwurzel und -kraut
Faulbaumrinde • Sennesblätter • Anisfrüchte
● 2 Teelöffel für 1 Tasse Wasser als Aufguss, 20 Minuten ziehen lassen, morgens und abends 1 Tasse.

Bittersüßstängel • Sarsaparillewurzel • Brennnesselkraut
Löwenzahnwurzel und -kraut • Sennesblätter • Fenchelfrüchte
● 2 Teelöffel für 1 Tasse Wasser als Aufguss, 15 Minuten ziehen lassen und 5 Tage morgens und abends 1 Tasse trinken.

Eisenkraut • Stiefmütterchenkraut • Bittersüßstängel Erdrauchkraut • Fenchelfrüchte • Süßholzwurzel
● 1 Teelöffel für 1 Tasse als Aufguss, 4 Wochen lang 2 Tassen täglich trinken.

Milder Tee, zur Fortsetzung der Kur

30 g Brennnessel • 30 g Bittersüßstängel 20 g Ulmenrinde • 20 g Schafgarbe
● 1 bis 2 Teelöffel für 1 Tasse Wasser als Aufguss, 3-mal täglich 1 Tasse zwischen den Mahlzeiten zu sich nehmen, 3 bis 4 Wochen lang.

Begleitend bei Ekzemen, für eine Kur von 3 bis 4 Wochen

40 g Klettenwurzel • 30 g Erdrauchkraut 30 g Holunderblätter • 20 g Seifenkrautwurzel
● 1 Esslöffel für 1/2 Liter Wasser als Abkochung von 10 Minuten, jeweils 2 Tassen täglich zwischen den Mahlzeiten trinken. Über mehrere Wochen kurmäßig duchführen.

Umstimmender Kurtee

30 g Brennnesselblätter • 20 g Schafgarbenkraut
● 1 bis 2 Teelöffel als 5-minütige Abkochung, 6 halbe Tassen über den Tag verteilt trinken, 2 bis 3 Wochen lang als Kur oder je nach Bedarf.

Gegen Nesselsucht

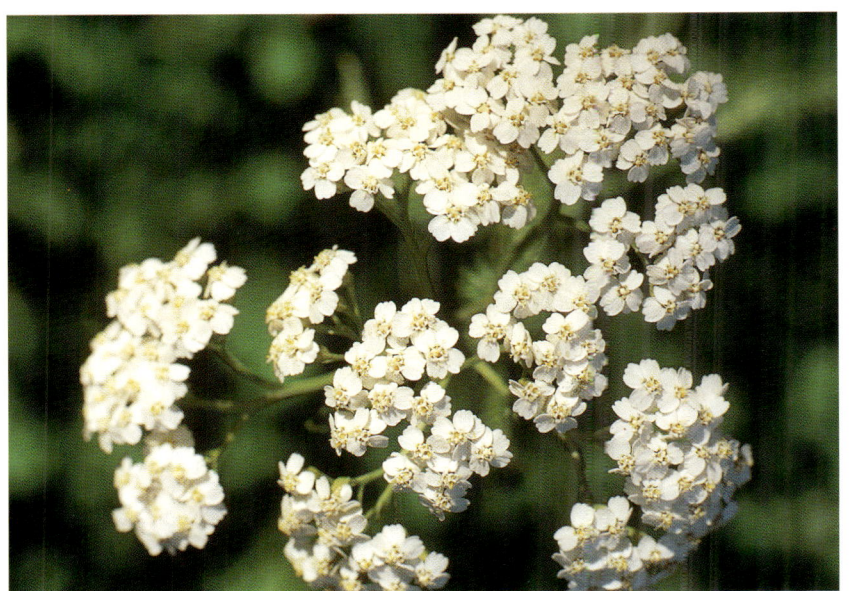

Schon in der griechischen Sagenwelt war die Schafgarbe als wundheilend bekannt. Der Zentaur Chrion zeigte sie dem Helden Achill. Daher trägt sie auch den Beinamen »Achilleskraut«.

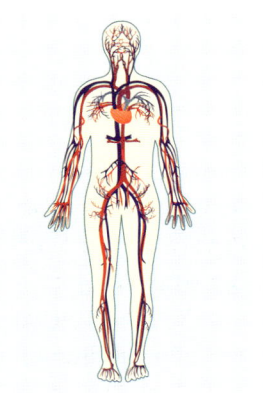

Der Blutkreislauf, ein Hochleistungssystem. Arterien sorgen für die Blutzufuhr, Venen für den Abtransport.

Verschiedene Symptome
Zirkulationsstörungen im Blutkreislauf können verschiedene Symptome hervorrufen. Je nach Krankheitsbild reicht die Bandbreite von Kopfschmerzen, Müdigkeit, Nervosität und Appetitmangel über Darmstörungen, Nieren- und Blasenbeschwerden, auch Taubheit oder Kältegefühl in Händen und Füßen bis zu Schwindelanfällen, Herzbeschwerden oder Angina pectoris.

Herz- und Kreislaufbeschwerden

Der Weg des Blutes

Das Blut zirkuliert im Körper in einem elastischen Gefäßsystem, dessen Motor das Herz ist. Es transportiert Sauerstoff und Nährstoffe. Je nach Richtung des Blutkreislaufs unterscheidet man Schlagadern oder Arterien, die vom Herzen weg führen und Blutadern oder Venen, die zum Herzen hin führen. Durch die Kraft des linken Herzteils wird das mit Sauerstoff und Nährstoffen beladene Blut über das weit verzweigte arterielle Gefäßsystem in alle Teile des Körpers – bis hin zur kleinsten Zelle – getrieben. Die Schlagadern verzweigen sich dabei bis in nur noch mikroskopisch kleine Gefäße, die Kapillaren, über die Sauerstoff und Nährstoffe in die Zellen gelangen. Kapillaren der venösen Gefäße nehmen Abfallprodukte und Kohlendioxid auf und sammeln das Blut für die großen Venen, die es zum Herzen zurückführen. Man nennt dies auch den großen Kreislauf. Den größten Teil der Abfallprodukte (Schlacken) gibt das Blut dabei innerhalb der Nieren ab. Von dort werden sie über den Harn ausgeschieden.

Das rechte Herz pumpt das zurückkommende, mit Kohlendioxid beladene venöse Blut zur Sauerstoffaufnahme in die Lunge. Von dort gelangt es wieder in das linke Herz (das ist der kleine oder Lungenkreislauf), und der Kreislauf beginnt erneut.

Was das Herz leistet

Täglich muss das Herz rund 100 000 Schlagzyklen ausführen (das sind in der Minute durchschnittlich 70 Schläge), bei denen es etwa 10 000 Liter Blut empfängt und wieder ausstößt. Das entspricht dem Inhalt eines Tankwagens. Im Verlauf eines 70-jährigen Lebens beträgt die Blutmenge, die unablässig durch das Gefäßsystem gepumpt wird, rund 250 Millionen Liter.

Von Bluthochdruck bis Arteriosklerose

Zu den Beschwerden von Herz und Kreislauf gehört eine ganze Reihe ernster Krankheiten wie Arteriosklerose, Angina pectoris, Herzinsuffizienz und Bluthochdruck, die eine sorgfältige ärztliche Diagnose und Betreuung sowie eine Ausschaltung von Risikofaktoren erfordern – Senkung hohen Blutdrucks, Rauchen aufgeben, Übergewicht abbauen usw. Es gibt für diese Krankheiten hochwirksame, allerdings verschreibungspflichtige, pflanzliche Arzneimittel. Mild wirkende Heilpflanzen spielen hier nur eine untergeordnete, begleitende und vorbeugende Rolle. Sinnvoll sind sie bei leichter Herzschwäche älterer Menschen, bei nervösen Beschwerden, bei harmlosen Durchblutungsstörungen und Krampfadern.

Es sei Ihnen ans Herz gelegt: Vor jeder Selbstbehandlung muss unbedingt vom Arzt oder Heilpraktiker ein ernster organischer Befund ausgeschlossen werden! Dies ist bei Herz- und Kreislaufbeschwerden von besonderer Bedeutung.

Die besten der milden pflanzlichen Vorbeugungs- und Stärkungsmittel für Herz und Kreislauf sind Knoblauch und Weißdorn. Wie die meisten Heilpflanzen wirken sie nicht nur auf ein einzelnes Organ oder Symptom, sondern zeigen generelle Effekte.

Die beste Pflege von Herz und Kreislauf ist eine abwechslungsreiche, gesunde Ernährung, ausreichende körperliche Bewegung und maßvoller Genuss von Fetten, Zucker, Alkohol und Tabak. Auch falscher Umgang mit Stress spielt bei Herz-Kreislauf-Erkrankungen eine große Rolle. Hier können autogenes Training, Yoga und dergleichen helfen.

Vorbeugen

Vielen Herz- und Kreislaufbeschwerden kann vorgebeugt werden. Gesunde und fettarme Ernährung gehören ebenso dazu, wie Bewegung an der frischen Luft. Da sich vor allem auch Stress negativ auf unser Kreislaufsystem auswirkt, sollten Sie einen Ausgleich schaffen, durch Bewegung, Hobby oder Faulenzen. Auch Entspannungstechniken sind nützlich.

Ballaststoffe gegen Herzinfarkt

Neue amerikanische Studien belegen, dass sich eine vermehrte Aufnahme von Ballaststoffen ausgesprochen günstig auf das Herzinfarktrisiko auswirkt: Bei einer täglichen Zufuhr von 28,9 im Vergleich zu 12,4 Gramm Ballaststoffen ergab sich ein um 41 Prozent niedrigeres Risiko. Durchgeführt wurde die Studie mit 43 000 Männern mit gesundem Herzen im Alter von 40 bis 75.

Heilpflanzen für das Herz

▶ **Galgantwurzel** (Äth, Fla)

Die Galgantwurzel wurde bereits von der Klosterfrau Hildegard von Bingen als Mittel bei »Herzweh« erwähnt. Inzwischen wurden einige herzwirksame Stoffe in der Wurzel nachgewiesen, beispielsweise ein ätherisches Öl, das die Verklumpung jener Blutplättchen verzögert, die beim Herzinfarkt die Herzkranzgefäße verschließen können. Inwieweit dies tatsächlichen therapeutischen Erfolg verspricht, bleibt abzuwarten. Die Hauptwirkung der scharf und bitter schmeckenden Wurzel ist die Anregung von Kreislauf und Verdauung. Galgant kann wie der verwandte Ingwer auch als Gewürz verwendet werden.

Als Tee für das Herz: 1 Teelöffel für 1 Tasse Wasser, 5 Minuten ziehen lassen, 2- bis 3-mal täglich 1 Tasse vor den Mahlzeiten trinken.

▶ **Knoblauch** (Allizin, hormonähnliche Stoffe, Vit, Sap)

Knoblauch spielt in der für das Herz so wichtigen arteriosklerosevorbeugenden Gefäßpflege eine beachtliche Rolle. Knoblauch dient dazu, Bluthochdruck und Cholesterinspiegel zu senken. Das hilft bei arteriosklerotischem Herzen. Essen Sie mehrmals täglich eine frische Knoblauchzehe. Hilfreich ist es auch, 3 bis 4 Knoblauchzehen in 1/8 Liter Milch zu kochen. Seihen Sie den Knoblauch ab, und trinken Sie die Milch auf nüchternen Magen.

▶ **Weißdornblüten und -blätter** (Fla, Ger, Gly, Äth)

Nach jüngsten Untersuchungen ist Weißdorn die beste der milden, herzwirksamen Heilpflanzen. Sie wurde schon in mittelalterlichen Kräuterbüchern als Stärkungsmittel geführt. Wichtig dabei ist die monatelange kurmäßige Einnahme, wobei man selbst bei Dauergebrauch keine Nebenwirkungen befürchten muss. Eine Weißdornkur hilft bei beginnender Herzmuskelschwäche älterer Menschen ebenso wie zur Regulierung des Blutdrucks und bei stressbedingten Herzrhythmusstörungen. Aber auch begleitend zur ärztlichen Therapie bei stärkerer Arteriosklerose und in der Nachbehandlung bei einem Herzinfarkt ist Weißdorn hilfreich. Die Weißdornblüten sind zudem leicht entwässernd.

Man gibt 2 Teelöffel von Blüten und Blättern auf 1 Tasse Wasser als Aufguss, 20 Minuten ziehen lassen. 2- bis 3-mal täglich 1 Tasse zu sich nehmen.

Tip zur Aufbewahrung
Weißdorntee sollte stets in dunklen und gut schließenden Behältnissen aufbewahrt werden. Zudem ist die Haltbarkeitsdauer der Blüten und Blätter auf ungefähr ein Jahr begrenzt, da bei einer zu langen Lagerung die Wirksamkeit der Heilstoffe sich drastisch verringert.

Teemischungen

20 g Weißdornblüten • 10 g Weißdornblätter • 15 g Ackerschachtelhalmkraut • 15 g Mistelkraut • 10 g Schafgarbenkraut
● 1 Teelöffel für 1 Tasse Wasser, 3 Minuten aufkochen, dann
15 Minuten ziehen lassen. 2 bis 3 Tassen täglich als Monatskur.
Nach einer mehrwöchigen Pause kann man die Kur wiederholen.

**Bei Altersherz
und Arteriosklerose**

25 g Mistelkraut • 25 g Weißdornblüten • 20 g Rautenkraut
20 g Ackerschachtelhalmkraut • 10 g Hirtentäschelkraut
● 1 Teelöffel für 1 Tasse Wasser als Aufguss, 3-mal täglich 1 Tasse
als Monatskur.

**Bei Arteriosklerose,
auch zur Vorbeugung**

Weißdornblüten und -blätter • Mistelkraut
● 1 bis 2 Teelöffel der Mischung für 1 Tasse Wasser als Aufguss,
morgens und abends 1 Tasse trinken, 2 Monate lang, anschließend
1 Monat Pause und bei Bedarf wiederholen.

Klassischer Herztee

Weißdornblüten • Rautenblätter • Salbeiblätter
● 2 Teelöffel für 1 Tasse Wasser als Aufguss, 2 Tassen täglich zu
sich nehmen. Den Tee 1 Monat lang trinken, 2 Wochen pausieren
und danach nochmals 1 Monat lang zu sich nehmen.

**Herzkräftigend,
leicht beruhigend**

30 g Weißdornblüten • 20 g Hirtentäschelkraut
20 g Melissenblätter • 20 g Herzgespannkraut
● 1 bis 2 Teelöffel der Mischung für 1 Tasse Wasser als Aufguss,
täglich 2 bis 3 Tassen je nach Bedarf.
TIP Um eine noch stärker beruhigende Wirkung zu erzielen, geben Sie noch 10 Gramm Baldrianwurzel zu dieser Mischung, machen dann einen Kaltauszug, 1 bis 2 Teelöffel für 1 Tasse, lassen
diesen 12 Stunden lang kalt ziehen und trinken von ihm angewärmt und schluckweise 2 Tassen täglich.

**Entspannend,
herzstärkend**

20 g Melissenblätter • 20 g Mariendistelfrüchte • 15 g Mistel-
blätter • 15 g Baldrianwurzel • 10 g Rautenkraut
● 1 Teelöffel mit 1 Tasse Wasser langsam erwärmen, 1 Minute aufkochen und 10 Minuten ziehen lassen. Abends vor dem Schlafengehen 1 Tasse trinken.

Schlaffördernd

Heilpflanzen für Kreislauf und Durchblutung

Der Blutdruck wird durch den Druck des strömenden Blutes auf die Gefäßwand erzeugt. Seine Stärke ist vor allem von der Pumpkraft des Herzens und dem Widerstand des »Gefäßrohrs« abhängig. Der obere Wert eines Blutdruckmessgeräts gibt den Druck an, wenn das Herz sich zusammenzieht und das Blut in die Aorta pumpt (systolischer Wert), der untere Wert den Druck während der Erschlaffungsphase des Herzens (diastolischer Wert). Der Blutdruck wird über das Nervensystem und verschiedene Hormone geregelt. Er ist des Weiteren von körperlicher Belastung, aber auch emotionaler Erregung abhängig.

Zu niedriger Blutdruck

Kaffee und Tee
Grundsätzlich spricht bei Patienten mit einem niedrigerem Blutdruck (Hypotonie) nichts gegen den Genuss von Schwarztee und Kaffee. Sie sollten jedoch nicht morgens und nur in Maßen getrunken werden, denn sonst gewöhnt sich der Kreislauf an die ständige »künstliche« Stimulation.

Von niedrigem Blutdruck (Hypotonie) spricht man, wenn sich der obere, systolische Wert bei Männern unter 110 mmHg, bei Frauen unter 100 mmHg befindet und der diastolische Wert bei beiden Geschlechtern unter 60 mmHg fällt. Normal ist ein systolischer Wert zwischen 120 und 140 und ein diastolischer zwischen 70 und 80.

Auch einige schwere Krankheiten können niedrigen Blutdruck verursachen: Herzschwäche, Herzklappenfehler, Herzinfarkt, Herzbeutelentzündung, hormonelle Störungen wie Schilddrüsenunterfunktion sowie Flüssigkeitsmangel. Hier ist eine fachgerechte Therapie erforderlich.

Die Mehrzahl der Hypotonien fällt allerdings unter den Begriff »konstitutionell«, was nichts anderes besagt, als dass keine organische Ursache feststellbar ist. Die Beschwerden sind in beiden Fällen gleich: Morgendliche Antriebsschwäche, rasches Ermüden, Gedächtnis- und Konzentrationsstörungen, Schwindelgefühle, Augenflimmern, Kältegefühl in Händen und Füßen, Wetterfühligkeit, Kopfschmerzen, Ohrensausen und Hörstörungen gehören dazu. Oft dauern auch Erkältungen länger, da unser Abwehrsystem langsamer reagiert. Die genannten Symptome beruhen darauf, dass die Blutverteilung in unserem Körper unzureichend ist. Herz und Blutgefäße bleiben zwar von vorzeitigem Verschleiß verschont

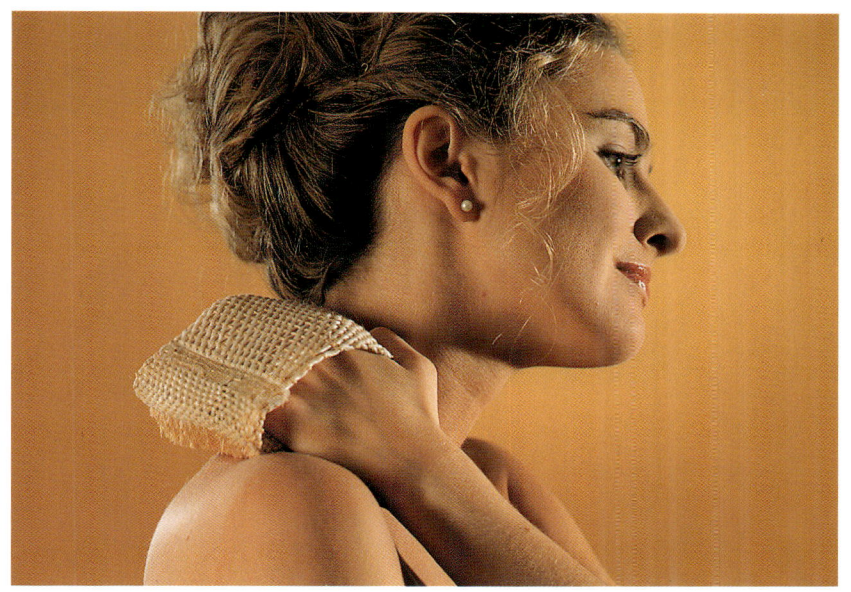

Morgentliche Antriebs-schwäche? Wechselduschen und anschließend eine Bürstenmassage bringen den Kreislauf auf Trab.

– was die Gefahr bei erhöhtem Blutdruck ist – gleichwohl sind die Beschwerden lästig, man fühlt sich nicht fit.

Einfache Maßnahmen, um einen konstitutionell niedrigen Blut-druck auf Trab zu bringen: Lassen Sie sich morgens Zeit, um in Gang zu kommen, verzichten Sie auf die künstlichen Munterma-cher Kaffee und schwarzen Tee, die den Kreislauf nicht trainieren und organisch auf Vordermann bringen, sondern auf unnatürliche Weise aufputschen. Heiß-kalte Wechselduschen, Bürstenmassagen und Gymnastik machen morgens genauso fit. Auch jede Form von Bewegung an der frischen Luft bringt den Kreislauf auf Trab. Aus-reichende Flüssigkeitszufuhr in Form von ungesüßten Tees, Mine-ralwässern und Fruchtsäften sowie Obst, Salat und Gemüse sind gleichfalls nützlich. Schweres, fettes Essen bringt den Blutdruck in den Keller. Hilfreich sind auch Tees mit Rosmarinblättern und bit-ter-tonisierende Teemischungen.

Bluthochdruck

Hoher Blutdruck (Hypertonie) wird oft nicht erkannt. Der Grund ist, dass man sich lange Zeit keineswegs krank fühlt, sondern ener-giegeladen und unternehmungslustig ist. In vorübergehenden Aus-

Ursachen von Bluthochdruck

Hauptursachen für Blut-hochdruck (Hypertonie) sind Dauerstress, Überge-wicht, Nikotinmissbrauch, Nierenleiden, chronische Infektionen, aber auch hormonelle Veränderun-gen beispielsweise in der Pubertät oder in den Wechseljahren.

nahmesituationen wird jeder Mensch zum Hypertoniker – bei heftigen Anstrengungen, bei großer Aufregung und im Stress. Bei Erwachsenen und älteren Menschen kann ein Blutdruck vorübergehend bis auf 170/90 mmHg ansteigen. Von ausgeprägtem Bluthochdruck spricht man, wenn die Blutdruckwerte häufiger den Grenzbereich von 140/90 mmHg überschreiten. Hypertonie ist wegen ihrer Folgen für Herz und Gefäße behandlungsbedürftig!

Von zentraler Bedeutung ist beim Hypertoniker die Entspannung. Wer ständig unter Druck lebt, hat sich oft so sehr daran gewöhnt, dass er vergessen hat, wie er sich entspannen kann. Eine der wichtigsten Heilmaßnahmen ist daher, die psychischen Ursachen für den inneren Druck herauszufinden. Bei hohem Blutdruck können oft zusätzlich zur verordneten Therapie einfache Änderungen der Lebensweise sehr hilfreich sein: salzarme Kost, Rohkost- und Reistage, Fastenkuren, kein Kaffee, keine Zigaretten, Alkohol nur in Maßen. Auch zahlreiche Heilpflanzen können unterstützen.

Verschiedene blutdruckwirksame Heilpflanzen

Atemtherapie
Eine gesunde, regelmäßige Atmung ist für die körperliche wie seelische Gesundheit wichtig. Weil für Bluthochdruck oft eine unregelmäßige, flache oder verkrampfte Atmung mitverantwortlich ist, hat sich als begleitende therapeutische Maßnahme das Heilatmen bewährt.

▶ **Bärlauch** (Fla, Vitamin C)
In der Schulmedizin gilt der Bärlauch im Vergleich zum Knoblauch als schwächer, in der Volksmedizin wird er dem kultivierten Knoblauch oft vorgezogen. Bärlauch wirkt auf die Gefäße wie Knoblauch und kann bei Bluthochdruck und Arteriosklerose als Speisewürze in Salaten oder auf dem Brot verwendet werden. Wer einen empfindlichen Magen hat, verträgt Bärlauch folgendermaßen zubereitet besser: Bärlauchzwiebeln zerschneiden und 2 bis 3 Stunden in warmer Milch ziehen lassen, dann die Milch schluckweise trinken. Als Tee: 2 Esslöffel Kraut für 1/2 Liter Wasser als Aufguss über den Tag verteilt trinken.

▶ **Ginsengwurzel** (Gly)
Die Ginsengwurzel ist ein allgemeines Stärkungsmittel (Tonikum), das im Rahmen eines leistungssteigernden Effekts auch durchblutungsfördernd wirkt. Eine Ginsengkur empfiehlt sich bei Hypotonie, Schwächezuständen, Müdigkeit, Depressionen und zur Kräftigung. Es ist nicht leicht, aus der Vielzahl der im Handel erhältlichen Präparate ein gutes auszuwählen. Fragen Sie nach der Herkunft der Pflanze und der Herstellungsweise des Präparats.

▶ **Knoblauch** (Allizin, hormonähnliche Stoffe, Vit, Sap)

Knoblauch ist neben dem Weißdorn eine der wichtigsten unter den mild wirkenden Heilpflanzen bei Herz-Kreislauf-Krankheiten. Er wirkt gefäßerweiternd, blutgerinnungshemmend, blutfettsenkend, antibakteriell und pilzhemmend. Somit begegnet er Bluthochdruck und Arteriosklerose.

Für eine wirksame Vorbeugung und als begleitende Therapie nach einem Herzinfarkt sollten 2 bis 4 Zehen über den Tag verteilt gegessen werden, beispielsweise im Salat, im Kräuterquark oder einfach auf dem Butterbrot. Man kann auch 3-mal täglich 1 Esslöffel Frischsaft trinken oder 20 Tropfen einer Tinktur einnehmen.

▶ **Mistelkraut** (Fla, Sch, Viscotoxine, Mistellektine)

Mistelkraut hat sich in der Behandlung leichter Hypertonien bewährt, zudem scheint es auch den Cholesterinspiegel leicht zu senken. Es ist Bestandteil zahlreicher kurmäßig anzuwendender Teemischungen für leichte Hypertonien, Arteriosklerose und zur Herzstärkung. Außerdem wird die Mistel in der Frauenheilkunde verwendet. Als Tee: 2 Teelöffel des zerkleinerten Krauts mit 2 Tassen Wasser kalt über Nacht ziehen lassen, je 1/3 früh, mittags und abends trinken. Oder: 1 Teelöffel für 1 Tasse Wasser als Aufguss, 2-mal täglich 1 Tasse zu sich nehmen.

▶ **Rosmarinblätter** (Äth, Ger, Bit, Fla)

Rosmarinblätter fördern mild die Durchblutung, regen den Kreislauf an und kräftigen die Nerven. Sie werden bei Durchblutungs-

Eine der ältesten Arzneipflanzen

Bis ins 5. vorchristliche Jahrhundert kann die Heilwirkung der Mistel zurückverfolgt werden. Auch Plinius berichtete im 1. Jahrhundert n. Chr. über die Mistel als Mittel gegen »Fallsucht« und »Schwindelanfälle«. In den Arzneibüchern des Mittelalters wurde dies bestätigt und der Pflanze zudem eine wundheilende Wirkung zugeschrieben.

Tips bei unerwartetem Blutdruckabfall

▶ Bei einem plötzlichen anlagebedingten Blutdruckabfall, bei Wetterwechsel oder im Gefolge einer Erkältung 3 Tropfen Kampfer in der homöopathischen Potenz D1 auf die Zunge geben (wirkt auf das Kreislaufzentrum im Zentralnervensystem).

▶ Bei Schwächegefühl: Hinsetzen und ätherisches Rosmarinöl auf die Schläfen reiben, einige Tropfen aus der hohlen Hand inhalieren und für genügend frische Luft sorgen.

▶ Manche Menschen mit niedrigem Blutdruck sind auch anfällig für eine kurzfristige Ohnmacht, etwa bei schlechter Luft. In diesem Fall als erste Hilfe die Person flach mit erhöhten Beinen lagern, für frische Luft sorgen und Atmung und Puls kontrollieren.

149

störungen, niedrigem Blutdruck, chronischen Kreislaufproblemen und nach überstandenen Infektionskrankheiten angewendet. Rosmarin ist gut als Tee geeignet: 1 Teelöffel für 1 Tasse Wasser als Aufguss, morgens und mittags jeweils 1 Tasse trinken. Man kann ihn auch kurmäßig anwenden.

▶ Erwähnt werden sollen noch **Arnika, Ginkgo** und **Immergrün**. Sie gehören zu den rezeptfreien, aber stärker wirkenden durchblutungs- und kreislaufwirksamen Heilpflanzen. Ihre Anwendung ist wegen möglicher Nebenwirkungen daher ausschließlich dem Fachmann vorbehalten!

Teemischungen für den Kreislauf

Tonisierend, bei niedrigem Blutdruck, sehr bitter

40 g Pomeranzenschalen • 15 g Wermutkraut • 15 g Zimtrinde 10 g Tausendgüldenkraut
● 2 Teelöffel der Mischung mit 2 Tassen kaltem Wasser ziehen lassen, dann 5 Minuten kochen. 2 Tassen täglich vor dem Essen trinken, als Monatskur. Magenempfindliche Personen sollten auf diese besser verzichten.

Bei leichtem Bluthochdruck

Mistelkraut • Weißdornblätter und -blüten • Melissenblätter
● 2 Teelöffel der Mischung für 1 Tasse Wasser als Aufguss, 10 Minuten ziehen lassen und morgens und abends je 1 Tasse warm und schluckweise trinken. Kurmäßig anwenden, 2 Wochen pausieren, dann die Kur mit dieser Teemischung wiederholen, bis sich der Blutdruck stabilisiert hat.

Regulierend, bei leichtem Bluthochdruck

20 g Schafgarbenkraut • 15 g Weißdornblüten • 15 g Weißdornblätter • 15 g Ackerschachtelhalmkraut • 15 g Knoblauchzwiebel
● 2 Teelöffel mit 1 Tasse kaltem Wasser übergießen, bei Erreichen der Kochtemperatur von der Herdplatte nehmen und 5 bis 10 Minuten ziehen lassen. 2 Tassen täglich in kleinen Schlucken trinken, 4 Wochen lang.

Blutdruckwirksam

30 g Erdrauchkraut • 30 Mistelkraut und -äste • 20 g Weißdornblüten • 20 g Herzgespannkraut
● 1 bis 2 Teelöffel für 1 Tasse Wasser als Aufguss, 3-mal täglich 1 Tasse zwischen den Mahlzeiten trinken.

Mistelkraut • Schafgarbe
● 1 Teelöffel Mistelkraut für 1 Tasse Wasser als Kaltansatz, 10 Stunden ziehen lassen und 1 Teelöffel Schafgarbe für 1 Tasse Wasser als Aufguss zubereiten, beides mischen und über den Tag verteilt schluckweise warm trinken. Entweder als Kur über 4 Wochen hinweg oder je nach Bedarf anwenden.

25 g Buchweizenkraut • 20 g Rosmarinnadeln • 20 g Meisterwurz 15 g Liebstöckelwurzel
● 2 Teelöffel für 1 Tasse Wasser als Aufguss, 15 Minuten ziehen lassen, 3 bis 4 Wochen lang 2 Tassen täglich morgens und abends trinken. Während der Kur sollten Sie aufgrund der höheren Dosierung und der längeren Anwendung von Heilpflanzen, die die Lichtempfindlichkeit erhöhen, stärkere Sonnenbestrahlung vermeiden.

Tonisierend, durchblutungsfördernd

Rosmarinblätter • Löffelkraut • Gartenrautenkraut Johanniskraut
● 1 Teelöffel für 1 Tasse Wasser als Aufguss, 1 bis 2 Tassen tagsüber schluckweise trinken, 3 bis 4 Wochen lang. Eine gesteigerte Lichtempfindlichkeit ist auch hier möglich.

Sanft beruhigend, durchblutungsfördernd

Weißdornblüten • Mistelkraut • Meisterwurz • Brombeerblätter • Hagebuttenfrüchte
● 1 bis 2 Teelöffel für 1 Tasse Wasser als Aufguss, 10 Minuten ziehen lassen und 2 bis 3 Tassen täglich möglichst heiß trinken, Anwendungsdauer 1 Monat.

Allgemein stärkend, wohlschmeckend, zur Regeneration von Herz und Kreislauf

Nervöse Herzbeschwerden

Beim Herz liegen seelische, funktionelle und organische Veränderungen nahe beieinander. Sie sollten daher, auch wenn kein organischer Schaden vorliegt, nervöse Herzbeschwerden und Herzschmerzen nicht auf die leichte Schulter nehmen. Meistens ist es notwendig, das Nervenkostüm zu harmonisieren. Ein individuell dosiertes Bewegungsprogramm wirkt dabei oft Wunder. Ist eine organische Ursache ärztlicherseits ausgeschlossen, empfehlen sich bei einem nervösen Herzen folgende Heilpflanzen:

▶ **Herzgespannkraut** (Bit, Alk, Fla, Gly, Äth)
Herzgespannkraut wirkt bei längerer Anwendung beruhigend, insbesondere bei funktionell-vegetativen Herzbeschwerden. Es wird häufig in Mischungen verwendet, aber auch als Einzeltee: 1 bis 2 Teelöffel des Krauts für 1 Tasse Wasser als Aufguss, morgens und abends 1 Tasse trinken; auch als Monatskur geeignet.
▶ Hilfreich sind auch beruhigend wirkende Tees mit **Melisse** und **Baldrian**, die an anderer Stelle ausführlich beschrieben werden. Ebenso Bitterteemischungen, etwa mit Andornkraut.

Teemischungen für ein nervöses Herz

Mild beruhigend, ausgleichend

20 g Melissenblätter • 20 g Andornkraut • 15 g Rautenblätter 10 g Minzenblätter
● 1 Esslöffel für 1 Tasse Wasser als Aufguss, 2-mal täglich 1 Tasse je nach Bedarf trinken.

Kräftigend und doch beruhigend

Weißdornblüten und -kraut • Melissenblätter Herzgespannkraut
● 1 bis 2 Teelöffel für 1 Tasse Wasser als Aufguss, morgens und abends 1 Tasse trinken, 4 Wochen lang.

Kräftigend und doch beruhigend

Weißdornblüten und -blätter • Melissenblätter Baldrianwurzel
● 1 Teelöffel der Mischung für 1 Tasse Wasser als Aufguss, 10 Minuten ziehen lassen, morgens und abends 1 Tasse trinken. Auch kurmäßig anwendbar.

Sehr entspannend, beruhigend

30 g Herzgespannkraut • 20 g Melissenblätter • 15 g Johanniskraut • 15 g Baldrianwurzel
● 1 bis 2 Teelöffel der Mischung für 1 Tasse als Aufguss, 5 Minuten ziehen lassen, abends 1 Tasse.

Steigert das Allgemeinbefinden, ausgleichend

20 g Weißdornblätter und -blüten • 20 g Melissenblätter 10 g Brombeerblätter • 10 g Orangenblüten • 10 g Hagebuttenfrüchte mit Samen
● 2 Teelöffel für 1 Tasse Wasser als Aufguss, 10 Minuten ziehen lassen. 2 bis 3 Tassen täglich trinken, nach Bedarf oder als Monatskur.

Tip bei nervösen Herzbeschwerden

Nervöse Herzbeschwerden können Sie lindern, indem Sie einen durchblutungsfördernden Herzbalsam wie Rosmarinsalbe auf der Brust einreiben. Auch einige Tropfen des ätherischen Öls von Basilikum in die Herzgegend gerieben sind hilfreich.

Hopfenzapfen • Schafgarbenkraut • Baldrianwurzel Melissenblätter

● 1 bis 2 Teelöffel für 1 Tasse Wasser als Aufguss, je 1 Tasse abends und vor dem Einschlafen trinken.

Schlaffördernd

30 g Herzgespannkraut • 30 g Gänsefingerkraut 15 g Quendelblätter • 15 g Kümmelfrüchte • 15 g Ysopkraut

● 2 Esslöffel der Mischung mit 1/2 Liter Wasser als Aufguss, 15 Minuten ziehen lassen und bei akutem Herz-Bauch-Druck diese Menge in 1/2 Stunde trinken. Bei chronischen Beschwerden 2 Teelöffel pro Tasse, 2 bis 3 Tassen täglich, 3 Wochen lang.

Bei akutem Herzdruck vom Magen her

Venenleiden

Die Venen führen das schlackenreiche, sauerstoffarme Blut zum Herzen zurück. Krampfadern entstehen bei vermindertem Blutabfluss, besonders bei Veranlagung zu Bindegewebsschwäche. Berufe, bei denen man viel stehen muss, eine Schwangerschaft und Übergewicht begünstigen dann die Entstehung von Krampfadern. Man spricht von angeborener Bindegewebsschwäche, die einen Mangel an bestimmten elastischen Fasern bezeichnet, was sich z.B. in häufigem Fußumknicken, in Leistenbrüchen, in Krampfadern und Hämorrhoiden oder in einer Senkung der Gebärmutter äußern kann. Sport und Gymnastik straffen das Gewebe und beugen vor. Die Behandlung mit Heilpflanzen wirkt bei Krampfaderleiden unterstützend neben Maßnahmen wie Kompressionsbehandlung, Wasseranwendungen und Trockenbürsten.
Wichtig: Bei ausgeprägten Krampfaderbeschwerden mit Neigung zur Blutgerinnselbildung ist es notwendig, alle Maßnahmen mit Ihrem Therapeuten abzusprechen!

Ausgleich durch Bewegung
Wenn Sie einen Beruf mit überwiegend stehender oder sitzender Tätigkeit ausüben, sollten Sie einen Ausgleich für Ihr Venensystem schaffen. Regelmäßige Beingymnastik, Treppensteigen, Gehen, Radfahren und sonstige Sportarten verhindern venöse Blutrückstauungen und die damit verbundene Venenerweiterung.

Wie bei Krampfadern spielt auch bei Hämorrhoiden die Veranlagung dazu eine Rolle. Der verminderte Blutabfluss hängt hier oft mit einer Verdauungsschwäche zusammen. Wichtig ist es daher, für einen guten Stuhlgang zu sorgen, die Verdauungstätigkeit anzuregen, Blähungen zu lindern und etwas gegen die Entzündung zu tun.

Heilpflanzen bei Krampfadern und Hämorrhoiden

Einige Heilpflanzen wie Buchweizen und Raute beeinflussen die Festigkeit der Venenwände und die Durchlässigkeit der Kapillaren:
▶ **Buchweizenkraut** (Gly, Fla, Ger)
Buchweizenkraut lindert aufgrund seines kapillarabdichtenden Stoffes Rutin die Beschwerden bei Krampfaderleiden, Durchblutungsstörungen und Ödemen. Rutin ist auch nützlich bei verstärkter Blutungsneigung und bei Allergien. Es erweitert die Gefäße, treibt Wasser und beruhigt. 1 bis 2 Teelöffel mit 1 Tasse kochendem Wasser übergießen, 1 Minute lang kochen und dann 10 Minuten ziehen lassen. 2 bis 3 Tassen täglich, 4 bis 6 Wochen lang.
▶ **Hamamelis (virginischer Zauberstrauch)** (Ger, Fla, Äth)
Rinde und Blätter von Hamamelis wirken zusammenziehend auf

Ernährungstip
Achten Sie bei Hämorrhoiden auf besonders ballaststoffreiche Kost. Obst, Gemüse und Salate und vor allem naturbelassene Vollkornprodukte tragen zu einem weichen Stuhlgang bei. Doch bedenken Sie, dass bei faserreichen Nahrungsmitteln die tägliche Flüssigkeitsmenge mindestens um ein Drittel erhöht werden muss.

Was tun gegen Hämorrhoiden

▶ Bei hämorrhoidalen Entzündungen lindern feuchte, kühle bis zimmerwarme Umschläge mit Kamillentee (2 Teelöffel für 1 Tasse Wasser als Aufguss) oder Arnika (1 bis 2 Teelöffel Tinktur auf 1/2 Liter Wasser). Die Umschläge sollte man häufig wechseln und jeweils 1 Stunde lang morgens und abends anlegen.

▶ Ist der After entzündet, Umschläge mit Eichenrinde anwenden (Abkochung von einer kleinen Hand voll Rinde auf 1 Liter Wasser,

15 Minuten kochen, durchseihen und abkühlen lassen). Auch Walnussblätter sind geeignet. Lassen die akuten Beschwerden nach: Hamamelissalbe, die mild und leicht zusammenziehend wirkt, auftragen. Zusätzlich einen Hämorrhoidaltee trinken.

▶ Bei Hämorrhoiden sollten scharfe Gewürze, Alkohol und blähende Speisen wie Hülsenfrüchte und Kohl gemieden werden, ebenso Knoblauch, Zwiebeln und Lauch.

die Gefäße und mild blutgerinnungsfördernd. Die Anwendung empfiehlt sich bei allen Entzündungen und Erweiterungen der Venen, bei Hämorrhoiden, Afterekzem und Wunden. Für einen Tee: 1 Teelöffel der Blätter für 1 Tasse Wasser als 4-minütige Abkochung, 2 bis 3 Tassen täglich je nach Bedarf trinken. Der Tee hilft auch bei Durchfall. Zur äußerlichen Entzündungshemmung und Blutstillung nimmt man 1 bis 2 Esslöffel von Rinde und Blättern als Abkochung. Es sind auch zahlreiche Salben und Extrakte im Handel, in denen diese Heilpflanze enthalten ist.

▶ **Mäusedornwurzel** (Sap)

Mäusedornwurzel bringt entzündete Hämorrhoidalknoten zum Abschwellen, tonisiert Blutgefäße, wirkt entzündungshemmend, gefäßzusammenziehend und damit blutungsstillend. Sie ist ein sehr gutes Venentherapeutikum. Für Hämorrhoidenumschläge nimmt man 1 Esslöffel pro Tasse Wasser als Abkochung, 3-mal täglich 15 Minuten auflegen.

▶ **Raute (Wein- oder Gartenraute)** (Gly, Ger, Äth, Alk)

Das Kraut der Raute enthält wie der Buchweizen das gefäßabdichtende Rutin und wirkt beruhigend, krampflösend und wassertreibend, hilft bei venösen Stauungen und Beingeschwüren. Die Raute wird vor allem in Mischungen verwendet. Als Einzeltee bereitet man sie folgendermaßen zu: 1 Teelöffel für 1 Tasse Wasser als Aufguss, 2 Tassen täglich trinken. Nicht während der Schwangerschaft.

▶ **Rosskastaniensamen** (Sa, Ger, Fla)

Rosskastaniensamen sind ein häufig verwendetes Venentonikum mit nachweisbaren Effekten bei allen Stauungen im venösen Bereich. Sie dienen weiterhin zur Ausschwemmung von Ödemen. Der saponinähnliche Stoff Aescin aus den braunen Fruchtschalen vermindert die Durchlässigkeit der Kapillaren und fördert damit den venösen Rückfluss. 1 Teelöffel Samen für 1 Tasse Wasser als Abkochung nach dem Essen trinken.

▶ **Stein- und Honigklee** (Cumarin, Fla, Ger, Sch)

Das Kraut des Stein- und Honigklees wirkt ganz ähnlich wie die Rosskastanie, zusätzlich ist es lymphabflussanregend bei Ödemen. Bei Lymph- und Venenstauungen: 1 bis 2 Teelöffel des Krauts für 1 Tasse Wasser als Aufguss, 2- bis 3-mal täglich 1 Tasse bei akuten Beschwerden. Selten sind Unverträglichkeiten möglich.

Einreibungen

Bei Krampfadern empfehlen sich auch regelmäßige Einreibungen mit Salben und Fluids aus Rosskastanie. Inzwischen werden zahlreiche Fertigprodukte angeboten. Fragen Sie in der Apotheke nach der Wirkstoffkonzentration.

155

Teemischungen gegen Hämorrhoiden

Fördert die Verdauung

Kamillenblüten • Kalmuswurzel • Fenchelfrüchte Faulbaumrinde
● 1 bis 2 Teelöffel für 1 Tasse Wasser als Aufguss, 10 Minuten ziehen lassen, morgens und abends 1 Tasse trinken. Maximal 1 Woche.

Wirkt auf das Gefäßsystem

20 g Rosskastanienblüten • 20 g Steinkleekraut • 15 g Hirtentäschelkraut • 15 g Schafgarbenblüten • 10 g Hamamelisblätter 10 g Ringelblumenblüten • 10 g Schlehdornblüten
● 1 Teelöffel mit 1 Tasse kochendem Wasser überbrühen, 5 bis 10 Minuten ziehen lassen, 2 bis 3 Wochen lang 3-mal täglich 1 Tasse warm trinken.

Teemischungen bei Krampfadern

Leber-Venen-Tee

30 g Mariendistelfrüchte • 20 g Hamamelisblätter • 20 g Ackerschachtelhalmkraut • 15 g Boldoblätter • 15 g Steinkleekraut
● 1 Teelöffel für 1 Tasse Wasser als Aufguss, 1 bis 2 Tassen täglich trinken, 6 Wochen lang.

Mild entwässernd, venenwirksam

Brennnesselkraut • Buchweizenkraut • Hamamelisblätter Rosskastanienblätter • Stiefmütterchenkraut • Ringelblumenblüten
● 1 Teelöffel für 1 Tasse Wasser als Aufguss, 2 Wochen lang 2 Tassen täglich trinken.

Entwässernd, bei Wasseransammlung in den Beinen

Steinkleekraut • Brennnesselblätter • Hauhechelwurzel Ackerschachtelhalmkraut • Sandseggenwurzel
● 2 Teelöffel für 1 Tasse Wasser als Aufguss, 15 Minuten ziehen lassen, 1 Woche lang 3-mal täglich 1 Tasse. Nicht bei Ödemen!

Blutbildung

Zu den wichtigsten Aufgaben des Blutes gehören die Versorgung unserer Körperzellen mit Sauerstoff und Nährstoffen sowie der Abtransport von Schlackenstoffen. Sauerstoff wird in den roten

Blutkörperchen an den Blutfarbstoff – das Hämoglobin – gebunden, das als zentralen Baustein Eisen enthält. Die überwiegende Mehrzahl der als Blutarmut, Anämie, bezeichneten Krankheiten sind Eisenmangelanämien, zu denen es durch ungenügenden Eisengehalt in der Nahrung, durch mangelnde Verwertung von Eisen und durch Aufnahmestörungen in Magen und Darm kommen kann. Eine weitere Ursache ist ein erhöhter Eisenbedarf, beispielsweise durch eine starke Regelblutung bedingt. Auch in Wachstumsphasen und in der Schwangerschaft braucht der Körper deutlich mehr Eisen. Bei Eisenmangelanämien ist die Hämoglobinkonzentration in den roten Blutkörperchen vermindert. Bei anderen Anämieformen ist die Neubildung der roten Blutkörperchen gestört oder ihr Abbau gesteigert. Anämien werden oft zufällig entdeckt, weil man sich müde und schlapp fühlt. Sie sollten fachmännisch-therapeutisch behandelt werden. Wichtigste begleitende Maßnahmen sind stärkende und bittere, verdauungsfördernde Heilpflanzen wie Tausendgüldenkraut und Bockshornkleesamen. Auch die Brennnessel und die weiße Taubnessel wirken angeblich blutbildend, ebenso Erdbeeren und Rotwein. Nicht alle Eisenpräparate sind gut verträglich. Fragen Sie Ihren Apotheker.

Teemischungen zur Förderung der Blutbildung

Brennnesselblätter • Tausendgüldenkraut • Wermutkraut Hagebuttenfrüchte

Kräftigend, blutbildend

● 2 Teelöffel der Mischung mit 1 Tasse Wasser kalt ansetzen, dann 2 Minuten kurz aufkochen und 10 Minuten ziehen lassen. Mit Honig süßen und 2 Tassen über den Tag verteilt schluckweise trinken. 4 bis 6 Wochen lang als Kur.

Quendelkraut • Brennnesselblätter

Entwässernd, blutbildend

● 1 Teelöffel für 1 Tasse Wasser als Aufguss, 2 Tassen täglich, 4 Wochen lang.

40 g Bockshornkleesamen • 30 g Ehrenpreiskraut 30 g Kalmuswurzel • 20 g Hirtentäschelkraut

Stärkend, blutbildend

● 2 Teelöffel für 1 Tasse Wasser als Aufguss, 3-mal täglich 1 Tasse zwischen den Mahlzeiten trinken, 4 Wochen lang.

Kinderkrankheiten

Wie Kinder auf Heilpflanzen ansprechen

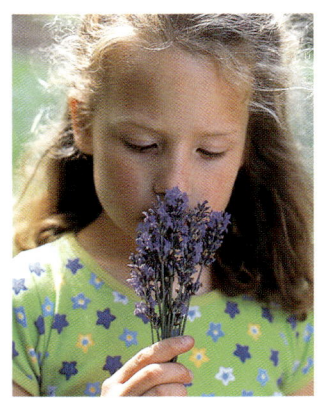

Da Kinder besonders geschmacks- und geruchsempfindlich reagieren, ist das Aroma eines Heiltees von großer Bedeutung.

Kinder reagieren sensibler auf Heilpflanzen als Erwachsene. Es genügt jedoch nicht, die Dosierungen von Tees zu vermindern, die sich bei Erwachsenen bewährt haben. Außerdem wirken bestimmte Heilpflanzen bei Kindern besser als bei Erwachsenen. Weiterhin muss auf einen akzeptablen Geschmack der Tees bei Kindern Rücksicht genommen werden. Sie haben in den seltensten Fällen die Einsicht, dass ein Tee gut für sie ist, wenn er ihnen nicht schmeckt. Das muss ebenfalls bedacht werden. Kinder haben auch einen rascheren Stoffwechsel als Erwachsene, Atmung und Puls haben eine höhere Frequenz. Sie werden in der Regel leichter krank, aber dafür schneller wieder gesund. Gesunde Kinder sind im Allgemeinen vitaler als Erwachsene und daher auch widerstandsfähiger.

Was dem kranken Kind gut tut

Individuelle Behandlung
Kranke Kinder bedürfen anderer Betreuung als kranke Erwachsene. Neben ärztlicher Beratung sind Flexibilität und Phantasie bezüglich der Behandlungsmethoden sowie liebevolle Zuwendung durch die Pflegeperson wichtig.

Ist das Kind krank, besteht die wichtigste Maßnahme in Pflege und Ruhe, damit der kindliche Organismus möglichst bald die Kraft findet, zu gesunden. Erkältungen sollten vollständig auskuriert werden, auch wenn das Kind rasch wieder aus dem Bett will. Wenn die Mittel, die Sie kennen und die hier angeführten Tips bei einfachen Beschwerden nicht schnell Linderung schaffen, suchen Sie einen erfahrenen Arzt oder Heilpraktiker auf. Das gilt insbesondere für Säuglinge und Kleinkinder, bei starken Beschwerden sowie bei Infektionen. Ärztlicher oder heilpraktischer Seite ist vorbehalten, zu entscheiden, was den kindlichen Organismus stärkt und umstimmt, wobei die Ernährungs- und Lebensgewohnheiten berücksichtigt werden müssen. Zuweilen sind zur Umstimmung des kindlichen Stoffwechsels Klimakuren – in den Bergen oder an der See – sehr hilfreich.

Sie finden in diesem Kapitel einige bewährte Heiltees zur Linderung einfacher Beschwerden bei Kindern. Gerne trinken Kinder Tees mit Hagebutte, Hibiskusblüten, Brombeer- und Himbeerblättern sowie Pfefferminze. Die speziellen Hinweise zu den Kinderheiltees finden Sie bei den einzeln dargestellten Beschwerden. Die Tees sind für eine kurzfristige, rein symptomatische Anwendung bis zu einer Woche geeignet und sollten nicht bei Säuglingen eingesetzt werden, außer es ist ausdrücklich angegeben. Selten treten leichte allergische Reaktionen auf bei Kamille, Schafgarbe, Stiefmütterchen, Johanniskraut, Engelwurz, Anis und Fenchel. In diesem Fall den Tee absetzen.

Hautleiden

Bei Hauterkrankungen von Kindern haben sich besonders Walnussblätter – speziell bei Akne und Hauteiterungen – und Stiefmütterchenkraut – gegen schuppige Hauterkrankungen und Milchschorf – bewährt. Für Stiefmütterchentee geben Sie 1 bis 2 Teelöffel für 1 Tasse Wasser als Aufguss, 2 bis 3 Tassen täglich oder 1/3 Tasse zur Flasche. Bei Milchschorf und Ekzemen empfiehlt sich auch, die befallenen Hautstellen mit lauwarmem Kamillentee zu betupfen. Man überbrüht 2 Esslöffel Blüten mit 2 Tassen Wasser, dann 10 Minuten ziehen lassen und abseihen.

Bessern sich die Hauterscheinungen nicht, sollten Sie klären, ob eine allergische Hautreizung vorliegt.

Milchschorf
Säuglinge können besonders in ihren ersten Lebenswochen unter dieser wohl allergisch verursachten Hauterkrankung leiden. Sie äußert sich in nässender und Schuppen bildender Haut, die Juckreiz verursacht.

Heilende Bäder

▶ Juckreiz: 2 bis 3 Esslöffel Stiefmütterchenkraut in 1 Liter Wasser als Aufguss, abseihen und in 2 bis 4 Liter Wasser für ein 10-minütiges Bad geben. Zusätzlich eventuell 1 Teelöffel Calendulatinktur verwenden.
▶ Schlecht heilende Wunden, Ekzeme und Neurodermitis: 50 Gramm Zinnkraut mit 1 Liter Wasser als Aufguss, in 2 bis 4 Liter Wasser für ein 10-minütiges Bad geben.
▶ Milchschorf und Windeldermatitis: 50 Gramm Kleie oder 50 Gramm Haferstroh auf 2 bis 3 Liter Badewasser als Aufguss, dann in das Bad geben. Ein Zusatz von Molke oder Obstessig kann nützlich sein.

Erkältung

Bei Fieber (siehe Seite 104ff.) ist reichlich Flüssigkeit vonnöten, um eine Austrocknung zu verhindern, das Ausschwitzen zu fördern und den Körper zu kühlen. Gelegentlich sollte man den Schweiß mit lauwarmem Wasser abwaschen.

Abwehrstärkend sind Karotten- und Rote-Bete-Saft (siehe Seite 115) sowie Mineralwasser mit frischem Zitronensaft.

Als erste Maßnahme bei Fieber dienen schweißtreibende Tees mit Lindenblüten oder Holunderblüten, bei steigendem Fieber heiß verabreichen, bei fallendem nur warm: 1 Teelöffel pro Tasse Wasser als Aufguss, 5 bis 10 Minuten ziehen lassen, mit Honig süßen, 3- bis 4-mal täglich 1 Tasse, kleine Kinder 2- bis 3-mal.

Fiebersenkende Ganzkörperwaschung

Man mischt lauwarmes Wasser mit etwas Essig, taucht ein Handtuch ein und wäscht rasch den Körper damit ab: Hände und Füße, Arme und Beine, Brust, Bauch und Rücken, immer in Richtung Herz. Dann das Kind gut abtrocknen, ins Bett legen und dick zudecken. Falls notwendig, mehrmals täglich anwenden.

Teemischung bei Erkältung und zur Vorbeugung

Durstlöschend, abwehrsteigernd, schweißtreibend

30 g Hagebuttenfrüchte mit Samen • 10 g Lindenblüten
10 g Holunderblüten
• 1 Teelöffel für 1 Tasse Wasser als Aufguss, 10 Minuten ziehen lassen, abseihen und mit Honig süßen. 1 bis 2 Tassen warm und schluckweise zur Vorbeugung verabreichen, bei Erkältung 3 bis 4 Tassen täglich.

Teemischung gegen fieberhafte Krankheiten

Durstlöschend, abwehrsteigernd, fiebersenkend

20 g Hagebuttenfrüchte mit Samen • 20 g Lindenblüten
10 g Melissenblätter • 10 g Kamillenblüten
• 2 Teelöffel der Mischung für 1 Tasse Wasser als Aufguss, mit etwas Honig süßen. Mehrmals täglich warm und schluckweise 1 Tasse trinken. Kinder zwischen 3 und 6 Jahren 2 bis 3 Tassen.

Schnupfen lindern

Bei Schnupfen von Säuglingen können Sie folgende Inhalation versuchen: 1 Hand voll Kamillenblüten in eine große flache Schüssel geben, mit kochendem Wasser übergießen und die Schüssel außer Reichweite neben das Kinderbett stellen.

Bei Schnupfen und Erkältung hilft auch »jüdisches Penizillin«, das ist eine kräftigende Hühnersuppe mit viel Gemüse, Fleisch, Kräutern und Gewürzen. Die Suppe sollte das Kind nach dem Abkühlen langsam essen.

Halsbeschwerden

Für kleine Kinder: 1 Teelöffel der Mischung aus Lindenblüten und Kamillenblüten für 1 Tasse Wasser als Aufguss. Versuchen Sie, Ihr Kind zum Spülen zu veranlassen. Beim Spülen den warmen Tee möglichst lange im Mund hin und her bewegen.

Ältere Kinder nehmen eine Mischung zu gleichen Teilen aus Kamillenblüten, Salbeiblättern und getrockneten Heidelbeeren. 2 Teelöffel für 1 Tasse Wasser als Aufguss, ungesüßt mehrmals täglich damit gurgeln.

Halsschmerzen
Entzündungen von Hals, Rachen oder Mandeln sind die häufigsten Ursachen von Halsbeschwerden. Sie können direkt von Bakterien oder Viren hervorgerufen werden, aber auch als Begleiterscheinung bei Grippe oder Erkältung auftreten.

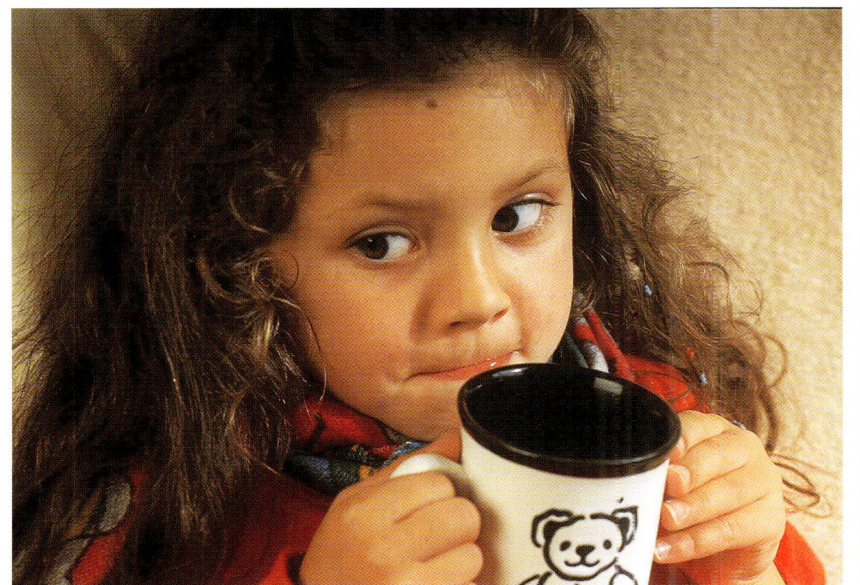

Besonders bei Fieber ist bei Kindern für eine ausreichende Flüssigkeitszufuhr zu sorgen. Kräutertees sind eine gute Alternative zu Fruchtsäften und Mineralwasser.

161

Wenn die Ohren betroffen sind

Zwiebelsäckchen aus einem Baumwollstrumpf oder Taschentuch mit rohen, klein gehackten Zwiebeln auf das Ohr legen und mit einem Handtuch über dem Kopf leicht festbinden. Besonders gut wirkt der Zwiebelsack, wenn sich das Kind mit dem kranken Ohr 10 bis 15 Minuten auf eine Wärmflasche legt. Das lindert die Schmerzen und öffnet einen verstopften Gehörgang.

Bei tränenden und entzündeten Augen

Für eine Spülung verwenden Sie 1 Teelöffel der Mischung aus 30 Gramm Augentrostkraut und 15 Gramm Fenchelfrüchten für 1 Tasse Wasser als Aufguss, 10 Minuten ziehen lassen, abseihen und lauwarm einsetzen. Nicht für Säuglinge und Kleinkinder.

Teemischungen gegen Husten

Augenspülung
Bei der Augenspülung wird der handwarme Teeaufguss aus etwa 10 Zentimeter Entfernung in einem bleistiftdicken Strahl vorsichtig in das geöffnete Auge gespült. Besser noch besorgt man sich eine Augenbadewanne aus der Apotheke.

Auswurffördernd, reizlindernd

Malvenblüten oder -blätter • Primelwurzel
● 1 bis 2 Teelöffel für 1 Tasse Wasser als Aufguss, 2 bis 3 Tassen täglich trinken.

Krampflösend und reizlindernd bei akuter Bronchitis

Fenchelfrüchte • Thymiankraut
● 1 Teelöffel für 1 Tasse als Aufguss, 10 Minuten ziehen lassen, abseihen. Dazu 1 Tasse Eibischwurzeltee geben (1 Teelöffel auf 1 Tasse Wasser, 6 bis 8 Stunden unter gelegentlichem Umrühren kalt ziehen lassen) und anschließend warm, mit Honig gesüßt, 3 Tassen täglich trinken lassen.

Gegen trockenen Husten

Anisfrüchte • Fenchelfrüchte • Königskerzenblüten
● 1 Teelöffel für 1 Tasse Wasser als Aufguss, 10 Minuten ziehen lassen, abseihen. Mit 1 Tasse Eibischwurzeltee (siehe oben) zusammenschütten, 2- bis 3-mal täglich 1 Tasse zu trinken geben.

Begleitend krampflösend bei Keuchhusten

30g Quendelkraut • 20g Sonnentaukraut • 20g Spitzwegerichblätter • 20g Süßholzwurzel
● 1 Teelöffel für 1 Tasse Wasser, bei akutem Bedarf 1 Woche lang 2 bis 3 Tassen täglich trinken lassen.

Schleimlösung und Auswurfförderung bei Husten

▶ Zwiebelsaft: 1 Zwiebel fein hacken, mit 3 Esslöffeln Honig vermischen und mit 1/4 Liter Wasser 10 Minuten lang kochen. Den Sud einige Stunden stehen lassen und durch ein Tuch auspressen. Mehrmals täglich 1 bis 2 Teelöffel einnehmen. Zwiebelhonigsaft gibt es auch in der Apotheke

▶ Rettichhonig: 1 Rettich fein raspeln, mit 3 bis 4 Esslöffeln Honig vermischen und einige Stunden ziehen lassen, dann durch ein Leinentuch pressen. Täglich 1 bis 2 Teelöffel einnehmen. Bedenken Sie, dass Rettich unter Umständen den Magen reizen kann.

Verdauungsbeschwerden

Bei Blähungen helfen Kümmel, Anis, Fenchel und Gänsefingerkraut (siehe Seite 234). Als Einzeltee: 1 Teelöffel für 1 Tasse Wasser als Aufguss, ungesüßt 1 Tasse verabreichen.

Klagen Kinder über Bauchschmerzen, kann auch eine Reizung oder Entzündung des Blinddarms vorliegen. Diese ist nicht immer leicht zu erkennen. Man sollte dann ebenso zum Arzt gehen wie bei starkem Fieber oder Erbrechen. Aber auch wenn leichtere Symptome wiederkehren, Schmerzen sich auf den rechten Unterbauch konzentrieren, Abneigung gegen eine Wärmflasche besteht oder die Beschwerden sich nicht innerhalb weniger Tage bessern, ist ärztlicher Rat einzuholen.

Blähungen und Koliken von Säuglingen

Warme Umschläge und zusätzlich 1 Teelöffel Fenchelhonig aus der Apotheke schaffen Abhilfe bei Blähungen und Koliken.
Auch Majoransalbe auf die Nabelgegend des Säuglings gerieben wirkt blähungswidrig.
Sie können auch 1 Esslöffel des Aufgusses aus Fenchelfrüchten der Flaschennahrung beigeben oder vor den Mahlzeiten reichen: 1 Teelöffel der zerdrückten Früchte für 1 Tasse Wasser als Aufguss, 10 Minuten ziehen lassen, abseihen. Wenn Fenchel nicht hilft, versuchen Sie es mit den stärkeren Kümmelfrüchten, die leider nicht

Majoran
Die Pflanze galt in der Antike als Aphrodisiakum. Der Name des Lippenblütlers lässt sich auf die mittelalterliche Bezeichnung »meiram« zurückführen. Majoran wirkt krampflösend und kann deshalb als Salbe aufgetragen gut zur Behandlung von Verdauungsbeschwerden bevorzugt bei Säuglingen und Kleinkindern eingesetzt werden.

163

so angenehm schmecken: 1 Teelöffel für 1 Tasse Wasser als Aufguss, 10 Minuten ziehen lassen, ebenfalls 1 Esslöffel in die Flasche geben. Klein- und Schulkinder sollten bei Blähungen 1- bis 2-mal täglich 1 Tasse trinken.

Blähungslindernde Teemischung

50 g Gänsefingerkraut • 25 g Kamillenblüten • 15 g Fenchelfrüchte • 10 g Kümmelfrüchte
● 2 Teelöffel für 1 Tasse Wasser als Aufguss, 10 Minuten ziehen lassen, abseihen. 2 Tassen innerhalb 1 Stunde warm trinken

Durchfall

Durchfall
Neben bakteriellen und parasitären Ursachen können psychische Belastungen auslösend sein. Durchfall tritt auch häufig als Begleiterscheinung anderer Krankheiten auf. Wie in vielen Fällen sind sowohl Symptome als auch mögliche Ursachen behandlungsbedürftig.

Heidelbeertee ist mild lindernd bei Durchfall und auch als Flaschenbeigabe für Säuglinge geeignet: 1 Esslöffel getrocknete Heidelbeeren mit 2 Tassen kaltem Wasser übergießen und etwa 10 Minuten lang bei geringer Hitze kochen lassen, durchseihen, abkühlen lassen und in einer sauberen, verschließbaren Flasche aufbewahren. Säuglinge sollten 3- bis 5-mal täglich 1 bis 2 Teelöffel einnehmen, Schulkindern 3 Tassen täglich verabreichen.

Auch ein roher Apfel ist ein gutes und dabei preiswertes Durchfallmittel: 1 ungespritzten Apfel mit Schale reiben und essen, sobald er sich braun gefärbt hat.

Bei jeder Form von verdorbenem und gereiztem Magen und Darm empfehlen sich Kamillenblüten: 1 Teelöffel für 1 Tasse als Aufguss, 3-mal täglich 1 Tasse ungesüßten Tee trinken.

Bei Durchfall und Erbrechen im Säuglings- und Kleinkindalter sollte man auch an eine Milchunverträglichkeit denken.

Zur Appetitförderung

● Geben Sie vor dem Essen 10 Tropfen Kalmustinktur oder -extrakt in etwas Wasser, 2 Wochen lang verabreichen. Kalmus enthält nicht nur einen verdauungs- und appetitanregenden Bitterstoff, sondern schmeckt auch aromatisch und wird daher von Kindern gerne eingenommen. Lassen Sie das Kind davon essen, so viel oder so wenig es will.

• Engelwurztee ist kräftigend und verdauungsfördernd: 1 bis 2 Teelöffel für 1 Tasse Wasser als Aufguss, 2 bis 3 Tassen täglich bei akutem Bedarf. Erst für Kinder ab dem Schulalter verwenden.

• Auch Pfefferminze wirkt appetitfördernd: 1 Teelöffel pro Tasse als Aufguss, 2- bis 3-mal täglich 1 Tasse ungesüßt trinken lassen.

Appetitfördernder Sternanistrunk

10 g Kardamom • 10 g Koriander • 10 g Kümmel • 10 g Ingwerwurzel • 10 g Sternanis • 10 g Melissenblätter • 10 g Gänsefingerkraut
Alles in 1 Liter Wasser mit 10 Esslöffeln Honig aufkochen, 2 Stunden abkühlen. Nach dem dritten Aufkochen und Abkühlen abseihen. Vor den Hauptmahlzeiten dem Kind 1 Likörgläschen geben.

Verstopfung

Lassen Sie Ihr Kind bei Verstopfung Pflaumen, Feigen und Birnen essen, auch in Form von Dörrobst, welches über Nacht eingeweicht wird. Mag Ihr Kind keine Trockenfrüchte, geben Sie ihm nur das Einweichwasser zu trinken.

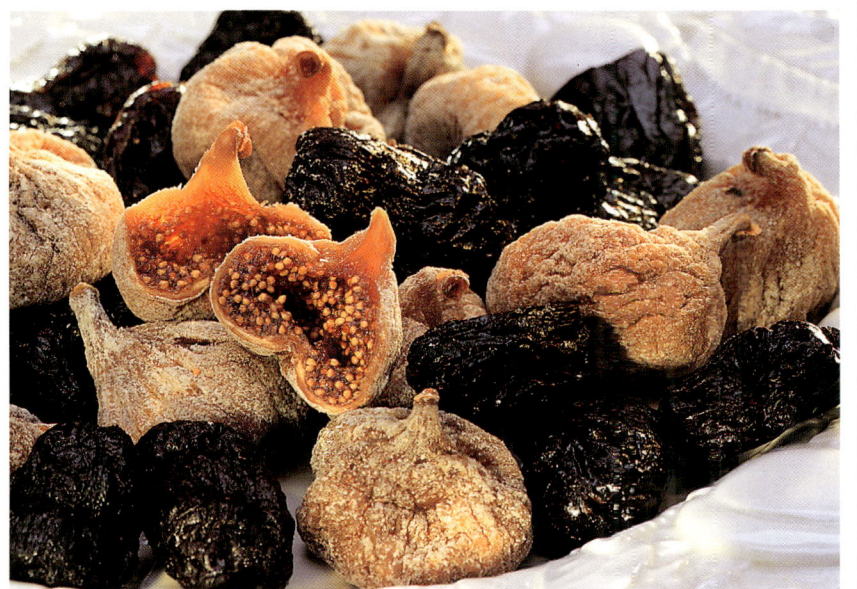

Die Engelwurz
Die Angelikawurzel oder Engelwurz gehört zu den Doldenblütlern. Sie ist in der Heilkunde zwar bekannt, aber weniger gebräuchlich, trotz ihrer lindernden Wirkung bei Magen- und Darmbeschwerden. Bei der Likörzubereitung hingegen wird die Engelwurz geschätzt. Wer sie als Heilmittel anwendet, sollte sich für die Behandlungszeit vor intensiver längerer Sonneneinstrahlung auf der bloßen Haut schützen, da die Pflanze zu Lichtempfindlichkeit führen kann.

Garantiert ohne Nebenwirkungen. Durch ihren hohen Ballaststoffanteil schaffen Trockenpflaumen und Feigen rasche Abhilfe bei leichten Formen der Verstopfung.

Überlastete Nerven

Bei dem häufig vorkommenden Zappelphilippsyndrom, der Hyperkinesie, ist es wichtig, die Ursache herauszufinden. Dabei erstrecken sich die Möglichkeiten von emotionalen Problemen über Fehlernährung, Nahrungsunverträglichkeiten, Umweltverschmutzung, passives Mitrauchen bis hin zu Pilzbefall.

Wenn Sie einen Verdacht auf eine Nahrungsmittelunverträglichkeit haben, lassen Sie das entsprechende Nahrungsmittel für eine Woche weg, und prüfen Sie, ob eine Veränderung eintritt. Beispielsweise bei Zucker, Schokolade, Milch, Eiern, Weizen, Nüssen, Zitrusfrüchten, Sellerie, Petersilie und Spargel.

Von wesentlich größerer Bedeutung als die Gabe beruhigender Tees ist, dem Kind dabei zu helfen, mit seinen Schwierigkeiten umzugehen. Ein Tee kann dabei unterstützend wirken.

Teemischungen bei Nervosität

Bei ängstlichen Spannungszuständen

40 g Johanniskraut • 30 g Pfefferminzblätter • 20 g Melissenblätter • 10 g Orangenblüten
● 1 Teelöffel für 1 Tasse Wasser als Aufguss, 2-mal täglich 1 Tasse verabreichen.

Beruhigend, ausgleichend

30 g Holunderblüten • 30 g Melissenblätter • 20 g Anisfrüchte 20 g Dillfrüchte
● 1 Teelöffel für 1 Tasse Wasser als Aufguss, 1 bis 2 Tassen täglich (mittags und abends).

Kräftigend und verdauungsstärkend ab dem Schulkindalter

40 g Bitterklee • 40 g Pfefferminzblätter • 30 g Baldrianwurzel
● 1 Teelöffel für 1 Tasse Wasser als Aufguss, abends 1 Tasse vor dem Schlafengehen trinken lassen.

Abendlicher Beruhigungstee bei geblähtem Bauch

20 g Melissenblätter • 20 g Fenchelfrüchte • 20 g Kamillenblüten 10 g Lavendelblüten • 10 g Kümmelfrüchte • 10 g Passionsblumenkraut • 10 g Baldrianwurzel
● 1 Teelöffel (unter 3 Jahren 1/2 Teelöffel) für 1 Tasse Wasser als Aufguss, 5 Minuten ziehen lassen. Bei Bedarf vor dem Zubettgehen verabreichen.

**Melissenblätter • Lavendelblüten • Orangenblüten
Hibiskusblüten**
• 1 Teelöffel für 1 Tasse Wasser als Aufguss, 10 Minuten ziehen lassen. Vor dem Abendessen 1 Tasse geben.

**Bei starker
seelischer Belastung**

**30 g Kamillenblüten • 20 g Hopfenzapfen • 20 g Melissenblätter
20 g Lavendelblüten • 10 g Baldrianwurzel**
• 1 Teelöffel für 1 Tasse Wasser als Aufguss, 1 bis 2 Tassen abends bei akutem Bedarf trinken lassen.

**Schlaftee ab dem
Schulkindalter**

Bettnässen

Meist sind emotionale Probleme die Ursache für Bettnässen. Lassen Sie ärztlicherseits klären, ob eine anatomische Störung vorliegt. Ist dies nicht der Fall, können folgende beruhigende Teemischungen helfen:

Johanniskraut • Melissenblätter • Orangenblüten
• 1 Teelöffel für 1 Tasse Wasser als Aufguss, 15 Minuten ziehen lassen, mittags und nachmittags 1 Tasse verabreichen.

**Sämtliche Tees sind zur
Kräftigung des Binde-
gewebes und damit
auch der Blase, des
Beckenbodens und des
Schließmuskels**

Schafgarbenkraut • Ehrenpreiskraut
• 1 Teelöffel für 1 Tasse Wasser als Aufguss, 1 Tasse abends warm trinken lassen.

Bei Blasenschwäche können kieselsäurehaltige Tees begleitend unterstützen, da sie das Bindegewebe und damit die Blase, den Beckenboden und die Schließmuskeln kräftigen:
Vogelknöterichkraut • Hohlzahnkraut • Heidekraut
• 1 Teelöffel pro Tasse Wasser als Aufguss, 10 Minuten ziehen lassen und 2 bis 3 Wochen lang 2 bis 3 Tassen täglich in kleinen Schlucken trinken lassen, nicht abends.

**Psychosomatische
Ursachen**
Als organische Ursachen für das Bettnässen gelten anatomische Anomalien der Blase, die den normalen Entleerungsmechanismus der Blase stören. Organische Ursachen sind jedoch eher selten, vielmehr sind die Auslöser dafür psychisch bedingt.

**Spitzwegerichblätter • Vogelknöterichkraut • Hohlzahnkraut
Heidekraut**
• 1 Teelöffel pro Tasse Wasser als Aufguss, 10 Minuten ziehen lassen und 2 bis 3 Wochen lang 2 bis 3 Tassen täglich verabreichen.

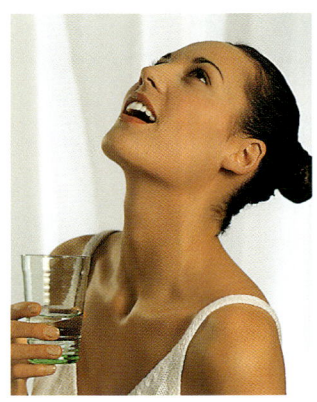

*Beim Gurgeln mit schleim-
haltigen Pflanzen legt sich
eine Art Schutzschicht auf
angegriffene Schleimhäute
in Mund und Rachen.*

Beschwerden im Kopfbereich

Mund und Rachen

Wenn sich Krankheitserreger in Mund, Rachen und Nase ausbreiten, kommt es zu Halsentzündungen oder Schnupfen, an denen die Mandeln häufig beteiligt sind. Eine durch Viren verursachte erkältungsbedingte Halsentzündung ist von einer bakteriellen Mandelentzündung durch den Laien kaum zu unterscheiden. Gehen Sie daher zum Arzt oder Heilpraktiker, wenn sich die Halsentzündung durch Ihre Selbstbehandlung nach drei Tagen nicht bessert.

Eine der ältesten, verbreitetsten und besten Heilpflanzenanwendungen sind Tees zum Gurgeln und Spülen von Mund und Rachen. Sie dienen zur Reinigung der Schleimhäute, zur Förderung der Durchblutung, zur Linderung von Entzündungen, und sie steigern die lokale Abwehr.

Spülungen und Gurgeln

Ist die Entzündung akut, mischen Sie am besten reizmildernde, schleimhaltige Heilkräuter wie Malvenblätter oder Eibischwurzel mit entzündungshemmenden Pflanzen wie Kamille und Schafgarbe, die auch blutstillende Eigenschaften hat. Auch die zusammenziehend und antibakteriell wirkenden Salbeiblätter bieten sich für eine Mischung an.

Tees zum Spülen und Gurgeln bereiten Sie folgendermaßen: 2 Teelöffel einer Pflanze für 1 Tasse Wasser als Aufguss, 15 Minuten ziehen lassen, warm gurgeln. Nur der Eibisch sollte abgekocht werden: 2 Teelöffel pro Tasse als Abkochung. Gurgeln Sie alle 2 Stunden und nach dem Essen.

Ist die Entzündung chronisch, verwenden Sie die schleimhautzusammenziehenden Pflanzen Blutwurz, Heidelbeere oder Hamamelisrinde, die auch leicht entzündungshemmend und blutstillend

Schleimhaut als Schutzschild

Die so genannten Hohlorgane des Körpers sind mit Schleimhaut ausgekleidet. Die Schleimhaut der Nase erfüllt mit ihren Schleimdrüsen und den Flimmerhärchen in erster Linie drei wichtige Funktionen. Indem sie die Atemluft anfeuchtet, Staubkörnchen oder andere kleine Fremdkörper festhält und die Atemluft vorwärmt, trägt sie zum Schutz der Atemwege und der Lunge bei.

wirken. Man gibt 2 Esslöffel einer Pflanze auf 1/2 Liter Wasser für eine Abkochung und spült mehrmals täglich ausgiebig. Man sollte diese Spülungen mit reizmildernden Spülungen auf der Basis schleimhaltiger Pflanzen (Malvenblätter, Eibischwurzel) abwechseln. Der Schleim wirkt heilend, weil er sich wie eine Schutzschicht über die Schleimhaut legt.

Entzündungslindernde Teemischungen

Kamillenblüten • Salbeiblätter
● 2 Teelöffel für 1 Tasse Wasser als Aufguss, alle 2 Stunden warm gurgeln.

Bei beginnender Halsentzündung

Kamillenblüten • Salbeiblätter • Bibernellwurzel
● 2 Teelöffel pro Tasse Wasser als Aufguss, alle 2 Stunden spülen und gurgeln.

Entzündungslindernd bei Schluckbeschwerden

Kamillenblüten • Huflattichblätter • Blutwurz
● 2 Teelöffel pro Tasse Wasser als Aufguss, alle 2 Stunden spülen und gurgeln.

30 g Eibischwurzel • 20 g Malvenblätter und -blüten 20 g Brombeerblätter
● 2 Esslöffel für 1/2 Liter Wasser als Abkochung, 2 Tassen täglich als Tee trinken und mit der gleichen Abkochung gurgeln und spülen.

Reizlindernd, auch als Trinktee

Bibernellwurzel • Eibischwurzel • Blutwurz
● 2 Teelöffel der Mischung pro Tasse Wasser, 10 Minuten kochen lassen und mehrmals täglich spülen.

Gegen chronische Mund- und Rachenentzündung

Heiserkeit

▶ Gurgeln mit Bibernellwurzelabkochung: 2 Teelöffel der zerkleinerten Wurzel für 1 Tasse Wasser als Abkochung, mehrmals täglich gurgeln.

▶ Die Bibernelle ist ein Schleimhautreiniger und eignet sich zur Pflege von Hals und Stimme für alle, die beruflich viel sprechen müssen sowie für Sänger.

Bei häufig wiederkeh- render Halsentzündung	30 g Bibernellwurzel • 30 g Kamillenblüten • 15 g Blutwurz ● 1 Teelöffel mit 1 Tasse kaltem Wasser ansetzen, bis zum Sieden erhitzen, 2 Minuten lang kochen und abseihen. Mehrmals täglich gurgeln und spülen.
Bei Entzündungen der Mundschleimhaut	30 g Salbeiblätter • 20 g Rosmarinblätter • 20 g Thymiankraut ● 1 Esslöffel für 1 Tasse als Aufguss. Mehrmals täglich und nach dem Essen, um Speisereste zu entfernen, lauwarm spülen.
Entzündungshemmend im Mund- und Rachenraum	30 g Brombeerblätter • 20 g Salbeiblätter • 20 g Malvenblätter 20 g Rosmarinblätter ● 3 Esslöffel der Teemischung mit 1/2 Liter Wasser abkochen und mehrmals täglich spülen.

Blutungen von Zahnfleisch oder Mundschleimhaut

● Spülen mit einem Tee des als Wundkraut der Hirten bekannten Hirtentäschelkrauts (2 Teelöffel für 1 Tasse Wasser als Aufguss).

● Myrrhentinktur ist ein zusammenziehendes und entzündungswidriges Mittel bei Entzündungen der Mundschleimhaut. Auch Mundbläschen können Sie mit der Tinktur betupfen.

● Blutwurz- und Myrrhentinktur zu gleichen Teilen mischen, dann 15 Topfen auf 1 Glas Wasser geben und mehrmals spülen.

Mundgeruch

▶ Den ersten Schluck eines Tees aus 30 Gramm Anissamen, 20 Gramm Salbeiblättern und 20 Gramm Thymianblättern (2 Teelöffel als Aufguss) eine Weile im Mund behalten, dann den Rest trinken. Mehrmals täglich 1 Tasse sehr warm anwenden.

▶ Sie können auch 1 Apfel essen oder Aniskörner kauen.

▶ Bei dauerhaft starkem Mundgeruch die Ursache klären lassen

▶ Hilfreich ist auch ein entzündungswidriges Rosmarin-Minze-Mundwasser: 2 Teelöffel Rosmarinblätter und 2 Teelöffel Minzblätter mit 1/2 Liter kochendem Wasser überbrühen, 10 Minuten ziehen lassen, abseihen und nach dem Erkalten 1 Teelöffel Myrrhentinktur hinzufügen.
Den Sud in eine Flasche abfüllen, gut verschließen und jeweils vor Gebrauch kräftig schütteln.

Die Augen

Tees zur Augenbehandlung müssen frisch bereitet und 10 Minuten abgekocht werden, oder Sie verwenden destilliertes Wasser. Testen Sie die einzelnen Rezepturen vorsichtig. Verschlimmern sich die Beschwerden, ist ein Fachmann aufzusuchen. Für Umschläge können Sie ein sauberes Taschentuch verwenden, bei akuten Entzündungen ist eine steril abgepackte Stoffbinde besser.

Entzündungen

▶ **Augentrostkraut** (Gly, Fla, Ger, Bit)
Diese Pflanze hilft bei Entzündungen von Bindehaut und Augenlidern, aber auch zur Ausheilung bei Augenverletzungen: 2 Teelöffel des Krauts mit 2 Tassen kaltem Wasser übergießen, bis zum Kochen erhitzen und 5 Minuten ziehen lassen. Abgekühlt für Umschläge verwenden. Sie können auch gleichzeitig den warmen Tee trinken, 3-mal täglich 1 Tasse.
Auch eine Mischung mit Kamillenblüten (dann 1 bis 2 Teelöffel als Aufguss zu gleichen Teilen verwenden) ist bei Augenentzündungen zur Spülung geeignet (oder 10 bis 15 Minuten einen warmen Kamillenteebeutel auf das Auge legen). Kamille kann aber mitunter zu Reizungen führen. Zerstoßene Fenchelfrüchte wirken durch ihr ätherisches Öl antiseptisch bei Entzündungen und Reizungen. Mischen Sie 35 Gramm Augentrostkraut mit 15 Gramm Fenchelfrüchten und nehmen 1 Teelöffel für 1 Tasse Wasser, 15 Minuten ziehen lassen. Den Tee auf Körpertemperatur abkühlen lassen und morgens und abends die erkrankten Augen damit spülen.

Gerstenkörner

Gerstenkörner sind entzündliche Infektionen der Talgdrüsen am Wimpernrand, die besonders bei Erschöpfung oder großer Müdigkeit auftreten. Lindernd wirken heiße Augenauflagen mit einem Teeaufguss aus der Mischung von Kamillenblüten und Augentrostkraut zu gleichen Teilen (siehe oben). Gerstenkörner sind ansteckend, daher die verwendeten Taschentücher von anderen Personen entfernt halten.

Gerstenkörner und Hagelkörner
Handelt es sich bei einem Gerstenkorn um eine akut eitrige Entzündung der Talg- und Schweißdrüsen am Auge, die schmerzhafte Vorwölbungen im Wimpernbereich hervorruft, so ist das Hagelkorn hingegen als chronische Entzündung anzusehen, die durch Sekretstau entsteht und nur ein leichtes Druckgefühl hervorruft. Das Gerstenkorn lässt sich häufig durch Augenauflagen und im Bedarfsfall durch augenärztliche Hilfe behandeln. Verursacht das Hagelkorn Beschwerden, muss es in der Regel operativ ausgeschält werden.

171

Übermüdung der Augen

Hier hilft Fenchelwasser: 1 bis 2 Teelöffel der zerdrückten Früchte für 1 Tasse Wasser als Aufguss (auch gut bei leichten Entzündungen), ein Taschentuch tränken und warm auflegen. Bei Arbeit am Computer oder langem Lesen nützt es, zur Entspannung ab und zu mit den Augen in die Weite zu schauen.

Nase und Nebenhöhlen

Die einzig wirkungsvolle Hilfe bei Virusinfektionen von Nase und Nasennebenhöhlen ist unser körpereigenes Immunsystem. Man kann es durch Ruhe, Schwitzen und geeignete Tees gut unterstützen (siehe Seite 106ff.). Die Schnupfenbeschwerden lassen sich begleitend lindern. Solange das Sekret wässrig ist, liegt noch keine Entzündung vor, es helfen Inhalationen, Erkältungsbäder und Tees. Wird das Sekret grün-gelblich, ist die Nasenschleimhaut durch Bakterien entzündet. Dann sollten zusätzlich Nasentropfen zum Abschwellen verwendet werden. Der ständige Gebrauch von Nasentropfen und -sprays kann jedoch zu einer andauernden Verdickung und Austrocknung der Nasenschleimhaut führen und damit zu einem medikamentös bedingten chronischen Schnupfen.

Akuter Schnupfen

● Kamillendampfbäder lindern die Entzündung. Die Wirkstoffe gelangen mit dem Dampf bis tief in die Atemwege und entfalten dort ihre wohl tuende Wirkung: 3 bis 4 Esslöffel Kamillenblüten oder 1 Esslöffel Extrakt in einen Topf mit 2 Litern nicht mehr kochendem Wasser geben, den Kopf darüber halten, mit einem großen Tuch abdecken und tief durchatmen, 3-mal täglich.
● Inhalationen mit ätherischen Ölen sind besonders scharf und desinfizieren (z.B. Eukalyptus-, Pfefferminz-, Fichtennadeln-, Kiefernnadeln-, Kamillenöl): 1/2 Teelöffel Öl auf 2 Liter kochendes Wasser, dann wie oben beschrieben anwenden. Führt ein schlecht ausgeheilter Schnupfen zur Entzündung und Schleimansammlung in den Nasennebenhöhlen, sollten Sie ätherische Öle und Nasen-

salben nicht mehr anwenden, da sie die Schleimhäute reizen und zusätzlich austrocknen.

● Ist der Schleim fest, trinken Sie zur Lockerung viel warme Flüssigkeit und schleimlösende Tees (siehe Seite 78ff), beispielsweise mit Schlüsselblume, Spitzwegerich und Königskerze.

● Für eine Kamillenteespülung frischen, lauwarmen Kamillentee durch die Nase ziehen, so dass er in den Hals gelangt. Dazu: 2 gehäufte Teelöffel Kamillenblüten für 1 Tasse Wasser als Aufguss.

● Besonders bei häufigem Schnupfen und Nebenhöhlenentzündungen geeignet: 1/2 Teelöffel Salz in 1 Tasse lauwarmem Wasser auflösen. Ein Nasenloch zuhalten und durch das freie Nasenloch die Salzlösung aus dem schräg gehaltenen Glas einziehen. Dann die andere Seite. Stimmt das Verhältnis Wasser und Kochsalz zueinander, beißt es kaum in der Nase, da die Konzentration in etwa der natürlichen Salzkonzentration unseres Körpers entspricht. Führen Sie die Nasenspülung 2- bis 3-mal täglich durch, wenn Sie Ihnen gut bekommt.

Entzündungen der Nebenhöhlen

Klingen die Nasennebenhöhlenbeschwerden – Druckgefühl unter den Augen und über den Augenbrauen, Stirnkopfschmerz – nach der Anwendung von Kamillendampfbädern (siehe oben) nicht nach zwei bis drei Tagen ab, gehen Sie zum Arzt oder Heilpraktiker. Verschleppte Nebenhöhlenentzündungen heilen schwer aus.

Königskerze

Die Königskerze gehört zur Gattung der Rachenblütler. Sie ist eine charakteristische Lichtpflanze und wird durch Insekten bestäubt. Mit etwa 320 Arten tritt sie in Europa, Afrika und Indien auf. Als Heilpflanze gilt die Große Königskerze. Hildegard von Bingen empfahl die auch Wollblume genannte Heilpflanze bei Beschwerden der Atemwege und der Lunge.

Nasenbluten

Bei Nasenbluten sollten Sie auf die Ursache achten. Liegt eine Entzündung, Fremdkörpereinwirkung oder die Verletzung eines kleinen Blutgefäßes zugrunde?

Bei leichtem Nasenbluten hilft ein kalter Umschlag in der Nackengegend und auf der Nase, dann die Nasenflügel gegeneinanderdrücken und sich leicht nach vorn gebeugt hinsetzen. Möglichst nicht schnäuzen oder die Nase putzen.

Man kann auch 1 Stück Zwiebel im Mörser zerstoßen, den Saft durch ein Tuch drücken und einige Tropfen in die Nase träufeln.
Akupressur: Die Stelle im Nacken, wo die Wirbelsäule beginnt, kreisförmig massieren.

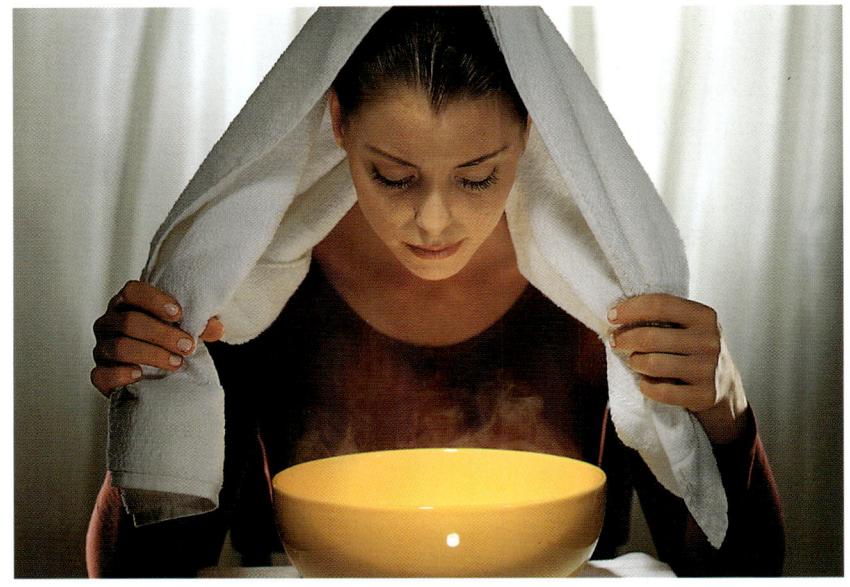

Bei Inhalationen werden die heilenden Kräuterdämpfe je nach Krankheitsbild langsam und tief durch Mund oder Nase eingeatmet.

Sie sollten viel trinken, da das den Schleim lösen hilft, und zusätzlich zu den bei Schnupfen angeführten Maßnahmen schweißtreibende Tees einnehmen.

Bei chronischen Entzündungen empfehlen sich Rotlichtbestrahlung sowie 4-mal täglich eine Inhalation mit Kamille oder 2 Esslöffeln der Mischung aus 35 Gramm Eukalyptusblättern, 20 Gramm Thymianblättern und 20 Gramm Pfefferminzblättern. Die angegebene Menge mit 2 Litern Wasser aufgießen.

Rotlicht als Wärmestrahlung
Eine Rotlichtlampe gibt ihre Wärme in Form von reiner Wärmestrahlung ab. Diese Wärmestrahlung dringt tief in das Gewebe ein und regt so die Durchblutung an.

Heuschnupfen

Heuschnupfen ist mit Tees und Heilpflanzen nicht leicht zu behandeln. Versuchen Sie, mehrere Monate vor Beginn der Heuschnupfenzeit stärkende Pflanzen wie Ginseng oder Eleutherokokk einzunehmen – als Tee, Tinktur oder Dragee. Ebenso kann man 2 Teelöffel Honig (mit den Waben) aus der umliegenden Gegend täglich anwenden. Diese Behandlungen während der ganzen Heuschnupfenzeit fortsetzen.

Gegen die Verschleimung helfen Inhalationen mit Kamille (siehe oben) oder Schafgarbe (2 bis 3 Esslöffel auf 2 Liter). Außerdem Tees mit Kamille, Holunder, Augentrost, Ysop oder Süßholz trinken (Rezepte finden Sie bei den Beschreibungen der entsprechenden Heilpflanzen) und häufig Knoblauch essen. Bei starker Verschleimung keine Milchprodukte essen. Als Teemischung bei Heuschnupfen bietet sich folgendes Rezept an:

20 g Augentrostkraut • 20 g Stiefmütterchenkraut
15 g Hirtentäschelkraut • 15 g Schafgarbenkraut
10 g Eichenrinde • 10 g Blutwurz
● 2 Teelöffel für 1 Tasse Wasser als Aufguss. 3 Tassen täglich schluckweise nach dem Essen trinken, 3 Wochen lang anwenden.

Für eine kurmäßige Anwendung

Die Ohren

Das Ohr ist über die Ohrtrompete, die so genannte Eustachische Röhre, mit dem Nasen- und Rachenraum verbunden. Über diese Verbindung können Krankheitserreger von Hals, Rachen oder Zähnen zum Mittelohr gelangen. Auch der Druck von Sekret aus dem Nasenraum kann Schmerzen der Ohren verursachen. Besonders bei Kindern kann aus einer nicht ausgeheilten Erkältung schnell eine Mittelohrentzündung entstehen. Diese ist kein Fall für die Laienbehandlung, da sich die Entzündung auf das Innenohr ausbreiten und zu Taubheit führen kann.

Entzündungen

Bis die Ursache der Ohrenschmerzen bei einer Entzündung durch den Arzt endgültig diagnostiziert ist, schaffen folgende Rezepte vorübergehend Linderung:
● Kamillenteespülung: Träufeln Sie mit einer Pipette oder einem Wattestäbchen einige Tropfen lauwarmen Kamillentee (2 Teelöffel als Aufguss) in das erkrankte Ohr. Lassen Sie den Tee etwa 15 Minuten einwirken, dann das Ohr vorsichtig trocknen.
● Zwiebelwickel: 1 rohe Zwiebel so klein wie möglich hacken, in ein sauberes Taschentuch wickeln und auf das Ohr legen. Sie können die Auflage mit einem Handtuch oder Stirnband auf dem Ohr fixieren oder sich mit dem betroffenen Ohr auf das Kopfkissen bzw. eine Wärmflasche legen.

Mittelohrentzündung
Eine Mittelohrentzündung tritt meist plötzlich auf und verursacht starke Schmerzen, die mit Fieber und einer Beeinträchtigung des Hörvermögens einhergehen kann. Heilt sie nicht nach wenigen Tagen von selbst aus, so ist unbedingt der Arzt zurate zu ziehen, der für einen Abfluss des angestauten Sekrets sorgen wird. Ärztliche Hilfe ist umso mehr anzuraten, als unter Umständen eine sehr schlimme Komplikation, eine Gehirnhautentzündung auftreten kann.

175

● Ohrentropfen: 50 Gramm Olivenöl 1 Minute lang mit 10 Gramm Kamillenblüten kochen, abseihen und lauwarm als Ohrentropfen verwenden – nur nach ärztlicher Absprache anwenden. Niemals etwas ins Ohr träufeln bei einem Loch im Trommelfell, einem Trommelfelldurchbruch oder eitriger Mittelohrentzündung.

Kopfschmerzen

Der Spannungs-kopfschmerz

Zur häufigsten Form von Kopfschmerzen gehört der Spannungskopf-schmerz. Ihm kann man gut begegnen durch rechtzeitige Anwendung von speziellen Entspan-nungstechniken wie Rücken- und Schulter-gymnastik, autogenem Training und Yoga. Die anfangs unter Anleitung ausgebildeter Fachleute durchgeführten Übungen führen bei konsequenter Anwendung langfristig zum Erfolg.

Kopfschmerzen haben zahlreiche Ursachen. Es kann sich um wetterbedingte Kopfschmerzen, Spannungskopfschmerzen durch verspannte Nacken- und Schultermuskulatur, Vergiftungskopf-schmerzen nach übermäßigem Tabak- oder Alkoholgenuss han-deln oder um psychisch verursachte Kopfschmerzen, wenn man sich mit Sorgen, Befürchtungen oder Ängsten quält, um Kopf-schmerzen durch schlechte Atemluft, Migräne, um Kopfschmer-zen aufgrund von Infekten und Verdauungsbeschwerden. Manch-mal sind die Ursachen ernst (Bluthochdruck, Kopftumor).

Selbstbehandlung ist nur dann sinnvoll, wenn die Ursache eindeu-tig harmlos ist. Auch dann sollten Schmerzmittel aber nicht zur Gewohnheit werden, sondern die Ursachen des Kopfschmerzes müssen bekämpft werden. Regelmäßiger Schmerzmittelkonsum über Jahre hinweg kann zu Nierenschäden führen. Bei kleinen Kindern, Schwangeren oder, wenn gleichzeitig ernste Krankheiten vorliegen, ist von einer Selbstbehandlung grundsätzlich abzuraten. Dauern Kopfschmerzen länger als zwei bis drei Tage, sind sie sehr stark, nehmen sie stetig zu oder kommen immer wieder, ist ein Arzt oder Heilpraktiker aufzusuchen. Schmerzmittel wie Aspirin oder Parazetamol, die den Magen reizen können, sollten so selten wie möglich eingenommen werden. Pro Tablette mindestens 1 gro-ßes Glas Wasser trinken.

Zahnschmerzen

Geben Sie bei Zahnschmerzen, die durchaus auch Kopfschmerzen ver-ursachen können, 3 bis 5 Tropfen Nelkenöl mit einem Wattebausch auf den schmerzenden Zahn. Nel-kenöl enthält den Wirkstoff Euge-nol. Echinaceatinktur wirkt eben-falls schmerzbetäubend.

Schmerzlindernde Teemischungen

20 g Weidenblätter • 20 g Weidenrinde • 20 g Mädesüßkraut
20 g Birkenblätter • 20 g Melissenblätter
● 2 Esslöffel für 1/2 Liter Wasser als Aufguss, stündlich 1 Tasse trinken, bis die Schmerzen vergangen sind.

30 g Weidenrinde • 30 g Gänsefingerkraut • 25 g Lavendelblüten • 15 g Stiefmütterchenkraut
● 2 Teelöffel für 1 Tasse Wasser als Aufguss, 15 Minuten ziehen lassen. Im akuten Fall 2 Tassen in 15 Minuten, in chronischen Fällen 3 bis 4 Tassen über den Tag verteilt trinken. Dann mit ärztlicher Absprache anwenden.

Allgemeine Tips gegen Kopfschmerzen

● Manchmal helfen 2 Tropfen japanisches Minzöl, die man leicht in die Schläfen einmassiert. Aber Vorsicht: Das Öl darf auf keinen Fall in die Augen gelangen. Es reizt sehr stark und sollte auch keinesfalls bei Kleinkindern unter 18 Monaten oder Neurodermitikern angewendet werden.
● Auch eine Zwiebelpackung im Nacken kann Ihnen Erleichterung verschaffen: Eine Zwiebel klein hacken, in ein Mull- oder Leinensäckchen wickeln und 20 Minuten lang in den Nacken legen. Im Anschluss den Nacken mit einem warmen Schal oder Handtuch wärmen.
● Teilbäder: Hilfreich ist ein kaltes Armbad. Halten Sie Hände und Unterarme 5 Minuten unter fließend kaltes Wasser. Anschließend die Arme mit einem Handtuch trockenfrottieren. Das Armbad leitet Schmerzen ab und belebt. Bei Herzkrankheiten nur nach Rücksprache mit dem Arzt und bei kalten Armen und Händen nicht anwenden. Auch ein heißes, ableitendes Fußbad kann kopfschmerzlindernd wirken.
● Bei Spannungskopfschmerzen sind gymnastische Übungen und Bewegung an der frischen Luft die wirkungsvollste Therapie. Bestehen die Verspannungen schon länger, können zusätzlich Massagen notwendig sein. Probieren Sie auch aus, ob Ihr Schlafkissen die richtige Form und Dicke hat.

Mild schmerzlindernd zur kurzzeitigen Anwendung – als Alternative zu Aspirin einen Versuch wert

Altbewährte Mittel
Um Nervenschmerzen zu lindern, haben sich durchblutungsfördernde Einreibungen aus hochprozentigem Alkohol und Kräutern bewährt. Der bekannte Franzbranntwein enthält ein Kräutergemisch. Selbst herstellen kann man eine Einreibung, indem man etwas 70-prozentigen Alkohol (aus der Apotheke) mit einigen Tropfen eines ätherischen Öls versetzt (z. B. Fichtennadel, Kiefernnadel oder Minze).

177

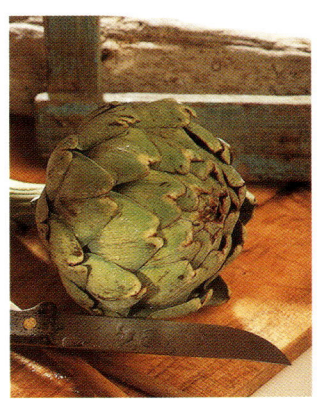

Neben Bitterstoffen enthalten Artischocken den Wirkstoff Cynarin, eine Substanz zur Aktivierung des Gallenflusses.

Leberkrankheiten
Die Leber erfüllt als eine Art Laboratorium des Körpers lebenswichtige Funktionen, zu denen u. a. die Bildung von Blutgerinnungsfaktoren gehört. Erkrankungen der Leber wie Hepatitis und Fettleber führen deshalb auch immer zu einer Störung der Blutgerinnung und des Stoffwechsels. Wegen dieser möglichen schwer wiegenden Komplikationen ist es wichtig, die Leber nicht durch ungesunde Verhaltensweisen zu belasten.

Leber- und Gallen-blasenbeschwerden

Die Behandlung von Leber und Gallenblase gehört grundsätzlich in die Hände eines erfahrenen Arztes oder Heilpraktikers. Die hier genannten Tees und Heilpflanzen können nur nach Absprache mit Ihrem Therapeuten genutzt werden.

Wie schon erwähnt sind die meisten verdauungsbeeinflussenden Heilpflanzen übergreifend wirksam, sie richten sich nicht nur auf ein einzelnes Organ. Leber und Gallenblase sind funktionell eng miteinander verbunden. Daher wirken die Lebermittel in unterschiedlichem Maß gleichzeitig auf die Gallenblase und umgekehrt. Einige Ärzte bevorzugen bei Leberschäden Mariendistel, bei Gallenblasenkrankheiten, die einen gleichzeitigen Leberschutz erfordern, Artischocke und Wermut.

Die Aufgabe der Leber

Die Leber ist die größte Drüse im menschlichen Organismus. Sie ist bei einem Erwachsenen etwa 1,5 Kilogramm schwer. Sie besteht aus dem rechten Leberlappen, unter dem die Gallenblase liegt und dem kleineren linken Leberlappen. Für das Stoffwechselgeschehen im Körper ist die Leber außerordentlich wichtig. So produziert sie u. a. Gallensaft und sorgt für die Entgiftung körpereigener sowie körperfremder Stoffe.

Die Gallenblase

Die Gallenblase ist ein birnenförmiger Schleimhautsack und Speicherorgan für die zu Verdauungsvorgängen benötigte Galle. Sie hat ein Fassungsvermögen von etwa 50 Millilitern. In ihr wird die Galle eingedickt, bevor sie in den Darm gelangt, mit dem sie durch den Gallengang verbunden ist. Galle enthält Gallensäuren, Gallenfarbstoffe, Fett, Fettsäuren, Salze und Schleim.

Heilpflanzen zur Lebertherapie

▶ **Artischocke** (Bit, Cynarin)
Die Artischocke wird als Extrakt oder Gemüse aus den jungen Blütenböden verwendet. Neben Bitterstoffen enthält sie Cynarin, das die Gallensaftabsonderung und -produktion stimuliert und ähnlich wie Silymarine schützend auf die Leber wirkt. Mehr im Vordergrund steht jedoch die Gallenwirkung, die Linderung von gallenverursachtem Brechreiz, Völlegefühl und Blähungen. Artischocke senkt zudem den Cholesterinspiegel.

▶ **Mariendistelfrüchte** (Fla, Bit, Äth)
Mariendistelfrüchte sind ein Lebermittel ersten Ranges. Die Mariendistel hat von allen bekannten Heilpflanzen die beste Heilwirkung auf das Lebergewebe. Sie stabilisiert die Zellmembranen und schützt die Leber vor jeder Form von Gift. Ihre wichtigen Inhaltsstoffe sind die des Wirkstoffkomplexes Silymarin. Von Vorteil ist, dass sie auch bei einer langfristigen Anwendung völlig ungiftig ist. Die Mariendistel wirkt vorbeugend gegen Leberschäden, wird zur Nachbehandlung von Hepatitis verwendet und bei Fettleber (besonders von Alkoholikern) sowie Leberzirrhose eingesetzt. Auch ist ihre Verdauungs- und Gallenwirksamkeit zu erwähnen. Bei schweren Krankheiten empfiehlt sich die Einnahme in Kapselform. Für eine Teekur: 1 Teelöffel zerquetschte Früchte (auch gemischt mit dem Kraut) als Aufguss, 10 bis 15 Minuten ziehen lassen und langsam heiß trinken. 2 Monate lang 3-mal täglich 1 Tasse morgens auf nüchternen Magen, vor dem Mittagessen und vor dem Schlafengehen. Die Kombination mit Pfefferminze dient der Geschmacksverbesserung.

▶ **Löwenzahn** (siehe Seite 96f.), **Boldoblätter** (siehe Seite 216) und **Wermut** (siehe Seite 223) wirken ebenfalls gut auf die Leber. Sie werden besonders gerne in Teemischungen eingesetzt.

Teemischungen für die Leber

Löwenzahnwurzel und -kraut • Mariendistelfrüchte
● 1 Teelöffel mit 1 Tasse Wasser aufkochen und 15 Minuten ziehen lassen, 2 bis 3 Tassen täglich trinken, mehrere Wochen lang. Eine kurmäßige Anwendung wird empfohlen.

Die Mariendistel
Mit ihren purpurrot bis lila gefärbten Blüten und den grün und weiß marmorierten, dornig gezahnten Blättern gehört die Mariendistel zu den schönsten Vertreterinnen ihrer Art. Der Wirkstoffkomplex Silymarin wird in den Früchten gebildet. Die Distel wächst in Südeuropa, Nordafrika, Südrussland und Kleinasien.

Einfacher Lebertee

Breit wirkend, leicht blähungswidrig	50 g Mariendistelfrüchte • 20 g Löwenzahnwurzel und -kraut 20 g Pfefferminzblätter • 15 g Fenchelfrüchte • 10 g Anisfrüchte 5 g Blutwurz • 2 Teelöffel für 1 Tasse Wasser als Aufguss und 20 Minuten ziehen lassen. Morgens und abends 1 Tasse trinken, mindestens 6 Wochen lang, höchstens 3 Monate.
Schützend für die Leber, anregend für den Gallenfluss	60 g Mariendistelfrüchte • 20 g Pfefferminzblätter 10 g Brombeerblätter • 10 g Wermutkraut • 5 g Kümmelfrüchte 5 g Fenchelfrüchte • 1 bis 2 Teelöffel für 1 Tasse Wasser als Aufguss, 10 bis 15 Minuten ziehen lassen und 3- bis 4-mal täglich 1/2 Stunde vor den Mahlzeiten schluckweise trinken, 6 Wochen lang.
Aktiviert die Leber- und Gallenblasentätigkeit	40 g Mariendistelfrüchte • 30 g Boldoblätter • 1 Teelöffel auf 1 Tasse Wasser als Aufguss. 10 Minuten ziehen lassen, abseihen. Über mehrere Wochen hinweg 2-mal täglich 1 Tasse zu sich nehmen.

Heilpflanzen zur Gallentherapie

In der Gallentherapie wird zwischen Heilpflanzen unterschieden, die den Abfluss bereits gebildeter und in der Gallenblase gespeicherter Galle in den Darm anregen (Choleretika) und jenen, die die Produktion der Galle in der Leber fördern (Cholagoga). Die meisten im Folgenden angeführten Heilpflanzen, die jedoch nur unter fachkundiger Anweisung angewendet werden sollten, weisen beide Wirkungen auf.

Heiltees für die Galle kommen erst in Betracht, wenn akute Entzündungen von Gallenblase und Gallenwegen bereits abgeklungen sind. Im akuten Stadium hat sich Pfefferminztee bewährt, der Übelkeit und Brechreiz zu lindern vermag.

Bei einem Verschluss der Gallenwege sollten keine Gallentees getrunken werden, bei Gallensteinen nur nach Absprache mit Ihrem Therapeuten.

Heilpflanzen, die in erster Linie auf die Galle bzw. Gallenblase und weniger auf die Leber wirken, sind:

▶ **Erdrauchkraut** (Alk, Fla)

Erdrauchkraut wirkt gallenblasenabflussregulierend außerdem leicht krampflösend, besonders im Bereich der Gallenwege. Sein spezielles Anwendungsgebiet sind Gallenblasenbeschwerden mit Schmerzen im rechten Oberbauch und Übelkeit. Man nimmt 1 bis 2 Teelöffel für 1 Tasse als Aufguss, 10 Minuten ziehen lassen, 2 bis 3 Tassen täglich trinken.

▶ **Kurkuma (Gelbwurz)** (Äth, Bit)

Gelbwurz hat eine stark galletreibende und gallensaftfördernde Wirkung. Auch wird der Cholesterinspiegel im Blut durch seine Anwendung leicht gesenkt. Für einen Tee: 1 Teelöffel für 1 Tasse Wasser als Abkochung, bei akutem Bedarf 1 Tasse trinken. Möglicherweise kann es zu Magenreizungen kommen. Daher ist bei übersäuertem, leicht reizbarem Magen Vorsicht geboten.

▶ **Rettich**

Ein altes Volksheilmittel bei Gallenblasenerkrankungen ist Rettichsaft, der aus geriebenem Weißen oder Schwarzen Rettich gepresst wird. Man sollte den Saft einige Stunden kühl stellen. 1/4 Liter Saft über den Tag verteilt trinken, nach 5 Tagen 2 bis 3 Tage Pause einlegen, dann die Anwendung wiederholen. Rettich fördert die Tätigkeit der Verdauungsdrüsen, die Motorik von Magen und

Aus dem Orient

Der Name »Kurkuma« für die Gelbwurz kommt aus dem Arabischen. Die Pflanze gehört zu den Ingwergewächsen und ist mit etwa 60 Arten vor allem in Asien und Nordaustralien vertreten. Kurkuma ist Hauptbestandteil von Curry, der auch bei uns beliebten Gewürzmischung.

In arabischen Ländern ist es Brauch, zu jeder Tageszeit Pfefferminztee anzubieten. In der europäischen Volksheilkunde werden die aromatischen Blätter bei Magen- und Darmbeschwerden angewendet.

Zur Pfefferminze
Die allseits bekannte Pfefferminze leitet ihren Namen aus dem Griechischen minthé ab, das im Lateinischen zu mentha und im Neuhochdeutschen zu Minze wurde.

Darm und hat antimikrobielle Eigenschaften. Er wirkt darmanregend bei Verstopfung und heilend bei Gallenwegsstörungen. Auch kann er vorbeugend gegen Gallengrieß und Gallensteine eingesetzt werden. Wie der Gelbwurz sollte auch Rettich nicht bei entzündlichen Zuständen von Magen und Darm angewendet werden.

Speziell gallewirksam sind außerdem die in der Liste verdauungswirksamer Heilpflanzen aufgeführten Heilpflanzen Wermut, Pfefferminze, Löwenzahn, Boldoblätter und Schafgarbe, außerdem Baldrian und Hirtentäschel. Nützlich sind weiterhin eine Reihe verdauungsanregender Bittermittel, die vor allem in Teemischungen zur Anwendung kommen.

Gallenblasen- und verdauungsanregende Tees

Gallentreibend, leberwirksam

Benediktenkraut • Wermutkraut • Pfefferminzblätter Mariendistelfrüchte • Löwenzahnwurzel und -kraut
• 1 Teelöffel der Mischung für 1 Tasse Wasser als Aufguss, 15 Minuten ziehen lassen, 3-mal täglich 1 Tasse zu sich nehmen, 3 bis 4 Wochen lang.

Verdauungsanregend, gallentreibend, leberwirksam

30 g Löwenzahnwurzel und -kraut • 20 g Javanische Gelbwurz 20 g Mariendistelfrüchte • 20 g Pfefferminzfrüchte 10 g Kümmelfrüchte
• 1 Esslöffel der Mischung mit 150 Millilitern siedendem Wasser aufgießen und 10 Minuten ziehen lassen und 3- bis 4-mal täglich 1 Tasse frischen Tee 1/2 Stunde vor den Mahlzeiten trinken.

Beruhigend und mild wirkend

50 g Pfefferminzblätter • 20 g Melissenblätter 20 g Fenchelfrüchte • 10 g Faulbaumrinde
• 1 bis 2 Teelöffel der Mischung pro Tasse als Aufguss, 5 bis 10 Minuten ziehen lassen, schluckweise und warm nach den Mahlzeiten 1 Tasse trinken, 2 Wochen lang.

Bei Blähungen und Krämpfen

30 g Pfefferminzblätter • 30 g Schafgarbenkraut • 15 g Sennesblätter • 10 g Kümmelfrüchte • 10 g Fenchelfrüchte
• 1 bis 2 Teelöffel der Mischung für 1 Tasse Wasser als Aufguss, 15 Minuten ziehen lassen, morgens und abends 1 Tasse trinken, höchstens 1 Woche lang anwenden.

30 g Kümmelfrüchte • 30 g Anisfrüchte • 20 g Gänsefingerkraut • 20 g Sennesblätter • 10 g Löwenzahnwurzel und -kraut
10 g Pfefferminzblätter
● 1 Esslöffel für 2 Tassen Wasser als Aufguss, morgens und abends
schluckweise 1 Tasse trinken, höchstens 1 Woche.

**Krampflösend,
abführend**

Pfefferminzblätter • Erdrauchkraut • Kraut des Weißen
Andorn • Löwenzahnwurzel
● 1 Teelöffel für 1 Tasse Wasser als Aufguss, 10 Minuten ziehen
lassen und über den Tag verteilt 1 bis 2 Tassen trinken.

**Stark
gallensaftanregend**

60 g Odermennigkraut • 30 g Wermutkraut
● 1 Teelöffel für 1 Tasse Wasser als Aufguss, 5 Minuten ziehen lassen, den bitteren Tee möglichst warm und schluckweise trinken.

**Bei Stauungserschei-
nungen in der Gallen-
blase**

30 g Benediktenkraut • 30 g Wermutkraut • 30 g Pfefferminzblätter • 20 g Kümmelfrüchte
● 1 Teelöffel für 1 Tasse Wasser als Aufguss, 10 Minuten ziehen lassen, abseihen und 3 Tassen über den Tag verteilt zu sich nehmen.

Appetitanregend

Löwenzahnwurzel und -kraut • Faulbaumrinde
Pfefferminzblätter
● 1 Teelöffel für 1 Tasse Wasser als Aufguss, 10 Minuten ziehen lassen, abseihen und mehrmals täglich einige Schlucke davon trinken.
Bei Gallensteinen sollten Gallentees nicht ohne ärztliche Verordnung angewendet werden. Sie könnten die Steine zum Wandern
bringen und Koliken auslösen. Eine gute Vorbeugung gegen Gallensteine ist, abends vor dem Schlafengehen 1 Tasse warme Milch
zu trinken. Auf diese Weise wird die Gallenblase entleert, so dass
sich nachts keine Steine bilden können.

**Stoffwechselfördernd,
abführend**

Achtung bei der Einnahme von Gallentees

Für Gallentees werden gallen- und leberwirksame Heilkräuter mit verdauungsanregenden sowie krampflösenden kombiniert. Achten sie darauf, dass in vielen Gallenpräparaten und -tees Abführmittel enthalten sind. Die ständige Einnahme von Abführmitteln kann eine Darmträgheit verstärken und zu Kaliumverlusten führen.

Nervenschwäche

Ruhe und Entspannung

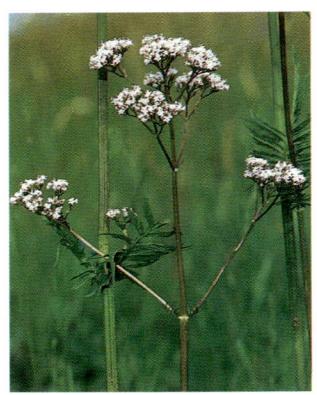

Baldrian – ein hochwirksames Beruhigungsmittel bei nervösen Erregungszuständen und Schlafstörungen.

Vielen Menschen fällt es schwer, sich zu entspannen. Oft sind Sie nicht erfüllt von Familie, Beruf und ihren sozialen Kontakten. Zudem haben wir im Zeitalter der Telekommunikation mit all ihren Vorteilen auch mit einer ständigen Reizüberflutung zu kämpfen. Die Welt wird immer schneller. Im Beruf müssen wir Leistung bringen, häufig sind wir abhängig von der Anerkennung anderer, was bis zur Leistungssucht führen kann. Nervosität, Unausgeglichenheit, Hektik und Stress sind der Preis. Dabei könnte Stress an sich positiv sein: Ohne die Herausforderung, unser Bestes zu geben, sei dies beruflich oder privat, stagniert die persönliche Entwicklung. Das Wichtigste ist ein Ausgleich von Spannung und Entspannung. Falscher Umgang mit Stress kann sonst eine ganze Reihe von Beschwerden und Krankheiten verursachen wie Herz-, Kreislauf- und Verdauungsstörungen.

Neben der Anwendung von Heilpflanzen, die im Folgenden vorgestellt werden, gibt es eine Reihe weiterer Möglichkeiten, sich von innerem Druck zu entlasten. Zu empfehlen ist hier das autogene Training. Es lohnt sich, etwas Zeit zu investieren, um diese Entspannungsmethode zu erlernen. Man kann dies bei vielen Bildungseinrichtungen wie beipielsweise der Volkshochschule tun. Auch die Technik des Zeitmanagements bietet sich an. Durch die systematische Einteilung der zur Verfügung stehenden Zeit kann man Stress wirksam begegnen.

Ausgleichende Heilpflanzen

Autogenes Training
Erfinder dieser Form der Selbstsuggestion war der Göttinger Nervenarzt Johannes Heinrich Schultz (1884–1970). Beim autogenen Training werden bestimmte Yogastellungen mit hypnothischen Übungen kombiniert. Das Verfahren sollte schrittweise und zu Beginn unter Anleitung eines erfahrenen Lehrers erlernt werden. Die Übungen führen zu einer tiefen psychischen Entspannung.

Zahlreiche Heilpflanzen können nervöse Erregungszustände dämpfen, auch ohne dass die Konzentrationsfähigkeit, die für die Erledigung unserer täglichen Aufgaben nötig ist, gestört wird. Sie helfen zu entspannen, machen aber nicht müde. Dennoch sollten wir uns nicht an sie gewöhnen, da man selbst von milden Drogen abhängig werden kann, wenn auch nur psychisch.

Nervenberuhigende und kräftigende Heilpflanzen

▶ **Apfelschalentee**

Apfelschalentee ist ein sehr mild wirkendes, nervenberuhigendes und gleichzeitig erfrischendes Getränk. Man kann auch einfach 1 Apfel mit Schale in kleine Stücke schneiden, mit siedendem Wasser überbrühen und 1 Stunde lang ziehen lassen. Die Apfelstückchen essen und den Saft trinken. Eventuell mit 1 Teelöffel Honig süßen.

▶ **Baldrianwurzel** (Äth, Alk)

Die Baldrianwurzel wirkt leicht beruhigend bei allen Formen nervlicher Überreizung, bei nervös bedingten Magen-Darm-Krämpfen und Herz-Rhythmus-Störungen. Sie fördert das Ein- und Durchschlafen. Nervöse Menschen können Baldrian auch tagsüber trinken, sie fühlen sich danach nicht müde. Morgens 1 bis 2 Teelöffel mit 1 Tasse siedendem Wasser übergießen und 10 Stunden ziehen lassen. Abends trinkwarm 1 Tasse zu sich nehmen. Als Kaltauszug: 1 bis 2 Teelöffel 10 bis 12 Stunden ziehen lassen. Vor dem Schlafengehen auf Trinktemperatur erwärmen und schluckweise trinken. Manche Menschen kommen, wenn sie Baldrianwurzeltee trinken, morgens schwerer aus dem Bett.

▶ **Ginseng** und **Hafer**

Ginseng und Hafer wirken ebenso wie allgemein tonisierende Bittermittel kräftigend und nervenstärkend.

▶ **Hopfen** (Bit, Äth, Fla)

Die beruhigende Wirkung des Hopfens, kommt von dem in den gelben Drüsen der Fruchtzapfen vorhandenen bitteren Harz. Hopfen ist etwas schwächer beruhigend als Baldrian, aber beson-

Baldrian und seine Geschichte

Baldrian ist jedem als Beruhigungsmittel bekannt. Auch seine »katzenfreundliche« Wirkung fördert hin und wieder ein Schmunzeln zutage. Die Pflanze wurde bereits in der Antike geschätzt. So empfahl der griechische Arzt Hippokrates (460–375 v. Chr.) Baldrian bei Frauenbeschwerden. Hildegard von Bingen nannte das Gewächs Denemarcha und lobte seine Anwendung bei Gicht und Seitenstechen. Ab dem 16. Jahrhundert schrieb man ihm heilende Wirkung besonders bei Atemnot, Kopfschmerzen und Sehbeschwerden zu. Das 19. Jahrhundert machte den Baldrian dann zu dem Beruhigungsmittel schlechthin.

Tip aus der chinesischen Medizin

Beruhigend und ausgleichend, besonders bei nervösen Herzbeschwerden, ist ein Kaltauszug aus Herzgespannkraut. Man nimmt 2 Teelöffel des sehr fein zerkleinerten Krauts auf 2 Tassen Wasser als Aufguss oder bereitet einen Tee aus 2 Gramm Pulver mit 1 Tasse kochendem Wasser. Mehrere Wochen lang 1 bis 2 Tassen täglich trinken.

Nur das richtige Maß an Entspannung hilft, stress-bedingten Erkrankungen vorzubeugen.

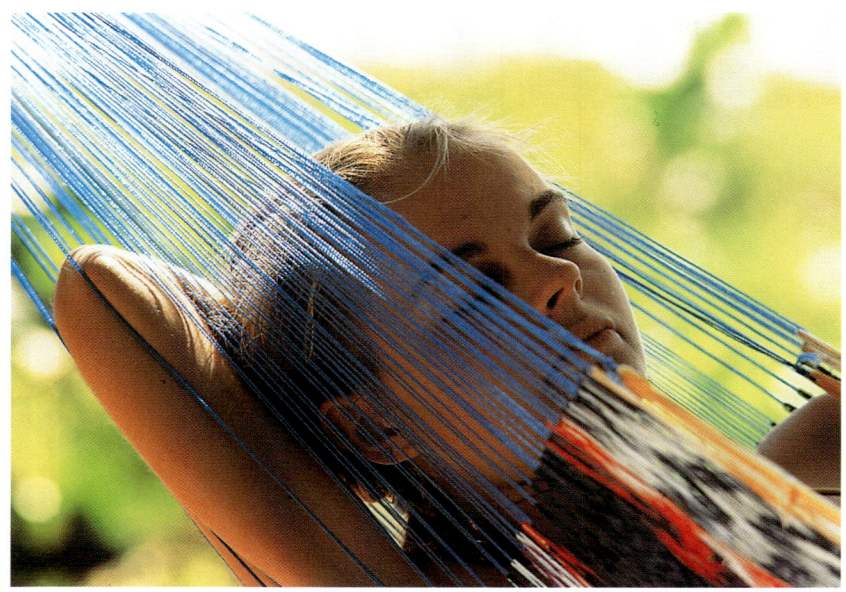

Hopfenkissen
Die schlaffördernden Eigenschaften des Hopfens lassen sich auch nutzen, indem man die Fruchtzapfen in einen Leinenbeutel füllt und ihn in den Kopfkissenbezug legt. Da Hopfen etwas unangenehm riecht, sollten Sie Lavendelblüten hinzufügen.

ders schlaffördernd und mild magenanregend. Er enthält Stoffe, die den Östrogenen verwandt sind und dämpft daher sexuelle Übererregbarkeit: 2 Teelöffel als Aufguss, 1 Tasse vor dem Schlafengehen trinken. Nicht als Dauergetränk verwenden.

▶ **Johanniskraut** (Fla, Äth, Ger, Hypericin)
Johanniskraut war schon den alten Griechen bekannt. Es kräftigt das Nevensystem, dämpft Angst und Unruhe, entspannt und kann mit Erfolg bei leichteren Depressionen eingesetzt werden. Es macht nicht müde. Die stimmungsaufhellende, antidepressive Wirkung tritt frühestens nach 3 bis 4 Wochen ein. Deshalb empfiehlt es sich, Johanniskrauttee als Kur 2 bis 3 Monate lang zu trinken. Schädliche Nebenwirkungen sind nicht zu befürchten. Sie sollten in dieser Zeit ausführliche Sonnenbäder meiden, da der Farbstoff Hypericin zu vermehrter Lichtempfindlichkeit führen kann (siehe Seite 27): 1 bis 2 Teelöffel des Krauts mit den Blüten auf 1 Tasse Wasser als Aufguss, 5 Minuten ziehen lassen, morgens und abends 1 Tasse zu sich nehmen.

▶ **Lavendelblüten** (Äth, Ger, Fla)
Lavendelblüten sind mild beruhigend und nervenkräftigend, daneben auch verdauungswirksam. Sie schmecken angenehm aromatisch: 1 bis 2 Teelöffel für 1 Tasse als Aufguss.

▶ **Melissenblätter** (Äth, Bit, Ger)

Melissenblätter wirken mild beruhigend und ausgleichend auf die Nerven, besonders, wenn man viel zu verarbeiten hat. Zudem sind sie leicht krampflösend und blähungshemmend (siehe Seite 221). Melisse kann bei jeder Form nervöser Störungen verwendet werden, zum Einschlafen, bei nervösem Magen oder Herz. Sie macht aber nicht müde. Man nimmt 2 Teelöffel als Aufguss für 1 Tasse Wasser, 15 Minuten ziehen lassen, 2- bis 3-mal täglich 1 Tasse morgens und abends trinken.

▶ **Passionsblumenkraut** (Fla, Cumarin)

Passionsblumenkraut fördert das Einschlafen und hilft bei allen Formen nervöser Übererregbarkeit. Es wird oft in Teemischungen mit Baldrian, Hopfen und Johanniskraut verwendet: 1 Teelöffel für 1 Tasse Wasser als Aufguss, 1 Tasse vor dem Schlafengehen trinken.

▶ **Pomeranzenschalen** (Äth, Bit, Ger)

Pomeranzenschalen werden hauptsächlich als kräftigendes Mittel (siehe Seite 221) eingesetzt, wirken aber auch mild beruhigend bei nervöser Unruhe. Die Pomeranzenschalen werden hauptsächlich in Teemischungen eingesetzt. Weniger bitter und feiner aromatisch sind Pomeranzenblüten, im Handel auch als Orangenblüten geführt. Gut ist eine Mischung mit Baldriantee: Beide Tees getrennt zubereiten, dann 1 Tasse des morgens kalt angesetzten Baldriantees mit dem frischen, warmen Pomeranzenblütentee (1 Teelöffel als Aufguss) vermischen und vor dem Schlafengehen in kleinen Schlucken trinken.

▶ **Rosenblüten** (Äth, Ger, Fla)

Rosenblüten sind in der Volksheilkunde ein beliebtes Nervenstärkungsmittel, das mild beruhigend auf die Schleimhäute von Magen und Darm wirkt und auch zur Blutreinigung und Herzstärkung verwendet wird. 1 Teelöffel für 1 Tasse Wasser als Aufguss, 5 bis 10 Minuten ziehen lassen, 1 bis 2 Tassen täglich trinken.

▶ **Rosmarinblätter** (Äth, Ger, Fla, Bit)

Rosmarinblätter haben nicht nur eine leicht kreislaufanregende (siehe Seite 149f.), sondern auch eine nervenkräftigende, dabei aber gleichzeitig beruhigende Wirkung und werden oft in Mischungen bei allgemeiner Schwäche eingesetzt. Sie stimulieren im Sinne einer Kräftigung: 1 Teelöffel für 1 Tasse Wasser als Aufguss, 2 Tassen tagsüber trinken.

Die Pomeranze

Der Name der Pomeranze stammt aus dem Italienischen, pomo arancia, und bedeutet bittere Apfelsine. Die lateinische Bezeichnung »citrus aurantium« ordnet sie den duftenden Zitrusfrüchten zu. Somit geben die unterschiedlichen Namen erste Auskunft über Geschmack und Geruch der Frucht. China und das indomaleisische Gebiet waren Heimat der Pflanze, heute wird sie in allen subtropischen Gebieten angebaut. Für die Heilkunde nutzbar sind die Blüten, die Schalen sowie die unreifen Früchte.

▶ Auch eine Reihe verdauungswirksamer Heilpflanzen wirkt kräftigend und stärkend auf das Nervensystem. Hierbei sind vor allem die erfrischende **Pfefferminze** (siehe Seite 221), das kräftigende **Basilienkraut** (siehe Seite 214), der stärkende **Thymian** (siehe Seite 90, 223) und die **Engelwurz** (siehe Seite 165) zu nennen.

Teemischungen zur Entspannung und Kräftigung

Nervenstärkend, beruhigend, ausgleichend

Orangenblüten • Baldrianwurzel • Melissenblätter Basilikumkraut • Minzeblätter
● 2 Teelöffel für 1 Tasse Wasser als Aufguss, 3 Tassen täglich je nach Bedarf trinken.

Nervenstärkend, beruhigend, ausgleichend

20 g Melissenblätter • 10 g Johanniskraut • 10 g Orangenblüten 5 g Hagebuttenfrüchte
● 2 Teelöffel für 1 Tasse als 10-minütiger Aufguss, 2- bis 3-mal täglich 1 Tasse trinken.

Ausgleichend, kräftigend

Melissenblätter • Bockshornkleesamen
● 2 Teelöffel für 1 Tasse Wasser als Aufguss, 2 Tassen täglich warm trinken.

Bei Nervosität und ängstlichen Spannungszuständen

30 g Johanniskraut • 20 g Pfefferminzblätter • 15 g Melissenblätter
● 1 bis 2 Teelöffel für 1 Tasse als Aufguss, über den Tag verteilt 2 Tassen zu sich nehmen.

Mild beruhigender Blütentee

20 g Orangenblüten • 15 g Lavendelblüten • 15 g Weißdornblüten • 10 g Kamillenblüten
● 2 Teelöffel für 1 Tasse Wasser als 10-minütiger Aufguss, 2-mal täglich 1 Tasse je nach Bedarf.

Bei besonders großem Stress

20 g Kamillenblüten • 10 g Zinnkraut • 10 g Johanniskraut 10 g Hagebuttenfrüchte • 10 g Herzgespannkraut • 10 g Weißdornblüten und -kraut • 5 g Brennnesselkraut • 5 g Spitzwegerichkraut • 5 g Kalmuswurzel • 5 g Ringelblumenblüten
● 1 bis 2 Teelöffel für 1 Tasse Wasser als Aufguss, 3-mal täglich 1 Tasse trinken.

25 g Melissenblätter • 10 g Hagebuttenfrüchte • 10 g Orangenblüten • 5 g Hibiskusblüten
• 2 Teelöffel für 1 Tasse Wasser als Aufguss, 5 bis 10 Minuten ziehen lassen, nachmittags und über mehrere Wochen abends 1 Tasse
trinken.

Ausgleichend bei anstrengender geistiger Arbeit

40 g Bitterkleeblätter • 30 g Pfefferminzblätter
30 g Rosmarinblätter
• 1 Teelöffel für 1 Tasse Wasser als Aufguss, 5 bis 10 Minuten ziehen lassen, über einige Wochen hinweg nachmittags und abends je
1 Tasse trinken.

Kräftigend und bitter

30 g Melissenblätter • 20 g Engelwurz • 20 g Gartenrautenkraut
20 g Kamillenblüten • 10 g Orangenblüten
• 1 Teelöffel für 1 Tasse Wasser als Aufguss 10 Minuten ziehen lassen, 2 Tassen täglich trinken.

Nach Überanstrengung

20 g Weißdornblüten • 15 g Mistelkraut • 15 g Rautenkraut
15 g Melissenblätter • 10 g Baldrianwurzel • 5 g Kümmelfrüchte
• 1 bis 2 Teelöffel für 1 Tasse Wasser als Aufguss, abends jeweils
1 Tasse trinken.

Mild beruhigend, kreislaufwirksam

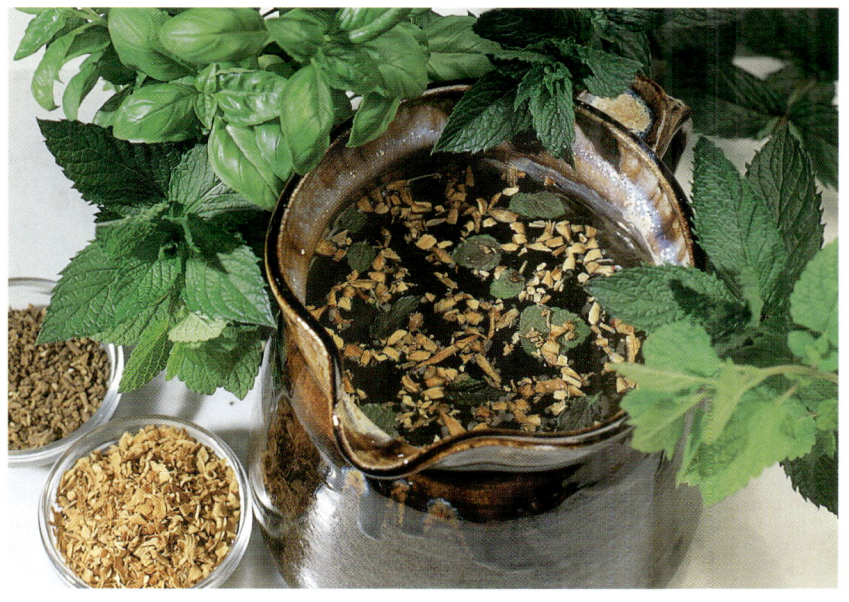

*Schon der Duft wirkt ent-
spannend – Teeaufguss aus
Orangenblüten, Melisse,
Minze, Basilikum und
Baldrian.*

189

Schlafstörungen

Medikamentöse
Schlafmittel

Arzneimittel bewirken bei Schlafstörungen einen »medikamentösen« Schlaf oder sind Anreger für einen natürlichen Schlaf. In der Hauptsache unterscheidet man drei Gruppen: Einschlafmittel, Durchschlafmittel und Dauerschlafmittel. Alle zeigen bei längerer und unkontrollierter Anwendung erhebliche Nebenwirkungen. Sie sollten nur unter ärztlicher Aufsicht eingenommen werden.

Schlafstörungen sind ein weit verbreitetes Übel. Nahezu ein Drittel aller Deutschen, Österreicher und Schweizer klagen über Schlafstörungen. Sie können nicht ein- oder durchschlafen und wachen morgens frühzeitig auf. Die häufigste Ursache ist nervliche Überreizung. Eine kurzzeitig auftretende Schlaflosigkeit erfordert keine Behandlung. Dauert das Problem jedoch an, muss man nach den Ursachen suchen: emotionale Probleme, übermäßiger Genuss von Alkohol oder Kaffee, Krankheiten wie Rheuma und Asthma. Alkohol beispielsweise stört die wichtigste Schlafphase, den REM-Schlaf (REM: »rapid eye movement«, die lebhaften Augenbewegungen weisen auf Aktivitäten des Gehirns hin). Es handelt sich hierbei um Schlafphasen, die zwischen den so genannten Tiefschlafphasen liegen. Medikamente wie Appetitzügler und koffeinhaltige Schmerz- und Grippemittel können eine unerwünschte belebende Wirkung haben. Auch die Einnahme von Hormonpräparaten (Antibabypille, Östrogene gegen Wechseljahrebeschwerden) kann für Schlafprobleme verantwortlich sein.

Bevor Sie aber diesen Störungen mit Arzneimitteln, dazu gehören auch Tees, zu Leibe rücken, versuchen Sie Folgendes:
• Machen Sie abends einen Spaziergang an der frischen Luft
• Gönnen Sie sich Ruhe in der Zeit vor dem Zubettgehen
• Wenn Sie ein Problem haben, verdrängen Sie es nicht. Suchen Sie das Gespräch mit Freunden
• Auch Entspannungsübungen können helfen

Heilpflanzen zur Schlafförderung

Verschiedene Heilpflanzen wie Hopfen, Baldrian und Passionsblume fördern einen gesunden Schlaf (siehe Seite 185f.). Aber auch der Beifuß (siehe Seite 215) ist an dieser Stelle zu nennen. Inzwischen ist nachgewiesen, dass Heilpflanzen im Gegensatz zur Mehrzahl der chemischen Schlafmittel, die auch süchtig machen können, den für unsere Erholung so wichtigen REM-Schlaf (siehe oben) nicht stören. Trotzdem sollten Schlaftees nur vorübergehend angewendet werden.

Schlaffördernde Teemischungen

30 g Hopfenzapfen • 30 g Melissenblätter • 20 g Baldrianwurzel
• 1 bis 2 Teelöffel für 1 Tasse Wasser als Aufguss. 1 bis 2 Tassen vor dem Schlafengehen trinken.

Der Klassiker unter den Schlaf- und Beruhigungstees

20 g Passionsblumenkraut • 20 g Hopfenzapfen
15 g Orangenblüten • 15 g Melissenblätter
• 1 bis 2 Teelöffel als 5-minütiger Aufguss, 1 bis 2 Tassen am Abend und vor dem Schlafengehen nicht zu heiß trinken.

Bei nervöser Schlaflosigkeit

30 g Basilikumblätter • 30 g Hagebuttenfrüchte
20 g Orangenblüten
• 1 Esslöffel für 1 Tasse als Aufguss, 1 bis 2 Tassen gut warm vor dem Schlafengehen zu sich nehmen.

Mild und fruchtig

Lavendelblüten • Baldrianwurzel • Johanniskraut
Schlüsselblumenblüten
• 1 Teelöffel für 1 Tasse Wasser als Aufguss, 5 bis 10 Minuten ziehen lassen und schluckweise vor dem Schlafengehen 1 Tasse trinken. Weil die Wirkrichtung ähnlich ist, können Sie statt Baldrian auch Hopfenzapfen verwenden.

Beruhigend, schlaffördernd

25 g Melissenblätter • 15 g Hopfenzapfen • 15 g Engelwurz
5 g Lavendelblüten • 5 g Schafgarbenkraut
• 1 bis 2 Teelöffel für 1 Tasse als Aufguss. Bei Bedarf tagsüber oder vor dem Schlafengehen 1 bis 2 Tassen trinken.

Schlaffördernd und gleichzeitig kräftigend

30 g Baldrianwurzel • 20 g Melissenblätter • 10 g Bitterklee-blätter • 10 g Pfefferminzblätter • 10 g Orangenblüten
• 1 bis 2 Teelöffel für 1 Tasse Wasser als Aufguss, mindestens 15 Minuten ziehen lassen und abends vor dem Schlafengehen 1 Tasse trinken.

Gut zum Einschlafen, verdauungsfördernd

Boldoblätter • Pfefferminzblätter • Rosmarinblätter
Waldmeisterkraut
• 1 Teelöffel für 1 Tasse Wasser als Aufguss, 1 Tasse abends warm trinken.

Vertreibt die »Schwermut«, entspannend

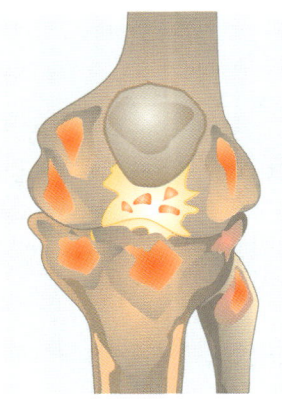

Das Hauptsymptom rheumatischer Erkrankungen: ziehende Schmerzen in Muskeln und Gelenken.

Kuren

Zur Linderung rheumatischer Erkrankungen tragen häufig auch Kuren bei. Schwefel-, Moor- und Solebäder haben sich besonders bewährt. Die intensive Wärme von Moorbädern z. B. fördert die Durchblutung und den Abtransport von Schmerz verursachenden Ablagerungen. Vereinzelt hilft zur Schmerzbekämpfung auch Kälte. Wenden Sie sich dazu an Ihren Arzt oder Heilpraktiker.

Rheumatische Beschwerden

Abfall- und Giftstoffe im Blut

Rheuma ist ein Sammelbegriff für verschiedene Leiden der Knochen, Gelenke und Muskeln wie z. B. Arthrosen und Wirbelsäulenbeschwerden, Sehnenscheidenentzündung, Gicht sowie chronische Polyarthritis. Akute rheumatische Entzündungen gehören in die Hände des Arztes. Die Naturheilkunde kann bei vielen Formen des langsam und chronisch verlaufenden Rheumatismus aufgrund von Abnützungserscheinungen der Gelenke und der Wirbelsäule sowie bei chronischer Polyarthritis und Gicht helfen. Erste wesentliche Maßnahme bei rheumatischen Krankheiten ist das Aufspüren möglicher anderer Krankheitsherde im Körper. Lassen Sie sich auf chronische Entzündungen überprüfen, besonders im Bereich der Zähne, Mandeln und Nebenhöhlen. Als weiteres Mittel kann eventuell eine Umstimmung des Stoffwechsels erforderlich sein. Außerdem empfehlen sich häufige Bäder, Packungen, Dampf oder Heißluft sowie durchblutungsfördernde Salben und Pflaster. All dies muss individuell mit einem erfahrenen Therapeuten abgesprochen werden.

Viele mögliche Ursachen

Wenn Sie an Arthritis, Rückenschmerzen oder Ischias leiden, sollten Sie auch Ihre Ernährung, Körperhaltung und Bewegungsabläufe prüfen. Häufig haben sich Fehlstellungen ausgebildet, die korrigiert werden können. Aber auch emotionale Probleme kommen als Auslöser in Betracht. Bei der Therapie der Polyarthritis steht, weil man über deren Ursachen noch wenig weiß, nicht die Heilung im Vordergrund der Bemühungen, sondern die Linderung der Beschwerden. Eine wichtige Rolle spielen hierbei auch physiotherapeutische Maßnahmen wie z. B. Krankengymnastik.

Verschlackung vermeiden

Gemeinsames Ziel der naturheilkundlichen Behandlung verschiedener rheumatischer Krankheiten ist das Entfernen von Stoffwechselschlacken aus dem Gewebe und die Beruhigung chronischer Entzündungen. Funktionieren die Stoffwechselprozesse nicht gut genug, sind die Abbau- und Entgiftungsprozesse in unserem Körper im Ungleichgewicht. Abfallstoffe aus Gewebe und Blut wie Milch- und Harnsäure sowie Umweltgifte werden nicht ausreichend abgebaut, sondern werden zuerst im Bindegewebe, dann auch in Wirbeln und Gelenken eingelagert. Dies geschieht vor allem, wenn unser Abwehr- und Entgiftungssystem – insbesondere die Leber – überlastet ist.

Reinigungskuren

▶ Am besten geeignet zur Reinigung, Umstimmung und Entschlackung sind Kuren wie Fastentag, Reiskur, Wildkräuterfrischsaftkur oder Kuren mit bestimmten Heilkräutertees. Günstige Zeitpunkte zur Durchführung sind dabei die Übergangsjahreszeiten Frühjahr und Herbst.
Parallel dazu können Sie Salate mit jungen Löwenzahn- und Brennnesselblättern sowie der stoffwechselanregenden Brunnenkresse bereichern.

▶ Fasten: Zu hause kann ohne weiteres eine 3-tägige Fastenkur durchgeführt werden. Nach einer gründlichen Darmentleerung (Glaubersalz, Einlauf) nehmen Sie in dieser Zeit nur Gemüsesäfte oder Gemüsebrühe zu sich (1 Liter pro Tag). Nach den 3 Tagen langsam wieder zur normalen Ernährung zurückfinden. Längere

Fastenkuren sollten unter fachkundiger Anleitung durchgeführt werden.

▶ Reis: Legen Sie über einen Zeitraum von mehreren Wochen jeweils 1 Reistag pro Woche ein. Essen Sie an diesem Tag ausschließlich ohne Salz gekochten Vollreis (200 Gramm). Zur Geschmacksverbesserung können Sie 3 bis 4 Äpfel (geschält und in Stückchen geschnitten) mitkochen. 3-mal täglich 1 Portion.

▶ Heiltees: Um das Stoffwechselgeschehen nachhaltiger zu beeinflussen, sollte man Heiltees mit den entsprechenden Pflanzen (siehe Seite 195) kurmäßig anwenden. Trinken Sie über einen längeren Zeitraum hinweg einen bestimmten Tee. Nach einer Pause (6 bis 12 Monate) können Sie die Kur wiederholen.

Fasten
Neben der positiven Wirkung des Fastens auf das körperliche Wohlbefinden schätzen viele Menschen die psychischen und geistigen Vorzüge, die das Fasten bietet. Alle großen Religionen kennen Fastenzeiten und Abstinenzgebote. Fasten ist seit alters ein viel gebrauchtes Mittel zur Reinigung von Körper und Geist.

Ein rustikaler und schmackhafter Salat – sammeln Sie im Frühjahr frische Löwenzahnblätter und junge Brennnesseln. Die darin enthaltenen Biostoffe wirken sich besonders günstig bei Stoffwechselerkrankungen wie rheumatischen Beschwerden oder Gicht aus.

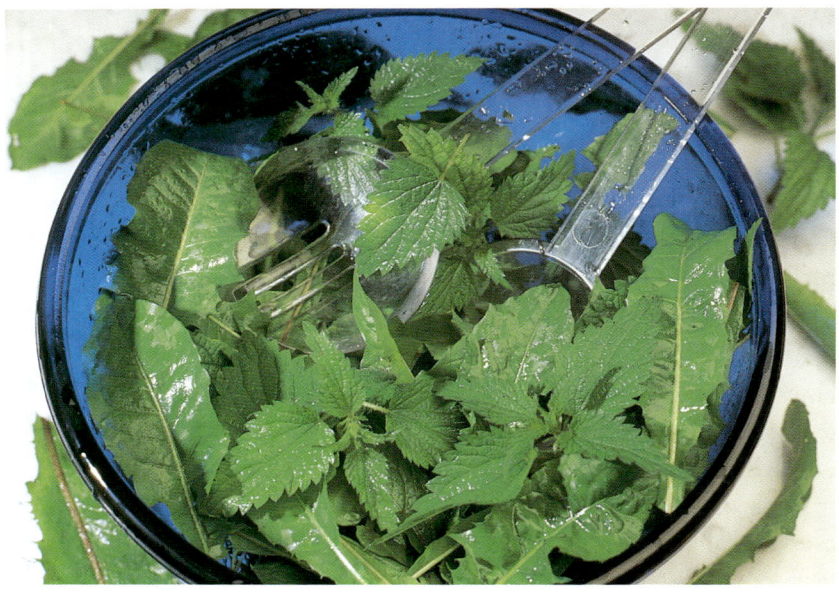

Bechterewsche Krankheit
Der russische Neurologe und Psychiater Wladimir Michajlowitsch Bechterew (1857–1927) entdeckte die nach ihm benannte Krankheit. Es handelt sich dabei um eine chronische Entzündung der Wirbelgelenke, deshalb auch Wirbelsäulenrheumatismus genannt, die zu einer Versteifung der Wirbelsäule führen kann. Ihre Ursache ist noch ungeklärt. Bevorzugt tritt die Krankheit bei Männern auf.

Ein intaktes Bindegewebe gewährleistet, dass die Organe, die es umgibt, ausreichend ernährt werden und Abfallstoffe der Körperzellen von Blut und Lymphe zum Abtransport aufgenommen werden können. Kommt es zur Verschlackung, begünstigt dies je nach Veranlagung bestimmte Krankheiten, beim Rheumatiker Gelenkkrankheiten entzündlicher Natur wie die Polyarthritis oder degenerativer Natur wie die Arthrosen. Auch die Bechterewsche Krankheit ist hier zu nennen – eine chronische Entzündung der Wirbelsäule, die mit zunehmender Versteifung einhergeht.

Umstimmung des Stoffwechsels

Rheumatees wirken nicht nur schmerz- und entzündungslindernd, sondern fördern die Ausscheidung von Nieren, Darm und Haut sowie den Abbau von Giftstoffen durch die Leber. Eine Teekur kann auch den Zellstoffwechsel beeinflussen. Sie hilft dabei, das Bindegewebe zu reinigen und zu vitalisieren, so dass Knorpel und Gelenke wieder besser ernährt und Giftstoffe abtransportiert werden können. Dies alles wird als Umstimmung und Entschlackung des Stoffwechsels bezeichnet. Das gleiche Ziel verfolgen die Tees zur Blutreinigung (siehe Seite 49, 202f.).

Stoffwechselwirksame Heilpflanzen

Rheumatische Beschwerden sind meist lang andauernder, chronischer Natur. Verschlimmerungen wie auch Besserungen treten meist nur allmählich ein, im Laufe von Monaten oder gar Jahren. Um eine Umstimmung des Stoffwechsels zu erreichen, ist es notwendig, die infrage kommenden Heiltees über eine längere Zeit hinweg in Form einer Kur anzuwenden. Bevor Sie die Kur wiederholen, sollten Sie eine Pause von 6 bis 12 Monaten einlegen, in der Sie nach therapeutischer Absprache aber durchaus einen Tee mit anderen Heilpflanzen trinken können. In vielen Fällen ist es erforderlich, den Stoffwechsel besonders tief greifend zu beeinflussen, sprechen Sie in diesem Fall mit Ihrem Arzt oder Heilpraktiker. Bei längerer Krankheit sollten Sie Rheumatees mit kräftigenden bitteren Tees abwechseln, besonders mit Kalmus und Engelwurz. Entwässernde Tees eignen sich nicht für den ständigen Gebrauch bei Nierenleiden, Ödemen infolge von Herz- oder Nierenkrankheiten und in der Schwangerschaft nur mit fachkundiger Absprache.

Aus der Vielzahl von Heilpflanzen, die bei rheumatischen Erkrankungen Verwendung finden, sind die wichtigsten ausgewählt:

▶ **Birkenblätter** (Sap, Fla, Ger, Äth, Vitamin C)
Birkenblätter (siehe Seite 95) sind aufgrund ihrer mild entwässernden, stoffwechselanregenden und umstimmenden Wirkung ein wichtiger Bestandteil von Rheumatees. Für einen Einzeltee nimmt man 2 Teelöffel für 1 Tasse Wasser als Aufguss, 3-mal täglich zu sich nehmen. Weiterhin empfiehlt sich eine 3-wöchige Birkensaftkur, bei der man 3-mal täglich 1 Glas Birkensaft jeweils nach den Mahlzeiten trinken sollte.

▶ **Bittersüß** (Sap, Gly, Alk, Ger)
Bittersüß ist ein wirksames Mittel zur Umstimmung des Stoffwechsels und leicht harntreibend. Man verwendet von den oberen Stängelteilen 1 Teelöffel für 1 Tasse Wasser als Aufguss. 2 Wochen lang morgens und abends 1 Tasse trinken. Bei zu hohen Dosierungen kommt es zu Vergiftungserscheinungen mit Sprachstörungen, Übelkeit und Krämpfen. Deshalb sollte man Bittersüß nicht ohne fachkundige Absprache einnehmen.

4-Wochen-Kur für Rheumatiker
2 Esslöffel Löwenzahnsaft zum Frühstück und je 1 Tasse Teufelskrallentee (siehe Seite 197) vor dem Mittag- und Abendessen.

Aus der Familie der Nachtschattengewächse
Bittersüß, eine zu den Nachtschattengewächsen zählende Pflanze, wächst als Halbstrauch in Asien, Europa, Nordafrika und Nordamerika. Ihre Blüten sind violett, die Beeren rot.

▶ **Bohnenschalen**

Bohnenschalen finden sich aufgrund ihrer stark harntreibenden Wirkung in vielen Rheumatees: 1 Esslöffel der Hülsen mit 1 Tasse Wasser kurz aufkochen, 5 Minuten ziehen lassen, 3-mal täglich 1 Tasse trinken. Bohnenschalen sind die gelblich-weißen Hülsen der reifen, weißen Bohnensamen.

▶ **Brennnessel** (Fla, Vit, Min, Ameisensäure, Histamin)

Die Blätter der großen Brennnessel sind eines der besten Blutreinigungsmittel. Sie dienen der allgemeinen Umstimmung und Entschlackung. Die Brennnessel wirkt harntreibend, regt die Verdauung an und hilft bei rheumatischen Erkrankungen und Gicht sowie zur Vorbeugung gegen Nierensteine. Man nimmt 2 Teelöffel für 1 Tasse Wasser als Aufguss, 2 bis 3 Tassen täglich. Oder: 2 Teelöffel für 1 Tasse Wasser als 5-minütige Abkochung, 2 Tassen täglich. Man sollte den Tee 4 bis 6 Wochen lang trinken. Auch empfiehlt sich alternativ die Einnahme von 1 Esslöffel Brennnesselsaft 3-mal täglich über 4 Wochen. Im Frühjahr können Sie die jungen Brennnesselblätter auch als Salat oder Gemüse essen.

▶ **Klettenwurzel** (Bit, Ger, Sch, Äth, Inulin)

Die Klettenwurzel wird häufig in Blutreinigungstees verwendet, besonders bei Hautleiden. Sie ist harn- und schweißtreibend und wird auch bei Leber- und Gallenblasenstörungen (siehe Seite 178ff.) angewendet: 1 Teelöffel mit 1 Tasse kaltem Wasser übergießen, 5 bis 6 Stunden stehen lassen und gelegentlich umrühren, kurz aufkochen und täglich 2 bis 3 Tassen trinken.

▶ **Löwenzahnwurzel und -kraut** (Bit, Sap, Vit)

Löwenzahn ist eine stoffwechselanregende und blutreinigende Heilpflanze (siehe Seite 96f.). Löwenzahn entfernt Gifte, indem er die Nieren anregt und fördert die Tätigkeit von Leber und Gallenblase (siehe Seite 178ff.). Er wird bei chronischen rheumatischen Leiden, bei Verdauungsbeschwerden und Harnwegsentzündungen eingesetzt: 1 bis 2 Teelöffel mit 1 Tasse kaltem Wasser übergießen, 1 Minute lang kochen und 10 Minuten ziehen lassen. Morgens und abends 1 Tasse trinken, 4 Wochen lang. Oder morgens und abends den Frischsaft (1 Esslöffel in 1/2 Glas Wasser) über die gleiche Zeit hinweg einnehmen. Nicht bei Leber- und Gallenblasenleiden anwenden. Bei magenempfindlichen Personen sind manchmal Schleimhautreizungen möglich.

▶ **Sandseggenwurzel** (Sch, Sap, Ger, Kie)

Die Sandseggenwurzel ist ein gutes, aber häufig unterschätztes Blutreinigungsmittel (siehe Seite 49). Sie enthält zudem Kieselsäure für den Gewebeaufbau. Man übergießt 1 Teelöffel mit 1 Tasse kaltem Wasser, dann bis zum Kochen erhitzen und 10 Minuten ziehen lassen. 2-mal täglich 1 Tasse.

▶ **Schlüsselblumen** (Sap, Ger, Äth, Kie)

Pfarrer Kneipp war ein großer Anhänger der Schlüsselblumen, die zwar vor allem bei Husten (siehe Seite 78ff.), aber auch zur Blutreinigung (siehe Seite 49) angewendet werden können: 1 bis 2 Teelöffel der Wurzel für 1 Tasse als Abkochung, 2 bis 3 Tassen täglich. Von den milder wirkenden Blüten macht man einen Aufguss: 2 Teelöffel für 1 Tasse, 3 Tassen täglich. Oder: 2 Teelöffel mit 1 Tasse Wasser erhitzen und 3 bis 5 Minuten lang kochen, ebenfalls 3 Tassen täglich. Manchmal können Allergien auftreten.

▶ **Teufelskralle** (Gly, Bit)

Die afrikanische Teufelskralle ist ein ausgezeichnetes rheumawirksames Umstimmungsmittel. Sie genießt in der afrikanischen Volksmedizin den Ruf eines Geriatrikums (altersbedingte Krankheiten) und Allheilmittels. Ihre antirheumatischen, entzündungshemmenden und leicht schmerzlindernden Wirkungen konnten wissenschaftlich nachgewiesen werden. Andere Untersuchungen berichten auch von guten Effekten bei erhöhtem Cholesterinspiegel, Fettstoffwechselstörungen und Diabetes. Die Wurzel ist sehr bitter. Verwendet werden die Knollen der Seitenwurzeln: 1 Teelöffel der Knollen über Nacht kalt ansetzen und 4 Wochen lang vor dem Mittag- und Abendessen lauwarm und schluckweise 1 Tasse des Wurzelsuds trinken. Teufelskralle sollte nicht bei Magen- und Zwölffingerdarmgeschwüren angewendet werden, bei Gallensteinleiden nur nach Rücksprache mit Ihrem Arzt oder Heilpraktiker.

▶ Kieselsäurehaltige Heilpflanzen wie **Schachtelhalm**, **Vogelknöterich**, **Quecke**, **Hohlzahn** und **Heidekraut** unterstützen den Gewebeaufbau. Kieselsäure strafft und stärkt das Gewebe. Bei venösen Beschwerden infolge angeborener Bindegewebsschwäche wie Krampfadern, Hämorrhoiden und bei Bänderschwäche, Verschleißerscheinungen durch Sport oder auch bei langdauernden chronischen Krankheiten können kieselsäurehaltige Pflanzen sehr gut eingesetzt werden.

Geriatrika

Die Mittel zur Behandlung von Alterserscheinungen finden Anwendung in der Altersheilkunde. Sie ersetzen entweder körpereigene Stoffe oder üben eine stärkende und anregende Wirkung aus. Die Teufelskralle ist hierbei eine interessante Heilpflanze. Achten Sie aber auf Produkte mit 1a-Qualität (Knolle der Seitenwurzel). Fragen Sie hierzu Ihren Apotheker.

▶ Einige weitere in der Rheumabehandlung wichtige Pflanzen wurden an anderer Stelle ausführlich besprochen: Die schmerzlindernden salizylsäurehaltigen Heilpflanzen **Mädesüß**, **Weidenrinde** und **Stiefmütterchen** (siehe Seite 110, 129), die schweißtreibenden **Holunder-** und **Lindenblüten** (siehe Seite 106), der harntreibende und stoffwechselanregende **Wacholder** und die entzündungshemmende und stoffwechselanregende **Schafgarbe** (siehe Seite 221).

Teemischungen bei rheumatischen Beschwerden und Gicht

Schmerzlindernd, entwässernd

15 g Bohnenschalen • 15 g Weidenrinde • 5 g Mädesüßblüten 5 g Heidekraut • 5 g Schafgarbenkraut
● 2 Esslöffel für 3 Tassen Wasser, auf 2 Tassen einkochen und morgens und abends 1 Tasse trinken.

Entschlackend, schmerzlindernd

15 g Weidenrinde • 15 g Mädesüß • 10 g Zinnkraut • 10 g Brennnesselkraut
● 1 Teelöffel für 1 Tasse Wasser als Aufguss, 3-mal täglich 1 Tasse je nach Bedarf trinken.

Bitter im Geschmack, entwässernd, anregend für den Stoffwechsel

Bohnenschalen • Weidenrinde • Enzianwurzel • Heidekraut Schafgarbenkraut
● 2 Teelöffel mit 1 Tasse Wasser aufkochen, dann 10 Minuten ziehen lassen. 3-mal täglich 1 Tasse, wenn möglich vor den Mahlzeiten, trinken.

Tips bei rheumatischen Erkrankungen

▶ Stoffwechselkuren können nur bedingt helfen, wenn Sie schlechte Ernährungsgewohnheiten haben (siehe Seite 59) oder zu viel Alkohol, Nikotin und Süßigkeiten zu sich nehmen.

▶ Sauna oder Dampfbad wirken entschlackend, indem sie die Hautausscheidung anregen. Zudem wird die Stoffwechseltätigkeit gefördert. Nicht bei Entzündungen, Herz-Kreislauf-Leiden und beginnenden Erkältungen einsezten.

▶ Entzündungshemmend und abschwellend wirken Enzympräparate. Fragen Sie Ihren Arzt oder Heilpraktiker, welche in Ihrem Fall empfehlenswert sind.

Birkenblätter • Brennnesselkraut
• 2 Esslöffel für 1 Tasse als Aufguss, 1 Woche lang 2- bis 3-mal täglich zu sich nehmen.

Umstimmende Mischung, stark entwässernd

50 g Erdrauchkraut • 30 g Löwenzahnwurzel und -kraut 20 g Schafgarbenkraut
• 1 Teelöffel für 1 Tasse Wasser als Aufguss, 3-mal täglich trinken, 6 Wochen lang.

Umstimmender Kurtee

25 g Brennnesselblätter • 25 g Löwenzahnwurzel mit -kraut 15 g Schachtelhalmkraut • 10 g Birkenblätter 10 g Hagebuttenfrüchte
• 1 Teelöffel für 1 Tasse Wasser als Aufguss, 4 Wochen lang 2 bis 3 Tassen täglich trinken.

Bei degenerativen Gelenkerkrankungen oder Neigung zur Steinbildung in Nieren und Gallenblase

15 g Weidenrinde • 15 g Birkenblätter • 10 g Holunderblüten 10 g Schafgarbenkraut • 10 g Hauhechelwurzel 5 g Wacholderbeeren • 5 g Süßholzwurzel
• 2 Teelöffel für 1 Tasse Wasser als Aufguss, 10 Minuten ziehen lassen. 3-mal täglich 1 Tasse trinken. Die Anwendungsdauer für diesen Tee sollte 4 Wochen betragen.

Umstimmend, ausleitend

20 g Queckenwurzel, • 20 g Mädesüßblüten • 20 g Sandseggenwurzel • 20 g Bittersüßstängel • 10 g Wacholderbeeren 10 g Hagebuttenfrüchte
• 1 Teelöffel mit 1 Tasse kaltem Wasser übergießen, erhitzen und bei geringer Hitze 5 Minuten kochen lassen. Täglich 2 Tassen warm trinken, 4 Wochen lang.

Leicht schmerzlindernd, stoffwechselanregend, entschlackend

Sandseggenwurzel • Süßholzwurzel • Hohlzahnkraut Lungenkraut • Ackerschachtelhalmkraut
• 3 Esslöffel mit 1/2 Liter Wasser als Aufguss, über den Tag verteilt warm trinken, 2 Wochen lang.

Gewebefestigend, kieselsäurehaltig

Hohlzahnkraut • Schachtelhalmkraut • Vogelknöterichkraut Heidekraut
• 2 Teelöffel für 1 Tasse Wasser als Aufguss, 2 Tassen täglich, 4 Wochen lang.

Gewebefestigend

Löwenzahnblätter
- 1 Esslöffel für 1 Tasse Wasser als Aufguss, 6 Wochen lang jeweils morgens und abends 1 Tasse trinken, am besten als Frühjahrskur. Im Herbst empfiehlt sich dann eine 4-Wochen-Kur mit Wacholdersaft oder -sirup (1 Esslöffel morgens und abends).

Entzündungslindernde Auflagen

- Aufgrund ihrer entzündungswidrigen Eigenschaft sind Bockshornkleesamen zur Linderung der Beschwerden bei entzündlichen rheumatischen Gelenken geeignet. Dazu 1 Esslöffel pulverisierte Samen mit etwas heißem Wasser anrühren und messerrückendick auf ein Stück Baumwoll-, Leinen- oder Mullstoff auftragen, dann lauwarm auf das entzündete Gelenk legen. Manchmal sind allergische Hautreizungen möglich.
- Kohlblätterauflagen haben sich insbesondere bei leicht entzündlichen arthrotischen Gelenken bewährt. Befreien Sie ein Kohlblatt von seiner holzigen Mittelader, pressen Sie es mit einem Nudelholz leicht an und legen es auf die Haut. Dann mit einem Tuch umwickeln. Es kommt hierbei zu Hautrötungen – ähnlich wie bei Senfauflagen. Machen Sie die Dauer der Auflage von der Verträg-

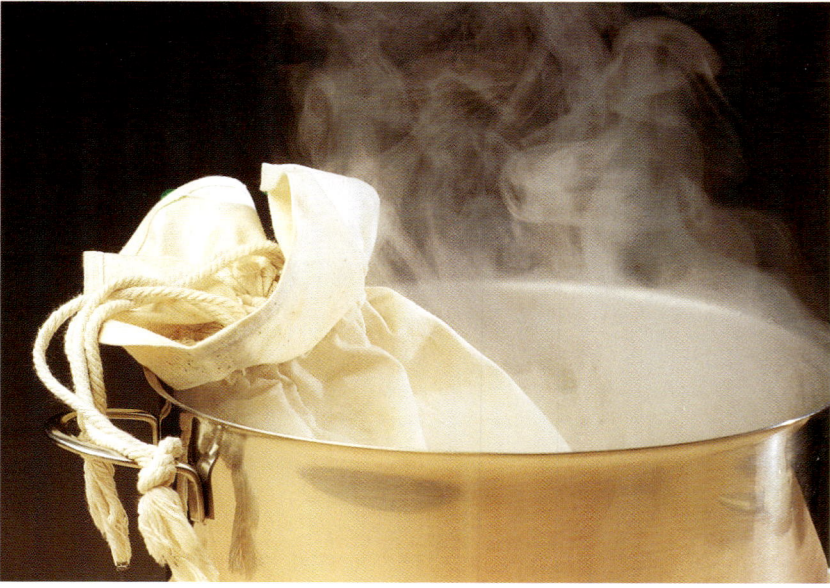

Wohl tuende Wärme bei Muskel- und Gelenkschmerzen spendet der Heublumensack.

lichkeit abhängig: Empfindliche Haut kann mit Überreizung und Bläschenbildung reagieren.

Auflagen und Einreibungen bei nicht entzündlichen Beschwerden

● Ein heißer Heublumensack eignet sich zur anregenden Wärmebehandlung. Er wirkt entkrampfend, schmerzlindernd, durchblutungsfördernd und stoffwechselanregend bei chronisch-rheumatischen Beschwerden sowie nach Unfällen, durch die Gelenke, Muskeln und Sehnen in Mitleidenschaft gezogen sind. Heu konserviert die Wärme über einen langen Zeitraum, die durchblutungsfördernde Wirkung wird durch die darin enthaltenen Cumarine erzielt. Heublumensäcke gibt es fertig gefüllt zu kaufen. Man gibt den Sack in einen Topf mit gerade siedendem Wasser und lässt ihn zugedeckt 2 Minuten einweichen. Dann drücken Sie den Heusack etwas aus und legen ihn so heiß wie Sie es vertragen 40 Minuten lang auf die kranke Stelle. Umwickeln Sie ihn mit einem dicken Tuch, um die Wärme zu halten. Nicht bei akuten Entzündungen anwenden. Gelegentlich wird von allergischen Reizungen berichtet, die photoallergischer Natur sein können (siehe Seite 27).

● Bei Rückenschmerzen und Schmerzen durch Abnutzung oder Überanstrengung im Schulterbereich helfen Einreibungen mit ätherischen Ölen wie Cajeputöl, Fichtennadelöl, Rosmarinöl, Eukalyptusöl und Kampfer sowie paprikahaltige Pflaster (ABC-Pflaster). Ebenso empfehlenswert sind Heublumenauflagen (siehe oben).

● Bei Muskelkrämpfen können das Zusammendrücken der schmerzenden Muskeln oder ein heißes Handtuch helfen. Bei Nackenschmerzen eine heiße Rolle oder ein in Plastik gewickeltes heißes Handtuch in den Nacken legen.

● Ein bewährtes Mittel gegen Ischiasschmerzen und Hexenschuss ist die Brennnesselrute, die allerdings nicht jeder verträgt. Das Nesselgift der Brennnesseln dringt in die Haut ein und bewirkt nach kurzem Brennen eine Durchblutungssteigerung mit lang anhaltendem Wärmegefühl. Schneiden Sie dazu mit Handschuhen junge, blühende Brennnesseln ab und bündeln sie. An 3 Tagen hintereinander mit den Brennnesselbündeln auf die schmerzenden

Heu und Grummet

Unter Heu (althochdeutsch houwi, zu hauen) versteht der Bauer den ersten Schnitt seiner Wiesen. Das Grummet (mittelhochdeutsch gruonmat, das gemähte nachgewachsenen Gras) hingegen ist der letzte Schnitt, der den größeren Nährstoffgehalt hat und somit für die Fütterung der Tiere besser geeignet ist. Der eigentliche Heuertrag dieses letzten Schnitts ist niedriger als beim ersten.

Körperstellen schlagen. Danach unbedingt eine Pause einlegen, um eine Überreaktion des Körpers auf das Nesselgift zu vermeiden. Nach der Brennnesselanwendung nicht mit Wasser in Berührung kommen, da das Brennen dann wieder beginnt.

Blutreinigungstees zur Stoffwechselumstimmung

Brennnessel
Außer dem Nesselgift, das die Brennhaare der Pflanze nach Abbrechen in die kleinen Stichkanäle der Haut ergießen, hat die Brennnessel weitere gesundheitsfördernde Bestandteile. So wirken ihre Samen kräftigend für ältere Menschen.

Blutreinigungstees sind bei rheumatischen Beschwerden hilfreich, da sie ebenso wie die Rheumatees der Anregung des Stoffwechsels und der Entgiftung und Entschlackung dienen. Für Blutreinigungstees werden häufig die gleichen Heilpflanzen wie bei Rheumatees verwendet, allerdings enthalten sie keine schmerzlindernden Substanzen. Die Tees sind besonders zur Anwendung im Rahmen von Reinigungskuren etwa im Frühjahr und Herbst geeignet.

Achten Sie bei Blutreinigungs- und Entschlackungstees darauf, ob in ihnen abführende oder entwässernde Heilpflanzen enthalten sind. Dann sind sie nicht für den Dauergebrauch geeignet. Blutreinigungstees sollten bei Nierenleiden, bei Ödemen (Wasseransammlungen) infolge von Herzkrankheiten sowie in der Schwangerschaft nur nach Rücksprache mit dem Arzt oder Heilpraktiker verwendet werden.

Leicht abführend, blutreinigend

20 g Löwenzahnwurzel und -kraut • 15 g Stiefmütterchenkraut 15 g Faulbaumrinde • 10 g Holunderblüten • 10 g Schachtelhalmkraut • 5 g Fenchelfrüchte
● 1 Teelöffel für 1 Tasse Wasser als Aufguss, 2- bis 3-mal täglich 1 Tasse trinken, 1 Woche lang.

Stärker abführend, ausleitend, blutreinigend

Birkenblätter • Faulbaumrinde • Brennnesselblätter
● 1 Teelöffel für 1 Tasse Wasser als Aufguss, 2- bis 3-mal täglich 1 Tasse trinken, 1 Woche lang.

Reinigend, ausleitend

40 g Brennnesselblätter • 30 g Klettenwurzel • 30 g Queckenwurzel
● 1 bis 2 Teelöffel 15 Minuten lang in 1 Liter Wasser bei geringer Hitze kochen. 1 Tasse morgens auf nüchternen Magen trinken, 1 weitere 15 bis 30 Minuten später zu sich nehmen, über 1 bis 2 Wochen anwenden.

Sandseggenwurzel • Klettenwurzel • Benediktendistelkraut
Queckenwurzel • Lindenblüten • Hauhechelwurzel
Hagebuttenfrüchte
● 1 Teelöffel für 1 Tasse Wasser, 2 Stunden unter gelegentlichem
Umrühren kalt ziehen lassen, dann erhitzen und 3 Minuten bei geringer Hitze kochen. 2 Tassen täglich, 4 Wochen lang.

Reinigend, ausleitend

30 g Brombeerblätter • 30 g Brennnesselblätter • 15 g Holunderblüten • 15 g Löwenzahnwurzel und -kraut
● 1 Teelöffel für 1 Tasse Wasser als Aufguss, über den Tag verteilt
schluckweise 2 Tassen trinken, 3 bis 4 Wochen lang.

Reinigend, ausleitend

Wacholderbeeren • Schafgarbenkraut • Brennnesselkraut
● 1 Teelöffel für 1 Tasse als Aufguss, 2 bis 3 Tassen täglich, 3 Wochen lang.

Stärker entwässernd

50 g Stiefmütterchenkraut • 25 g Brennnesselkraut
25 g Holunderblätter • 15 g Klettenwurzel
● 1 Teelöffel für 1 Tasse als Aufguss, 2 bis 3 Tassen täglich, 3 bis
4 Wochen lang trinken.

Blutreinigend, auch bei Hautkrankheiten

25 g Birkenblätter • 20 g Ackerschachtelhalmkraut
10 g Hauhechelwurzel • 10 g Brennnesselkraut • 10 g Schafgarbenkraut • 10 g Pockholzbaumholz • 5 g Wacholderfrüchte
5 g Bittersüßstängel • 5 g Faulbaumrinde
● 2 Teelöffel mit 1 Tasse kochendem Wasser übergießen und
10 Minuten bei geringer Hitze kochen, 2- bis 3-mal täglich 1 Tasse,
2 Wochen lang.

Umstimmend, vielschichtig wirksam

10 g gemahlene Fenchelsamen • 10 g gemahlene Wacholderbeeren • 5 g Bockshornkleesamen • 5 g Aloepulver
● 1 Teelöffel der Mischung auf 1 Tasse Wasser, 1/4 Stunde lang bei
geringer Hitze kochen, abseihen und schluckweise trinken. 2 Tage
nacheinander 1 Tasse oder 1 Tasse auf 2 Tage verteilt.

Abführende »Wühlhuber-Mischung«, eignet sich gut zur Einleitung von Kuren. Nur für gesunde Erwachsene!

50 g Heidelbeerblätter • 20 g Bohnenschalen
20 g Brennnesselkraut
● 2 Teelöffel mit 1 Tasse Wasser als Aufguss.

Umstimmend, entwässernd

Verstauchungen, Verrenkungen und Prellungen

Arnika – ein altbewährtes Hausmittel
Arnika gehört zu den bekanntesten und am häufigsten angewandten häuslichen Heilmitteln. In einer Vielzahl von Haushalten findet sich der Arnikaalkohol, der für kühlende und lindernde Umschläge verwendet wird. Diese große Beliebtheit der Pflanze ist sicher mit ein Grund dafür, dass Arnika inzwischen vom Aussterben bedroht ist. Man sollte deshalb Arnikaalkohol keinesfalls mit selbst gepflückten Pflanzen herstellen, sondern immer auf in Kulturen angebaute Blüten zurückgreifen.

Bei Verstauchungen, Verrenkungen und Prellungen ist Kühlen das Wichtigste, um die Schwellungen einzudämmen. Außer Eis kann man auch gelhaltige Packungen aus dem Tiefkühlfach nehmen. Ein Tuch zwischen Eisbeutel und Haut legen, damit es nicht zu Erfrierungen kommt. Nach 20 Minuten Kühlung ebenso lange Pause machen, dann wieder kühlen. Zwischen den Kühlphasen mit Eis oder Gel empfiehlt sich das Auflegen einer Packung mit Kaltwasserumschlägen, die man beispielsweise mit verdünnter Arnikatinktur tränken kann. Nach der mehrstündigen Anwendung von Eis und Kaltwasserumschlägen essigsaure Tonerde auflegen: 1 Esslöffel Tonerde mit 1 Glas kaltem Wasser verrühren, 1 Stück Baumwoll- oder Leinenstoff damit tränken und auf die verletzte Stelle legen. Mit einer Mullbinde umwickeln und nachts angelegt lassen. Am nächsten Tag nochmals Umschläge und Salben anwenden. Im weiteren Verlauf ist dann die Verwendung von Salben ausreichend. Einen etwaigen Verdacht auf eine Muskel-, Bänder-, Sehnen- oder Knochenverletzung sollten Sie unbedingt abklären lassen.

▶ **Beinwellwurzel** (Ger, Äth, Alk)
Die Beinwellwurzel ist – neben Arnika (siehe Seite 25) – aufgrund des in ihr enthaltenen Allantoins eine der wichtigsten Heilpflanzen bei Knochen-, Gelenk- und Muskelverletzungen, Verstauchungen und Verrenkungen. Auf die innerliche Anwendung muss jedoch verzichtet werden, da in Blättern und Wurzeln Pyrrolizidinalkaloide gefunden wurden, die im Verdacht stehen, Krebs erregend zu sein. Bei der äußeren Anwendung ist die Dosierung zu begrenzen. Sie sollten Pasten und Salben aus dem Fachhandel verwenden. Bei diesen sind die Wirkstoffmengen genau abgestimmt.

Umschläge nach Verletzungen

Insbesondere bei Sportverletzungen hilft ein Umschlag aus Arnikablüten, Beinwellwurzel und Ackerschachtelhalmkraut: 2 bis 3 Esslöffel der Mischung für 3 Tassen Wasser als Aufguss, 1/2 Stunde ziehen, dann abkühlen lassen. Die Umschläge stündlich wechseln. Auch reine Arnikatinkturumschläge (1 Esslöffel auf 3 Tassen Wasser als Aufguss) sind sehr wirksam. Verwenden Sie anschließend bzw. zusätzlich Salben mit Beinwell, Arnika, Mäusedorn oder Steinklee, die Sie im Fachhandel bekommen.

Prellungen und Verstauchungen sind häufig von Blutergüssen begleitet. Sie entstehen, wenn Gefäße verletzt werden. Zu Beginn sind sie tiefblau bis violett, nach einigen Tagen verfärben sie sich gelblich oder grünlich, bis sie mit der Zeit wieder ganz verschwinden.

Auch als Maßnahme gegen Blutergüsse haben sich Auflagen aus zerdrückten Kohlblättern bewährt. Achtung: Es kann wie bereits erwähnt, zu Hautreizungen kommen. Wird die Wärmeentwicklung zu stark, die Kohlauflage entfernen.

Aus den oben genannten Gründen ist von reinen Beinwellauflagen abzuraten. Vielfach wird noch empfohlen, einen Brei aus zerstampften Beinwellwurzeln auf die verletzte Stelle aufzulegen. Verzichten Sie darauf. Versuchen Sie es stattdessen mit roh geriebenen Kartoffeln, die sie mit etwas Milch verrühren. Auch Einreibungen mit ätherischem Kampferöl wirken heilungsbeschleunigend. Teeaufgüsse für Umschläge sind unbedenklich. Blutergüsse in Gelenkkapseln müssen unbedingt ärztlich behandelt werden, da sie Bänder und Gelenke verkleben können.

Bluterguss
Die verschiedenen Färbungsstadien eines Blutergusses (Hämatom) entstehen durch Abbau des so genannten Hämoglobins, des Farbstoffs der roten Blutkörperchen. Zu den Abbauprodukten gehören u. a. eisenhaltige Verbindungen und der Gallenfarbstoff Bilirubin. Beide sind für die grünlichen und gelblichen Färbungen eines Blutergusses verantwortlich.

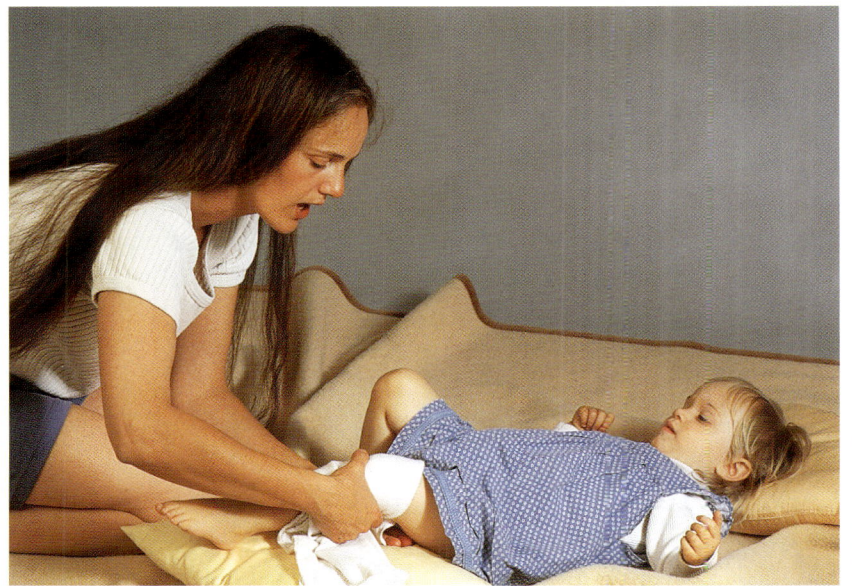

Einfach in der Anwendung – mit Kräuteraufguss oder Tinktur getränkte Umschläge.

Stoffwechsel-krankheiten

Die Zuckerkrankheit

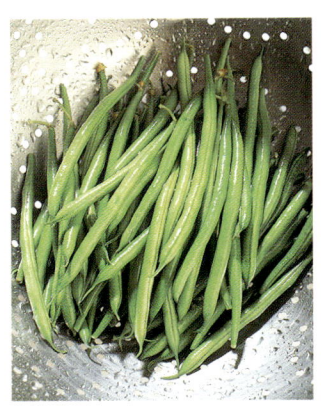

Ein wirksamer Begleiter zur schulmedizinischen Diabetestherapie – Tee aus den Schalen von Garten- oder Buschbohnen.

Die Zuckerkrankheit, Diabetes mellitus, ist eine Stoffwechsel-krankheit, bei der natürliche Stoffwechselvorgänge gestört sind. Besonders die Verwertung von Kohlenhydraten ist davon betroffen. Diese werden normalerweise im Körper zu Traubenzuckern abgebaut, welche dann über die Darmschleimhaut ins Blut gelangen. Die Blutzuckerkonzentration steigt daraufhin aber nur vorübergehend an, da mit Hilfe des in der Bauchspeicheldrüse produzierten Hormons Insulin der Traubenzucker in die Körperzellen gelangt, die ihn benötigen. Überschüssiger Zucker wird gespeichert. Ein gesunder Mensch hat einen relativ konstanten Blutzuckerspiegel von etwa 100 Milligramm Zucker in 100 Gramm Blut. Wird zu wenig Insulin produziert oder ist seine Wirkung vermindert, kommt es zur Übersättigung des Blutes mit Zucker und die Nieren müssen ihn mit dem Harn ausscheiden. Zucker im Urin, häufiges Wasserlassen und viel Durst sind meist die ersten Symptome von Diabetes.

Symptome bei Diabetes mellitus
Diabetiker, deren Krankheit noch nicht diagnostiziert oder ungenügend behandelt ist, leiden oft unter ungewöhnlich großem Durst und allgemeinem Schwächegefühl. Auch eine Gewichtsabnahme bei normalem Appetit und Juckreiz können Anzeichen für eine Erkrankung sein.

Ihre Ursachen

Die Veranlagung zu Diabetes kann vererbt werden. Häufig ist aber die auslösende Ursache in der Lebensführung zu finden. Manchmal tritt Diabetes auch plötzlich aus unbekannten Gründen auf. Heilpflanzen haben in der Therapie der Zuckerkrankheit eine untergeordnete Bedeutung. Im Vordergrund steht die ärztlich verordnete Insulin-Diät-Behandlung. Man sollte sich keinesfalls auf die vermeintliche Wirkung antidiabetischer Tees verlassen und die Insulinzufuhr oder die Diät vernachlässigen – auch dann nicht, wenn man nur unter leichtem Altersdiabetes leidet. Es drohen schwere Spätfolgen, wie Durchblutungsstörungen oder Arteriosklerose.

Blutzuckersenkende Heilpflanzen

In verschiedenen Heilpflanzen wurden Glucochinine, die blutzuckersenkend wirken, nachgewiesen. Ihre Verwendung kommt aber nur bei einem leichten, noch nicht manifesten Diabetes – vor allem bei älteren Menschen – infrage und nur mit ausdrücklicher Genehmigung und unter der Betreuung Ihres Therapeuten.

▶ **Bohnenschalen**

Die Schalen der reifen Garten- oder Buschbohne sind aufgrund von zwei Inhaltsstoffen in der Diabetestherapie wertvoll: blutzuckersenkende Substanzen und Chrom, das wichtig im Kohlenhydratstoffwechsel und Bestandteil des Insulinmoleküls ist. Man kocht 1 Hand voll Bohnenschalen mit 1/2 Liter Wasser auf die Hälfte ein und trinkt den Sud in 2 Portionen morgens und abends.

▶ **Heidelbeerblätter** (Fla, Ger, Gly, Min, vor allem Chrom)

Heidelbeerblätter enthalten Myrthillin, das auch als pflanzliches Insulin bezeichnet wird. Man nimmt 2 Teelöffel für 1 Tasse Wasser als Aufguss und trinkt 2 bis 3 Tassen täglich. Die fortdauernde Einnahme von Heidelbeerblättern kann zu Vergiftungserscheinungen führen. Deshalb sollte ihre Anwendung ausschließlich unter fachlicher Aufsicht erfolgen.

▶ **Zwiebel**

Auch die Zwiebel enthält Glucochinine, außerdem entwässert sie. Da sie mild wirkt, kann ihr Genuss im Rahmen einer Diät besonders empfohlen werden: roh mit Brot oder Salz, als frisch gepresster Saft (3- bis 4-mal 1 Teelöffel täglich für eine 3-wöchige Kur),

Insulin

Insulin ist ein Hormon, das in den Langerhansschen Inseln der Bauchspeicheldrüse hergestellt wird. Entdeckt wurde das Hormon 1921 von den Physiologen Sir Frederick Grant und Charles Herbert Best. Grant erhielt zusammen mit John James Richard Macleod, der an der Entdeckung mitwirkte, 1923 den Nobelpreis für Medizin. Die chemische Analyse des Insulinmoleküls gelang dem Biochemiker Frederick Sanger, der 1958 ebenfalls den Nobelpreis für seine Entdeckung erhielt.

Verschiedene Formen von Diabetes

Man unterscheidet bei Diabetikern zwischen Typ I und Typ II sowie Mischformen.

▶ Beim Typ I – man spricht auch von jugendlichem Diabetes, da er oft bereits im Kindesalter auftritt – spielen vermutlich bestimmte Infektionen, die insulinproduzierende Zellen zerstören, eine entscheidende Rolle.

▶ Beim Typ II – Altersdiabetes genannt, obwohl er nicht nur bei älteren Menschen auftritt – sind vor allem Übergewicht und einseitige Ernährung auslösende Faktoren. Meist liegt kein Insulinmangel vor, nur wirkt es eingeschränkt.

Tip für die Diabetesdiät

Pflanzen, die Inulin (nicht zu ver-wechseln mit Insulin) enthalten eignen sich sehr gut zur Aufnah-me in die Diabetesdiät, da sie einen überdurchschnittlich hohen Sättigungswert haben, z. B. Alant, Artischocke, Schwarzwurzel, Klette, Sonnenblume und Topi-nambur, ein Sonnenblumenver-wandter, dessen Knollen als Gemüse gegessen werden kön-nen. Ein gesundes Vollkorngetrei-demüsli hat ebenfalls eine gut sättigende Wirkung.

Abkochung (1 mittelgroße, fein geschnittene Zwiebel in 4 Tassen Wasser auf 3 Tassen einkochen, mehrmals täglich 1 Esslöffel da-von, mehrere Tage lang) oder Kaltauszug (1 fein geschnittene Zwiebel in 4 Tassen Wasser 24 Stunden ziehen lassen und über 2 Tage verteilt trinken).

Teemischungen bei Diabetes

Begleitend zu verordneten Therapien

Bohnenschalen • Heidelbeerblätter • Brennnesselkraut Wacholderbeeren
● 1 Teelöffel für 1 Tasse Wasser als Aufguss, 3 Tassen täglich, 4 Wochen lang.

Stoffwechselanregend, ausscheidungsfördernd

Geißrautenkraut • Pfefferminzblätter • Brennnesselkraut Löwenzahnwurzel und -kraut
● 2 Esslöffel der Mischung für 1/2 Liter Wasser als Aufguss, 20 Mi-nuten ziehen lassen, 8 Wochen lang 3-mal täglich 1 Tasse davon zu sich nehmen.

Unterstützend bei Altersdiabetes und Arteriosklerose

15 g Weißdornfrüchte • 10 g Tausendgüldenkraut 10 g Heidelbeerblätter • 10 g Brombeerblätter 10 g Salbeiblätter • 10 g Brennnesselkraut • 10 g Stiefmütter-chenkraut • 5 g Rosmarinblätter • 5 g Wacholderbeeren
● 1 Teelöffel für 1 Tasse Wasser als Aufguss, 10 Minuten ziehen lassen und täglich 2 Tassen trinken. Diesen Tee sollte man kur-mäßig über einen Zeitraum von 4 Wochen anwenden. Alle 3 Tees nicht in der Schwangerschaft und bei entzündlichen Nierenkrank-heiten anwenden.

Übergewicht

Übergewicht wird vor allem durch übermäßiges Essen und Bewegungsmangel erzeugt. Genetisch-hormonelle Ursachen sind eher selten. Zu einer gesteigerten Fettansammlung im Körper kommt es immer dann, wenn die Kalorienzufuhr in Form von Nahrungsmitteln und Alkohol den individuellen Energiebedarf übersteigt. Wer abnehmen will, sollte zunächst registrieren, was, wann, wie viel, warum und mit wem er isst, um sein Essverhalten zu erforschen. Wenn man sich genau beobachtet, entdeckt man vielleicht, dass Essen oft ein Ersatz für ein anderes Bedürfnis ist. Möglicherweise braucht man Zuwendung, fühlt sich einsam, gelangweilt oder unzufrieden. Wenn Sie die Ursachen für Ihr persönliches »Zuviel« aufgespürt haben, fällt es Ihnen vermutlich leichter, mit Hilfe einer Ernährungsumstellung über einen längeren Zeitraum hinweg abzunehmen und Ihr Gewicht dann auch zu halten. Lassen Sie sich aber Zeit zur Gewöhnung an Roh- und Vollwertkost. Nicht jeder Magen verträgt große Mengen Rohkost. Hüten Sie sich auch vor Vergleichen, denn was dem einen schmeckt und was er verträgt, kann für den anderen schädlich sein. Achten Sie auch auf eine ausreichende Flüssigkeitszufuhr.

Keine Blitzdiät
Übergewichtige Menschen sollten sich weniger auf kurzfristig erfolgversprechende Diäten verlassen, als vielmehr ihre Ernährung umstellen und während des Abnehmens für genügend Bewegung und Ablenkung sorgen. Am wichtigsten sind Geduld und Disziplin, da ein wirklicher Erfolg in der Regel nur langfristig zu erzielen ist.

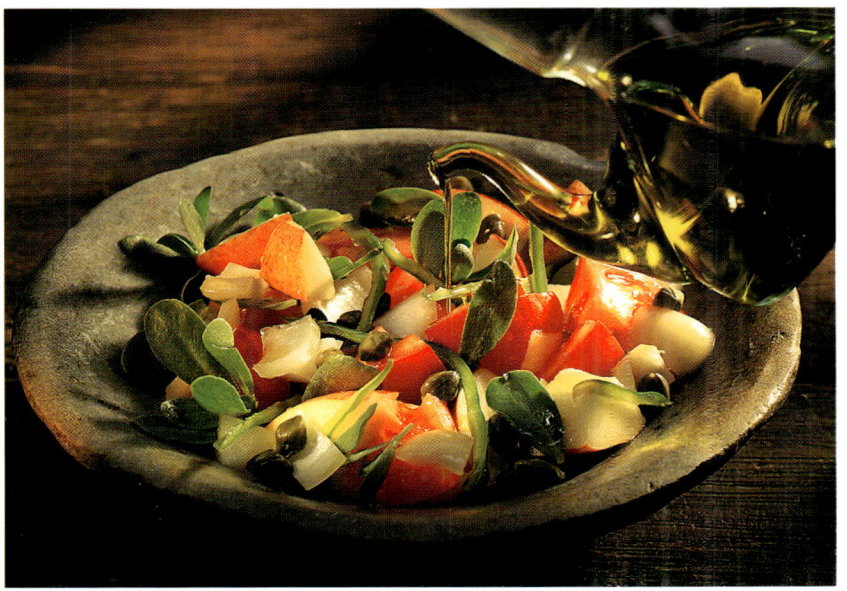

Auch beim Abnehmen muss keinesfalls auf kulinarische Köstlichkeiten verzichtet werden. Frische Salatkreationen schmeicheln Gaumen und Augen.

Effektiv abnehmen

»Richtige« Diäten sind nur sinnvoll bei ernährungsabhängigen Krankheiten wie Diabetes, bei denen bestimmte Lebensmittel gemieden werden müssen. 95 Prozent aller Diäten dagegen, die der Gewichtsabnahme dienen sollen, bringen nur kurzfristige Erfolge – nach einiger Zeit ist das alte Gewicht wieder erreicht oder sogar überschritten. Außerdem sind zahlreiche Diäten ausgesprochen ungesund. Auch Fasten dient nicht dem Abnehmen, sondern nur der Reinigung und Entgiftung. Die zuweilen starke Gewichtsabnahme beruht zum größten Teil auf einem zeitweiligen Wasserverlust. Für eine tatsächliche Gewichtsabnahme von 10 bis 15 Kilogramm müsste man ohne Unterbrechung 60 bis 90 Tage hungern. Es dauert so lange, da der Körper seinen Energieverbrauch reduziert, wenn wenig Nährstoffe zugeführt werden.

Wenn Sie abnehmen und Ihre Ernährungsgewohnheiten und Ihre Nahrung umstellen wollen, können abführende, wassertreibende Tees einen begleitenden Anfang bilden. Blutreinigungstees (siehe Seite 202f.) sind dann ebenfalls nützlich. Am besten trinken Sie zu Beginn 3 Tage lang einen Abführtee und fahren dann mit einem Umstimmungstee fort (siehe Seite 195). Bei stagnierender Gewichtsabnahme wieder 3 Tage einen Abführtee (frühestens 2 Wochen nach der letzten Abführteeeinnahme) und danach einen umstimmenden, blutreinigenden Tee trinken. Hilfreich sind auch Artischocken (siehe Seite 179) und Knoblauch (siehe Seite 144, 149), der den Blutfettspiegel senkt. Gleichzeitig sollte man natürlich weniger essen, am besten nur, wenn man Hunger hat.

Blasentang
In abführenden Teemischungen wird oft Blasentang verwendet. Diese Pflanze enthält Jod, das die Schilddrüse und den Stoffwechsel anregt. Oft befindet sich die Schilddrüse bei Übergewichtigen schon am Rand einer Überfunktion. Diese kann durch die Gabe von Blasentang dann provoziert werden. Sinnvoll ist Blasentang mit einer Verordnung durch einen Arzt oder Heilpraktiker bei nachgewiesener Schilddrüsenunterfunktion.

Abführender und harntreibender Tee

15 g Sennesblätter • 15 g Faulbaumrinde • 10 g Löwenzahnwurzel und -kraut • 10 g Petersilienfrüchte
10 g Fenchelfrüchte • 10 g Pfefferminzblätter
● 1 bis 2 Esslöffel für 1/2 Liter Wasser als Aufguss, 30 Minuten ziehen lassen, abseihen und morgens die ganze Menge kalt trinken. Gelegentlich können Reizungen von Magen und Darm auftreten, in diesem Fall verzichten Sie bitte sofort auf die weitere Anwendung des Tees.

Schilddrüsenüberfunktion

Die Schilddrüse regelt die Stoffwechselaktivität. Die Ausschüttung ihrer Hormone fördert die Verbrennungsprozesse von Fett und Kohlenhydraten in unseren Zellen. Ein ausgeglichener Hormonspiegel ist auch die Voraussetzung für ein reguläres Wachstum und die Körperentwicklung allgemein. Eine Schilddrüsenüberfunktion äußert sich u. a. in Herzklopfen, Nervosität und Gewichtsverlust. Ist eine Überfunktion nachgewiesen, können nach Absprache mit einem Therapeuten in leichteren Fällen einige Heilpflanzen eingesetzt werden.

Hormonell wirkende Heilpflanze

▶ **Wolfstrappkraut** (Gly, Ger, Äth)
Sowohl das amerikanische als auch das europäische Wolfstrappkraut sind bei Schilddrüsenüberfunktion hilfreich. Die hormonellen Wirkungen von Wolfstrappkraut auf die Hypophyse und damit auch auf die Schilddrüse sind wissenschaftlich nachgewiesen. Therapeutisch angewendet werden meist Fertigpräparate. Als Tee: 1 bis 2 Teelöffel für 1 Tasse als Aufguss, 4 Wochen lang 2 Tassen täglich trinken. Wolfstrapp nicht bei Unterfunktion der Schilddrüse sowie Schilddrüsenvergrößerung ohne Beschwerden einnehmen. Manchmal fördert die Einnahme von Wolfstrapp eine Schilddrüsenvergrößerung.

»Zigeunerkraut«
Wolfstrappkraut wird im Volksmund auch Zigeunerkraut genannt. Es gehört zur Familie der Lippenblütler und wächst an Gewässern und auf Sumpfwiesen. Die Pflanze kann bis zu einem Meter hoch werden.

Die Bedeutung der Nahrungszusammensetzung

Einseitige Ernährung über einen längeren Zeitraum, z. B. mit einem Übermaß an Zucker, Fett, Fleisch oder Alkohol, führt fast immer zu körperlichen Beschwerden. Dabei geht es nicht nur um den prozentualen Anteil der Fette, Eiweiße, Kohlenhydrate, Vitamine und Mineralstoffe, sondern auch um die Qualität der Nahrung. Hochgezüchtete und denaturierte Nahrungsmittel haben minderwertige energetische Eigenschaften.
Der kultivierte Boden ist oft ausgelaugt, das Pflanzenwachstum wird mit Dünger beschleunigt, so dass die Pflanzen weniger Zeit haben zu reifen. Nicht zu vergessen aber ist auch die Art der Nahrungszubereitung, die Kunst des Kochens.

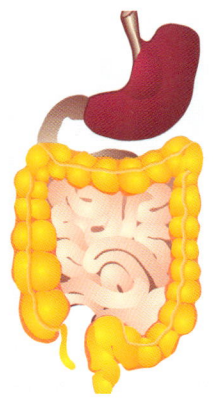

Viele Menschen leiden unter funktionellen Störungen von Magen, Dünn- und Dickdarm.

Chemie in der Nahrung
Eine enorme Belastung für Magen und Darm! Industriell gefertigten Nahrungsmitteln werden große Mengen an Zusatzstoffen wie Geschmacksverstärker, Konservierungsmittel, Farbstoffe und Stabilisatoren beigemischt. Versuchen Sie deshalb, auf natürlich erzeugte Nahrungsmittel, die keine langen Transportwege hinter sich haben, zurückzugreifen.

Probleme des Verdauungstrakts

Ein komplexer Regelkreis

Die Verdauung ist ein höchst komplizierter Vorgang, bei dem verschiedene Organe zusammenspielen. Ihre Steuerung läuft über komplexe Regelkreise, ausgehend vom vegetativen Nervensystem, und über Hormone.

Zum Verdauungsapparat gehört der bei einem erwachsenen Menschen bis zu neun Meter lange Verdauungsgang (bei Kindern ist er etwa sechs Meter lang), der aus Mundhöhle, Rachen, Speiseröhre, Magen, Dünn- und Dickdarm besteht sowie Gallenblase, Leber und Bauchspeicheldrüse.

Die Muskelschichten der Magen- und Darmwand sorgen mit rhythmischen Wellenbewegungen für die Durchmischung und Fortbewegung der Nahrung. Innen sind die Wände mit einer Schleimhaut ausgekleidet, in der sich Zellen für die Aufnahme der in einzelne Bausteine zerlegten Nahrung befinden. Weiterhin wird hier, ebenso wie in der Mundhöhle, der Bauchspeicheldrüse sowie der Leber Verdauungssaft produziert. In der Gallenblase wird der in der Leber hergestellte verdauungswirksame Gallensaft eingedickt, gespeichert und bei Bedarf in den Darm abgegeben.

Man braucht ca. sechs Liter Verdauungssaft täglich, um die Nahrung in verwertbare Bestandteile zu zerlegen.

Leber und Bauchspeicheldrüse

In der Leber werden zahlreiche lebensnotwendige Stoffe hergestellt und Gifte neutralisiert (siehe Seite 178ff.). Die Bauchspeicheldrüse stellt neben Verdauungssaft auch Insulin her, das notwendig ist, um den lebenswichtigen Nahrungsbaustein Zucker aus dem Blut in die Zellen, in denen er gebraucht wird, zu transportieren.

Beschwerden im Verdauungssystem

Ein gesundes Verdauungssystem ist unabdingbar, um leistungs-fähig und vital zu bleiben. Häufig auftretende Beschwerden sind Appetitmangel, Sodbrennen, Übelkeit, Völlegefühl, Durchfall und Verstopfung. Oft liegen ihnen keine organischen Ursachen zu-grunde, sondern Ernährungsfehler, Infektionen oder psychische Faktoren. Viele Menschen sind nervlich zu stark belastet, leben in Hektik, Anspannung und Stress. Darauf reagiert der Verdauungs-trakt besonders sensibel, so dass das harmonische Zusammenspiel der Verdauungsorgane leicht an irgendeiner Stelle gestört wird. Beispielsweise kann ein »nervöser Magen« mit Symptomen wie Appetitlosigkeit, Druckgefühl und Sodbrennen die Folge sein. Der Darm reagiert mit Blähungen, Durchfall und Verstopfung, oft wechseln sich diese verschiedenen Symptome auch ab. Man spricht dann von einem Reizdarm, der seine Funktionen – daher auch der Begriff »funktionelle Magen- und Darmstörungen« – nicht mehr richtig wahrnimmt. Dazu gehören die zum Nahrungsmitteltrans-port notwendigen Bewegungen ebenso wie die Produktion der ausreichenden Menge und das richtige Mischungsverhältnis der Verdauungssäfte.

Nicht zu spät essen
Bedenken Sie, dass der Darm einige Zeit braucht, um die Speisen zu ver-dauen. Deshalb ist es auch empfehlenswert, das Abendessen nicht zu spät einzunehmen. Am besten mindestens drei bis vier Stunden vor dem Schlafengehen.

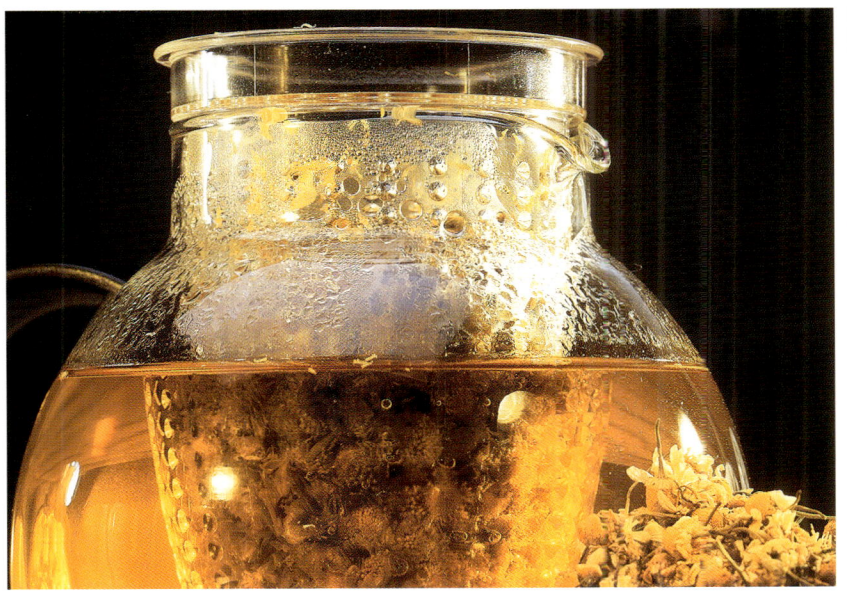

Seit vielen Jahrhunderten kennt man die Heilkraft der Kamille. Besonders bei Magen- und Darmbe-schwerden wirkt sie krampflösend und ent-spannend.

Zahlreiche Heilpflanzen sind zur Linderung einfacher Verdauungsbeschwerden geeignet. Sie gehören zu den in der Pflanzenheilkunde am häufigsten verwendeten Pflanzen. Die meisten greifen auf mehrfache Weise in das Verdauungsgeschehen ein, indem sie z. B. Verdauungssäfte anregen, Blähungen lindern und Völlegefühl beseitigen. Leber- und Gallenblasenleiden, Magengeschwüre und alle schweren oder wiederholt auftretenden Beschwerden müssen jedoch fachmännisch diagnostiziert und behandelt werden.

Verdauungswirksame Heilpflanzen

Drei Klassiker

Die drei beliebtesten Heilpflanzen gegen Blähungserscheinungen sind Anis, Fenchel und Kümmel. In dieser Reihenfolge steigert sich auch ihre entblähende Wirkung. Werden sie in Hustentees eingesetzt, so treten ihre auswurffördernden Eigenschaften genau in umgekehrter Reihenfolge auf.

▶ **Andornkraut** (Bit, Ger, Äth, Fla)
Die Bitterstoffe des weißen Andornkrauts (siehe Seite 84) wirken appetit- sowie magensaftanregend und verstärken die Gallenausscheidung. Das Kraut wird vor allem in Mischungen für Gallen- und Hustentees verwendet. Zur Linderung von Völlegefühl und zur Appetitsteigerung können Sie folgende Teezubereitung versuchen: 2 Teelöffel für 1 Tasse Wasser als Aufguss, 5 bis 10 Minuten ziehen lassen, 3-mal täglich 1 Tasse trinken.

▶ **Anisfrüchte** (Äth)
Anisfrüchte (siehe Seite 84) sind blähungshemmend und krampflösend, allerdings wirken sie ein wenig schwächer als Fenchel. Von den drei wichtigsten blähungswidrigen Heilpflanzen (Anis, Fenchel, Kümmel) schmeckt Anis am besten, weshalb er besonders begehrt und auch für Kinder geeignet ist. Im Vordergrund steht jedoch seine Anwendung bei Husten (siehe Seite 78ff.). Man nimmt 1 Teelöffel der zerstoßenen Früchte für 1 Tasse als Aufguss, je nach Geschmackswunsch 5 bis 10 Minuten ziehen lassen, 3 Tassen täglich trinken. Es kann bei der Einnahme von Anis zu allergischen Reaktionen der Haut, der Atemwege und der Schleimhaut von Magen und Darm kommen.

▶ **Basilienkraut** (Äth, Ger, Fla)
Basilienkraut wirkt bei Blähungen, Magenverstimmung, Nervosität und Schlafstörungen. Es wird vor allem zum Kochen verwendet. Einen Tee bereitet man mit 1 Teelöffel für 1 Tasse Wasser als Aufguss, 10 bis 15 Minuten ziehen lassen und bei akutem Bedarf 1 Tasse trinken. Als Kur zur Kräftigung von Magen und Nerven

trinkt man 1 Woche lang 2 Tassen Tee täglich, macht 14 Tage Pause, dann beginnt man von neuem.

▶ **Beifußkraut** (Bit, Äth, Fla)

Beifußkraut gilt als der »kleine Bruder« des Wermut (siehe Seite 223), was heißt, dass er die gleichen Wirkungen hat, wenn er auch milder ist. Zudem gilt er als beruhigend. Man gibt 1 Teelöffel in 1 Tasse Wasser als Aufguss, 2 Minuten ziehen lassen. 1- bis 3-mal täglich 1 Tasse trinken. Beifuß sollte nicht in der Schwangerschaft verwendet werden. Gelegentlich kann es zu allergischen Reizungen kommen.

▶ **Benediktenkraut (Kardobenediktenkraut)** (Bit, Fla, Äth)

Benediktenkraut gehört zu den verdauungswirksamen Heilpflanzen mit einem hohen Bitterstoffanteil (siehe Seite 18f.) und wird hauptsächlich in Mischungen verwendet. Das Kraut hilft bei Völlegefühl, mildert Blähungen und unterstützt die Gallenblasenfunktion. Der Appetit wird durch das Kraut verbessert und die Produktion von Magensaft angeregt: 1 Teelöffel des Krauts als Aufguss, 10 Minuten ziehen lassen, 2- bis 3-mal täglich 1 Tasse trinken. Manchmal treten allergische Überempfindlichkeitsreaktionen auf.

▶ **Bitterkleeblätter** (Bit, Ger, Fla)

Bitterkleeblätter sind ein reines Amara (siehe Seite 18f.), aber schwächer als Enzian und Tausendgüldenkraut, die der gleichen Gruppe angehören. Besonders hervorzuheben ist, dass Bitterklee auch bei gärungsbedingten Durchfällen und bei Verdauungsbe-

Vor dem Essen trinken
Tees aus Bitterstoffpflanzen sollten nach Möglichkeit 15 bis 30 Minuten vor dem Essen lauwarm getrunken werden. Sie regen vor der Nahrungsaufnahme die Sekretion von Magen- und Darmsaft zur Aufspaltung der Speisen an.

Enzian, die stärkste unter den Bitterstoffpflanzen

Gelber Enzian (Bit, Ger, Äth) ist aufgrund seines hohen Gehalts an Gentiamarin und Amarogentin die stärkste der bei uns heimischen Bitterstoffpflanzen. Er wird vor allem angewendet, bei so genanntem schwachen Magen. Enzian regt den Appetit an und kräftigt. Man nimmt 1/2 bis 1 Teelöffel der Wurzel als 5-minütige Abkochung auf 1 Tasse Wasser, 2-mal täglich 1 Tasse schluckweise 1/2 Stunde vor der Mahlzeit trinken. Weniger Bitterstoffe gelangen in den Tee, wenn man einen Kaltauszug anfertigt: 1/2 bis 1 Teelöffel 8 Stunden lang kalt ansetzen. Wie bei allen Pflanzen mit Bitterstoffen nicht bei empfindlichem Magen, Gastritis (Magenschleimhautentzündung), Magen- und Zwölffingerdarmgeschwüren sowie nicht bei Bluthochdruck verwenden.

Ätherisches Öl und Bitterstoffe aus der Engelwurz aktivieren die Magensäfte. Deshalb wird die Heilpflanze auch vielen Kräuterlikören beigemengt.

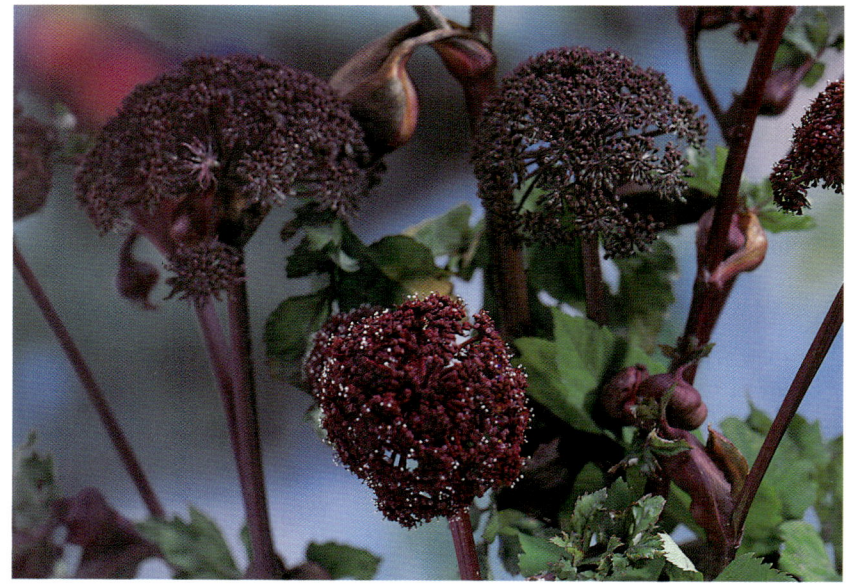

Alkaloide und ätherische Öle

Der Boldobaum ist in Chile beheimatet. Er ist eine der seltenen Heilpflanzen, deren Blätter sowohl ätherische Öle als auch Alkaloide (siehe Seite 16) enthält. Die Alkaloide stimulieren die Magen- und Gallensaftproduktion, seine ätherischen Öle haben entkrampfende Wirkung. In ihrem Herkunftsland werden Boldoblätter auch als Sedativum und Entwurmungsmittel eingesetzt.

schwerden aufgrund mangelnden Gallenflusses helfen kann. Man nimmt 1 Teelöffel pro Tasse als Aufguss, 10 Minuten ziehen lassen, abseihen, 3-mal täglich 1 Tasse 1/2 Stunde vor den Mahlzeiten. Wegen des hohen Gerbsäuregehalts der Bitterkleeblätter kann es zu Reizungen der Magenschleimhaut kommen.

▶ **Bohnenkraut** (Ger, Bit, Äth)

Bohnenkraut eignet sich zur Förderung der Verdauung und zur Linderung von Blähungen. Auf die antiseptische Wirkung seines ätherischen Öls dürften die Effekte bei gärungsbedingten Durchfällen zurückzuführen sein. Außerdem steigert es den Appetit. Häufig wird es als Gewürz verwendet. Für einen Tee: 2 Teelöffel für 1 Tasse Wasser als Aufguss, 10 Minuten ziehen lassen und 1 Tasse warm trinken.

▶ **Boldoblätter** (Äth, Alk, Fla)

Boldoblätter sind leicht krampflösend und steigern die Produktion von Magen- und Gallensaft. Sie gelten auch als leberwirksam. Ihr ätherisches Öl wirkt bei Leiden der Nieren und Harnwege. Boldoblätter werden meist in Mischungen verwendet. Für den Einzeltee: 1 Teelöffel für 1 Tasse als Aufguss, 2-mal täglich 1 Tasse Wasser trinken. Nicht bei Gallenwegs- oder Darmverschluss, schweren Leberleiden und Gallensteinen verwenden.

▶ **Chinarinde** (Bit, Alk)

Chinarinde (siehe Seite 109) ist ein allgemein kräftigendes Mittel und dient der Anregung von Appetit und Verdauungssäften: 1 Teelöffel der Rinde für 1 Tasse Wasser als Aufguss, 2 bis 3 Tassen täglich trinken, 1/2 Stunde vor dem Essen. Die Rinde ist zwar gut verträglich, wie alle bitteren Pflanzen soll Chinarinde aber nicht bei Magen- und Darmgeschwüren und in der Schwangerschaft angewendet werden. Sehr selten kann es auch zu verstärkter Blutungsneigung kommen. Chinarinde ist bekannt durch ihren Inhaltsstoff Chinin, der zur Heilung von Malaria eingesetzt wird, sie sollte nicht bei bestehender Überempfindlichkeit angewendet werden.

▶ **Engelwurz** (**Angelikawurzel**) (Bit, Äth, Ger)

Engelwurz (siehe Seite 165) ist eine umfassend verdauungswirksame, aromatisch-bittere Heilpflanze. Sie regt den Appetit und die Produktion der Verdauungssäfte an. Das ätherische Öl wirkt blähungswidrig und leicht krampflösend. Die Engelwurz hat auch einen ausgleichenden Einfluss auf das vegetative Nervensystem, so dass sie gut für Menschen mit »nervösem Magen« geeignet ist. Man bereitet einen Aufguss oder eine Abkochung, die etwas stärker ist. Aufguss: 1 Teelöffel für 1 Tasse, 10 Minuten ziehen lassen, 2- bis 3-mal täglich 1 Tasse zu sich nehmen. Abkochung: 1 Teelöffel kalt ansetzen und 5 Minuten aufkochen, 2- bis 3-mal täglich 1 Tasse trinken. Geschmackskorrigierend ist die Mischung zu gleichen Teilen mit getrockneten Erdbeerblättern.

▶ **Fenchelfrüchte** (Äth)

Fenchel (siehe Seite 85) wirkt blähungswidrig, krampfstillend und beruhigend. Besonders ist er bei schmerzhaften Blähungen von Säuglingen zu empfehlen (siehe Seite 163f.). Er eignet sich in Tees sehr gut zur Geschmacksverbesserung. Mischt man Kümmel und Fenchel, unterstützen sich beide wechselseitig in ihrer Wirkung. Man verwendet 1 Teelöffel der zerstoßenen Früchte für 1 Tasse als Aufguss, mehrmals täglich 1 Tasse trinken. In einigen seltenen Fällen können allergische Reaktionen von Haut, Atemwegen, Magen und Darm auftreten.

▶ **Galgantwurzel** (Äth, Bit, Fla)

Die Galgantwurzel (siehe Seite 144) schmeckt bitter und scharf und kann zur Anregung der Verdauungssäfte eingesetzt werden. Hildegard von Bingen verwendete Galgant bei Blähungen und ver-

Klassische Homöopathie
Chinarinde wird nicht nur zur Aktivierung der Magensäfte eingesetzt, sie ist auch für ihre fiebersenkende Wirkung bekannt (siehe Seite 109). Samuel Hahnemann, der Begründer der Homöopathie kam bei Experimenten mit der Rinde des Chinabaums auf seine berühmte Ähnlichkeitsregel. Er nahm als Gesunder wiederholt bestimmte Potenzen der Pflanze ein und reagierte prompt mit Fieber.

Kamillenblüten – das Allroundmittel

▶ Kamillenblüten (Äth, Fla) sind eine ebenso bekannte wie umfassend einsetzbare und bewährte Heilpflanze. Ihre entzündungswidrige Eigenschaft hilft bei akuten und chronischen Schleimhautentzündungen im Magen- und Darmbereich sowie bei Magengeschwüren. Kamille ist darüber hinaus blähungs- und krampflindernd: 1 bis 2 Teelöffel für 1 Tasse Wasser als Aufguss, falls notwendig 1/2 Stunde später 1 weitere Tasse trinken.

▶ Bei akuten gastritischen Zuständen, die sich durch Sodbrennen und Magendruck äußern können: 2 bis 3 Teelöffel Kamillenblüten mit 1 Tasse nicht mehr kochendem Wasser übergießen und bedeckt 5 bis 10 Minuten ziehen lassen. Warm auf nüchternen Magen trinken und nicht süßen. Bei entzündlichen Reizzuständen des Dickdarms hat sich Kamille in Form von täglichen Einläufen sehr bewährt.

▶ Sind Magen und Darm chronisch gereizt, erfordert dies eine längere Anwendung von Kamille: Über 3 bis 4 Wochen 3- bis 4-mal täglich 1 Tasse auf nüchternen Magen, weiterhin 2 Tassen zwischen den Mahlzeiten und die letzte Tasse vor dem Schlafengehen trinken.
Dosierung: 1 bis 2 Teelöffel, Zubereitung wie bei akuter Gastritis.

▶ Die Wirkung von Kamille kann sich bei langfristiger Einnahme abschwächen. Zudem quellen auf Dauer die Schleimhäute auf.

Tip zur Zubereitung
Anis, Fenchel, Kardamom, Koriander und Kümmel müssen vor der Zubereitung unbedingt mit einem Mörser zerstoßen werden. Denn nur so kann das heiße Wasser in die Früchte eindringen und die heilenden ätherischen Öle gut herauslösen.

größertem Magen, die auf »das Herz drücken« (siehe Seite 232). Tee: 1 bis 2 Teelöffel der Wurzel als 5-minütiger Aufguss, bis zu 3-mal täglich 1 Tasse 1/2 Stunde vor den Mahlzeiten trinken.

▶ **Ingwerwurzel** (Äth)

Ingwerwurzel vermehrt Speichelfluss und Magensaft, lindert Blähungen und Übelkeit, fördert die Magen- und Darmmotorik. Deshalb sollte auch dieses erfrischend scharf duftende Gewürz regelmäßig in der Küche eingesetzt werden. Nicht bei Gallenblasenleiden und Magenreizung.

▶ **Isländisch Moos** (Sch, Bit)

Isländisch Moos (siehe Seite 81) beruhigt wegen seines hohen Schleimgehalts entzündete Magen- und Darmschleimhäute, kräftigt und regt Appetit und Verdauung an. Für einen Magentee: 2 Teelöffel mit 1 Tasse kaltem Wasser übergießen, bis zum Sieden erhitzen, dann abseihen. 2 bis 3 Tassen täglich trinken.

▶ **Kalmuswurzel** (Bit, Äth, Ger)

Die Kalmuswurzel gehört zur Gruppe der aromatischen Bittermittel und wird schon seit über 2 000 Jahren verwendet. Sie ist kräftigend, verdauungsfördernd, appetitsteigernd und hilft bei nervös bedingten Verdauungsstörungen. Als Tee: 1 1/2 Teelöffel für 1 Tasse Wasser als Aufguss, 10 Minuten ziehen lassen. 2- bis 3-mal täglich 1 Tasse trinken.

▶ **Kardamomfrüchte** (Äth)

Kardamomfrüchte wirken blähungstreibend und magensaftanregend wie Kümmel, wenn auch wesentlich schwächer. Eine wohltuende Kombination mit Fenchel und Kümmel bei Bauchdruck und Blähungen: 2 Teelöffel der Mischung der zerstoßenen Früchte zu gleichen Teilen für 1 Tasse Wasser als Aufguss, 10 Minuten ziehen lassen und bei akutem Bedarf 1 Tasse trinken.

▶ **Korianderfrüchte** (Äth, Ger)

Korianderfrüchte sind blähungswidrig und leicht krampflösend wie ihre »Verwandten« Anis, Fenchel und Kümmel. Auch bei Appetitlosigkeit kann man sie einsetzen. Koriander ist als Einzeltee wenig gebräuchlich und wird eher als Gewürz und in Teemischungen verwendet. Eine Mischung aus allen vier blähungswidrigen Samen zu gleichen Teilen: 2 Teelöffel der zerstoßenen Samen für 1 Tasse als Aufguss, 1 Tasse trinken.

▶ **Kümmelfrüchte** (Äth)

Kümmelfrüchte sind eines der wirkungsvollsten und stärksten blähungswidrigen Mittel, wesentlich stärker als Fenchel und Anis. Die Früchte lindern zudem Magen- und Darmkrämpfe, stärken den Magen und wecken den Appetit. Man nimmt 1 bis 2 Teelöffel der zerstoßenen Früchte als Aufguss, 5 bis 10 Minuten ziehen lassen, 3-mal täglich 1 Tasse trinken.

▶ **Lavendelblüten** (Äth, Ger)

Lavendelblüten (siehe Seite 186) werden nicht nur in beruhigenden Teemischungen, sondern aufgrund ihrer entblähenden, leicht beruhigenden und gallenanregenden Eigenschaften auch für den Verdauungsapparat verwendet. Besonders hilfreich sind sie bei gärungsbedingten Durchfällen und nervösen Magen-Darm-Beschwerden: 2 Teelöffel für 1 Tasse Wasser als Aufguss, 5 bis 10 Minuten ziehen lassen und 1 Tasse trinken. Nur sehr selten treten allergische Reaktionen auf.

Gewürze als Tees

Kardamom, Koriander und Kümmel sind den meisten Menschen als Würzzutaten bekannt. Mit Kardamom erreicht man ein feines Aroma mit einer süßlichen, kräftig brennenden Note. Es gehört zu den beliebtesten und teuersten Gewürzen. Koriander zeichnet sich durch ein würziges Aroma aus, das man in Broten und Backwaren nutzt. Und das leicht beißende Kümmelaroma ist ebenfalls Bestandteil vieler Backwaren aber auch von Kohlgerichten und Salaten.

Süßholzwurzel – das aromatischste Magenmittel

▶ Süßholzwurzel (Glycyrrhizin, Fla) hat einen schützenden Einfluss auf die Schleimhaut von Magen und Zwölffingerdarm, wirkt krampflösend sowie entzündungswidrig. Die Wurzel wird auch bei Husten (siehe Seite 86) und wegen ihres süß-aromatischen Geschmacks besonders gern zur Aufwertung von Teemischungen eingesetzt. Auch bei Gastritis ist sie angezeigt: 1 Teelöffel mit 1 Tasse kochendem Wasser aufgießen und 5 Minuten lang sieden lassen. 2- bis 3-mal täglich 1 Tasse nach den Mahlzeiten trinken.

▶ Es kann bei längerer Anwendung der Süßholzwurzel zu Aufschwemmungen, Schwindel und Kopfschmerzen kommen. Sie sollte daher nicht länger als 4 Wochen angewendet werden. Bei Leberleiden, schweren Nierenkrankheiten, hohem Blutdruck und Kaliummangel sowie in der Schwangerschaft auf Süßholz verzichten.

Hausmittel
Einem alten Hausmittel ähnlich wird bei akuten Blähungen etwas Fenchel oder Kümmel in Milch abgekocht, oder man nimmt 8 Tropfen Kümmelöl in 1 Glas heißem Wasser.

▶ **Löwenzahnwurzel und -kraut** (Bit, Sap, Vit)
Der Löwenzahn (siehe Seite 96f.) ist ein Stimulans für den Zellstoffwechsel, fördert die Tätigkeit der Verdauungsdrüsen und regt Leber und Nieren an, wirkt also wassertreibend und gallensaftanregend. Er kann die Neubildung von Gallensteinen verhindern. Als Kur angewandt fördert er aufgrund seiner anregenden und kräftigenden Wirkung das Wohlbefinden insgesamt. Einer seiner Hauptwirkstoffe, das Taraxacol, wirkt zudem cholesterinsenkend. Für eine Frühjahrs- oder Herbstkur: 1 bis 2 Teelöffel mit 1 Tasse kaltem Wasser übergießen, 1 Minute lang kochen und 10 Minuten ziehen lassen. Morgens und abends 1 Tasse trinken, über einen Zeitraum von 4 Wochen hinweg. Eine andere Möglichkeit ist, morgens und abends 1 Esslöffel des Frischsafts einzunehmen. Auch das sollte man kurmäßig 4 Wochen lang tun. Löwenzahn wird wie die Schafgarbe meist nicht als Einzeltee, sondern in Mischungen getrunken. Er passt in jeden Blutreinigungs- und Verdauungstee und wird bei rheumatischen Beschwerden (siehe Seite 192ff.) und begleitend bei Diabetes (siehe Seite 206ff.) verwendet. Auf Löwenzahn verzichten sollte man bei Verengungen von Magen, Darm oder Gallenwegen und schweren Leberschäden. Auch ist für magenempfindliche Menschen Vorsicht geboten.

▶ **Melissenblätter** (Äth, Fla, Ger, Bit)

Melissenblätter (siehe Seite 187) eignen sich aufgrund ihrer beruhigenden, leicht blähungs- und krampflösenden Wirkung besonders für nervöse Magen- und Darmleiden: 2 Teelöffel für 1 Tasse Wasser als Aufguss, 10 Minuten zugedeckt ziehen lassen, schluckweise trinken, mehrmals täglich 1 Tasse.

▶ **Odermennigkraut** (Bit, Sch, Ger, Kie, Äth)

Odermennigkraut wird besonders bei chronischen Gallenblasenerkrankungen wie Gallenstauung und Gallensteinen benutzt. Wegen seines Gerbsäuregehalts wird es auch als mildes Durchfallmittel verwendet. Der in ihm enthaltene Bitterstoff regt die Verdauungssäfte an: 1 Teelöffel pro Tasse Wasser als Aufguss, 5 Minuten ziehen lassen, 2- bis 3-mal täglich 1 Tasse trinken.

▶ **Pfefferminzblätter** (Äth, Ger, Bit, Fla)

Pfefferminzblätter helfen, wenn man zu viel gegessen und den Magen überlastet hat, ebenso bei unbekömmlichem Essen oder verdorbenen Speisen. Die Pfefferminze lindert Übelkeit und Brechreiz, fördert den Gallenfluss, regt die Gallenproduktion in der Leber an, stärkt den Appetit und wirkt krampflösend und blähungswidrig. Sie eignet sich gut, um Geschmack und Geruch einer Teemischung zu verbessern. Man nimmt 2 Teelöffel für 1 Tasse als Aufguss und trinkt den Tee warm und schluckweise, am besten nach oder zwischen den Mahlzeiten, 2- bis 3-mal täglich 1 Tasse. Vom Dauergebrauch der Pfefferminze ist abzuraten, da sie leicht stopft, außerdem kann es zu Magenreizungen kommen. Nicht in höheren Dosierungen bei Gallenblasenleiden, Darmverschluss und schweren Leberschäden anwenden.

▶ **Pomeranzenschalen** (Äth, Bit)

Pomeranzenschalen (siehe Seite 187) sind leicht bitter, aber aromatisch und daher zur Geschmacksabrundung von Teemischungen oder für Kindertees geeignet: 1 Teelöffel für 1 Tasse Wasser als Aufguss, 10 bis 15 Minuten ziehen lassen, 2- bis 3-mal täglich 1 Tasse zu sich nehmen.

▶ **Schafgarbenkraut** (Bit, Ger, Äth)

Schafgarbenkraut ist ein aromatisches Bittermittel und hat entzündungshemmende, blähungswidrige und krampflösende Eigenschaften. Weiterhin regt Schafgarbe die Tätigkeit der Nieren an. Sie wird vor allem bei Verdauungsbeschwerden, in Blutreinigungstees und

Athene geweiht
Odermennigkraut ist in vielen Gegenden als Ackermännchen oder Hagemundiskraut bekannt. Seine Heilkraft wurde schon in der Antike genutzt, nicht umsonst wurde es der griechischen Göttin Pallas Athene geweiht. Die Ärzte des Mittelalters verordneten die Pflanze nicht nur bei Magen-, Gallenblase- und Darmbeschwerden, sondern setzten sie gar als Universalmittel ein.

zur Krampflösung bei Gallenleiden eingesetzt: 1 bis 2 Teelöffel für 1 Tasse als Aufguss, 2- bis 3-mal täglich 1 Tasse. Es kommt gelegentlich zu Überempfindlichkeitsreaktionen.

▶ **Tausendgüldenkraut** (Bit)

Das sehr bitter schmeckende, tonisierende Tausendgüldenkraut fördert den Appetit und die Verdauungssäfte, und lindert auch Blähungen. Man nimmt 1 Teelöffel für 1 Tasse Wasser als Aufguss, 15 Minuten ziehen lassen und vor der Mahlzeit lauwarm trinken. 3-mal täglich 1 Tasse. Als milderer Kaltauzug: 1 Teelöffel für 1 Tasse Wasser unter gelegentlichem Umrühren 6 bis 10 Stunden ziehen lassen, lauwarm vor den Mahlzeiten 1 Tasse ungesüßt zu sich nehmen. Zur Kräftigung ist eine lang dauernde Einnahme von etwa 4 Wochen erforderlich. Tausendgüldenkraut ist gut veträglich und daher auch für ältere Menschen geeignet. Nicht bei Magen- und Zwölffingerdarmgeschwüren einnehmen, bei Gallensteinen nur nach therapeutischer Absprache.

▶ **Teufelskralle** (Gly, Bit)

Bekannt ist die Teufelskralle vor allem als Rheumamittel (siehe Seite 197), aber auch als kräftiges Bittermittel, das dem Enzian wenig nachsteht, ist sie bedeutend. Sie kann bei Verdauungsschwäche, zur Förderung von Appetit und Verdauungssaft sowie zur Stimu-

Keine Bitterstoffe bei übersäuertem Magen
Liegt eine Magenreizung oder -übersäuerung bzw. ein Magengeschwür vor, muss auf Heilpflanzen mit Bitterstoffen verzichtet werden. Die darin enthaltenen Wirkstoffe regen nämlich die Magensaftproduktion an, was beim oben genannten Beschwerdebild eine Verschlimmerung bedeuten würde.

Zimtrinde dient als aromatisches Korrigens in vielen Magen- und Darmtees. Die Heilpflanze aktiviert die Verdauungssäfte und wird deshalb auch gerne bei Völlegefühl und Blähungen eingesetzt. Selten sind Überempfindlichkeiten von Haut und Schleimhaut. Zimt besser nicht in der Schwangerschaft verwenden.

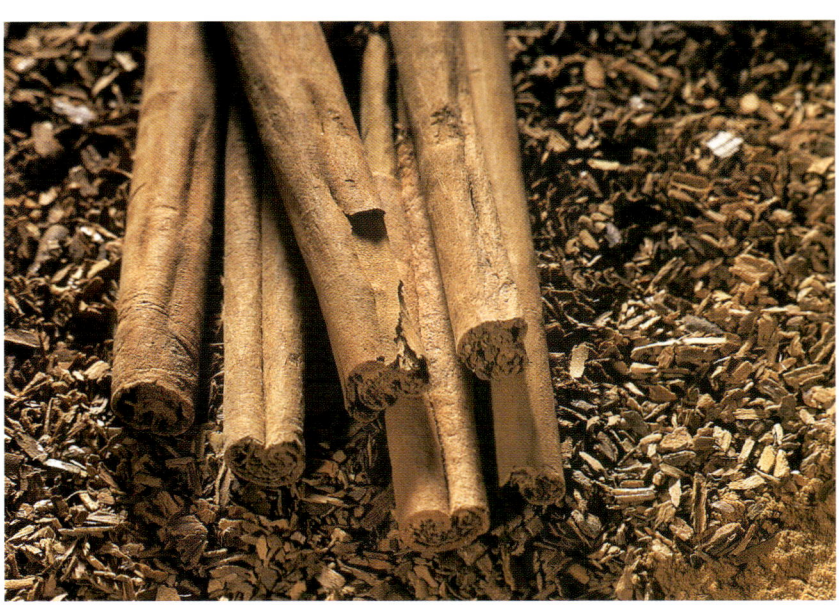

lierung der Gallensaftproduktion eingesetzt werden: 1 Teelöffel mit 1 Tasse siedendem Wasser übergießen und 5 Stunden ziehen lassen. 2 bis 3 Tassen lauwarm 1/2 Stunde vor den Mahlzeiten. Nicht bei Magen- und Darmgeschwüren verwenden, bei Gallenleiden nur nach ärztlicher Absprache.

▶ **Thymiankraut** (Äth, Fla, Ger)

Die Hauptwirkung des Thymiankrauts ist auf sein krampflösendes und stark desinfizierendes ätherisches Öl zurückzuführen. Thymian ist eine wichtige Heilpflanze in der Hustenbehandlung (siehe Seite 90), wird aber auch wegen seiner allgemein kräftigenden, appetit- und verdauungsanregenden sowie krampflösenden Eigenschaften häufig bei Beschwerden von Magen und Darm verwendet. Das Gewürz beseitigt lästige Gärungserscheinungen. Für einen Tee: 1 Teelöffel mit siedendem Wasser übergießen und 10 Minuten lang ziehen lassen. 2 bis 3 Tassen täglich trinken.

▶ **Wegwarte** (Bit, Ger)

Die Wegwarte ist ein Tonikum amarum, ein Anregungs- und Kräftigungsmittel, das den Appetit fördert und die Verdauungssäfte anregt. Die Wegwarte wird vor allem in Mischungen eingesetzt. Den Einzeltee bereitet man folgendermaßen: 1 Teelöffel Wurzel oder Kraut (oder beides gemischt) mit 1 Tasse kaltem Wasser übergießen, erhitzen und bei geringer Hitze 2 bis 3 Minuten lang kochen. 2 bis 3 Tassen täglich trinken. Die Wegwarte verträgt sich gut mit Löwenzahn: 1 Teelöffel der Mischung zu gleichen Teilen mit kaltem Wasser übergießen, bis zum Sieden erhitzen und abseihen. Kurmäßig 4 Wochen lang 2 Tassen täglich trinken. Nicht bei Magen- und Darmgeschwüren verwenden, bei Gallensteinen Rücksprache nehmen.

▶ **Wermutkraut** (Äth, Bit, Ger)

Der aromatisch bittere Wermut (siehe Seite 109) ist ein sehr bewährtes Magen- und Gallenmittel, das bei schlechter Bekömmlichkeit mancher Speisen, Völlegefühl und Blähungen helfen kann und Gallenblasenbeschwerden lindert. Zudem ist Wermut abwehrsteigernd und wird daher häufig begleitend bei Grippe empfohlen. Für die Gallenblase nehmen Sie den Tee nach dem Essen, für den Magen vor dem Essen: 1 Teelöffel Kraut für 1 Tasse Wasser als Aufguss (oder Kaltauszug), 10 Minuten ziehen lassen und 2 bis 3 Tassen täglich warm trinken.

Kräuterkombination
In Teemischungen verträgt sich Wermut gut mit Kalmus, Fenchel, Anis, Pfefferminze, Kamille und Salbei. Reinen Wermuttee nicht in der Schwangerschaft sowie bei Magen- und Darmgeschwüren trinken.

Reizung und Entzündung der Magen- und Darmschleimhaut

Akute und chronische Gastritis
Eine akute Magenschleimhautentzündung (Gastritis) zeigt sich in Symptomen wie plötzlichen Magenschmerzen, Aufstoßen, Völlegefühl, Sodbrennen, Mundgeruch, Ekel vor bestimmten Nahrungsmitteln und manchmal auch Erbrechen. Wird eine akute Gastritis nicht vollständig ausgeheilt, so kann die Krankheit chronisch werden. In diesem Fall leidet der Patient zwar in abgeschwächter Form, aber doch permanent an den oben genannten Symptomen.

Zu den häufigsten Magenbeschwerden gehören Sodbrennen, Übelkeit, Magendruck und Magenkrämpfe. Sie sind oftmals auf eine gereizte oder entzündete Magenschleimhaut, Gastritis, zurückzuführen. Besonders die Kamille (bei Entzündungen), aber auch Pfefferminze (gegen Übelkeit) und Melisse (wenn Nervosität im Spiel ist) sind in diesem Zusammenhang wesentliche Heilmittel.

Bei Sodbrennen und Gastritis sollten Sie auf stark reizende Speisen und Getränke wie Kaffee, starken schwarzen Tee, Knoblauch, Nikotin, scharfe Gewürze, Zucker, erhitzte Fette und alles, was sehr süß, sauer, heiß, kalt oder scharf ist verzichten.

Bei starken Magenbeschwerden sollten Sie einen Arzt oder Heilpraktiker aufsuchen. Begleitend können Sie verschiedene, meistens schleimhaltige, magensäure- und enzymbindende Mittel als Schutz für Ihre entzündete Magenschleimhaut verwenden, um Sodbrennen und Druckgefühl zu lindern:

● Eibischwurzel ist reich an Schleimstoffen (10 bis 20 Prozent). 1 Esslöffel mit 1 Tasse kaltem Wasser übergießen und 8 Stunden unter gelegentlichem Umrühren ruhen lassen. Anschließend abseihen, mehrmals täglich 1 Tasse trinken.

● Alternativ zur Eibischwurzel kann auch die schleimhaltige wilde Malve oder Käsepappel angewendet werden. 1 bis 2 Teelöffel mit 1 Tasse lauwarmem Wasser übergießen und 5 bis 10 Stunden ziehen lassen, gelegentlich umrühren. 2 bis 3 Tassen täglich trinken.

Eine heilende Kur mit Kohlsaft

Bei Magengeschwüren sehr zu empfehlen ist roher Kohlsaft. Täglich 1 Liter frischen Saft über den Tag verteilt zwischen den Mahlzeiten trinken, 4 bis 6 Wochen lang (begleitend zur verordneten Behandlung). Er ist auch bei Zwölffingerdarmgeschwüren gut geeignet.

Man kann den Saft selbst herstellen, indem man die festen Rippen des Kohls auspresst, oder den Saft im Reformhaus kaufen. Die einzigen möglichen Nebenwirkungen sind Blähungen, denen Sie mit einem Tee aus Kamillenblüten und Kümmelfrüchten abhelfen können.

- Leinsamentee enthält ebenfalls sehr viel schützenden Schleim. 2 gehäufte Teelöffel in 1/2 Liter Wasser über Nacht einweichen, abseihen und morgens nach dem Aufstehen und vor den Mahlzeiten trinken.
- Johanniskrautöl ist nicht nur ein guter Schleimhautschutz, sondern auch wundheilungsfördernd, besonders bei Geschwüren (dann aber nur nach Absprache anwenden). 1 Esslöffel 1/2 Stunde vor dem Essen einnehmen.
- Heilerde (fragen Sie in Reformhaus oder Apotheke nach Luvos Heilerde Ultra) bindet Giftstoffe und überschüssige Säure. 1- bis 3-mal täglich 1 Teelöffel in etwas lauwarmes Wasser oder heißen Kamillentee geben.
- Hilfreich sind auch geriebene rohe Äpfel oder 1/2 Liter frischer Weißkohl- oder Kartoffelsaft über den Tag verteilt getrunken.
- Schnelle Erleichterung bei akuten Beschwerden schafft das ausgiebige Kauen 1 Esslöffels Haferflocken.

Eine Reizung der Darmschleimhaut drückt sich häufig durch wechselhafte Beschwerden aus, die von Durchfall, Verstopfung, Völlegefühl und Blähungen bis hin zu Krämpfen reichen. Seelische Belastungen können hier von besonderer Bedeutung sein. Wie bei der gereizten Magenschleimhaut sind die oben beschriebenen Anwendungen von Kamillenblüten, Leinsamen, Eibischwurzel und wilder Malve auch hierbei lindernd.

Oftmals entzünden sich die Magen- und Darmschleimhäute aufgrund von Infektionen. Die Kamille hilft bei allen Formen des infektiösen Magen-Darm-Katarrhs.

Magengeschwür

Die Kamille kann bei der Heilung von Magengeschwüren unter der Aufsicht eines Arztes oder Heilpraktikers erfolgreich helfen, wenn man sie in einer so genannten Rollkur einsetzt. Dazu braucht man einen starken Tee: 2 bis 3 Teelöffel für 1 Tasse als Aufguss, 10 Minuten zugedeckt ziehen lassen. Morgens nüchtern 1 Tasse trinken, dann jeweils 5 bis 10 Minuten auf dem Rücken, der linken und rechten Seite sowie dem Bauch liegen. Auf diese

Magengeschwüre
Bei einem gesunden Menschen greift die Magensäure die Magenschleimhaut nicht an. Wird sie aber unzureichend durchblutet, kommt es zur Zerstörung des natürlichen Schutzmechanismus und schmerzhafte Geschwüre (Ulcus ventriculi) können entstehen.

Weise gelangt der beruhigende Wirkstoff der Kamille in jeden Winkel des Magens. Man kann zur Rollkur auch 30 Tropfen Kamillenextrakt auf 1 Glas warmes Wasser nehmen. Zusätzlich dazu sollte man 1 Stunde vor dem Mittagessen, nachmittags sowie abends vor dem Schlafengehen 1 weitere Tasse Kamillentee trinken. Man bereitet dafür 2 Teelöffel für 1 Tasse Wasser als Aufguss, 5 bis 10 Minuten zugedeckt ziehen lassen und in kleinen Schlucken trinken. Auch die entzündungshemmende, krampflösende Süßholzwurzel wirkt bei Gastritis und Geschwüren. Man löst 1 Milliliter Saft in 100 Milliliter heißem Wasser und trinkt 2 bis 3 Portionen lauwarm. Bei der Behandlung von Magengeschwüren empfiehlt es sich, die Tees auch nach Abklingen der Beschwerden noch eine Weile weiterzutrinken.

Vorsicht!
Bei starken Magen- oder Darmbeschwerden sollten Sie schnellstmöglich ärztlichen Rat einholen.

Teemischungen bei Schleimhautreizungen und Magengeschwür

Krampflindernd, bei Säureüberschuss

40 g zerstoßene Leinsamen • 20 g Kamillenblüten
20 g Süßholzwurzel • 20 g Gänsefingerkraut
• 1 Esslöffel mit 1 Tasse Wasser bis zum Aufkochen erhitzen, dann abkühlen lassen, mehrmals täglich 1 Tasse trinken.

Appetitanregend, bei zu wenig Säure

30 g Pomeranzenschalen • 10 g Beifußkraut
10 g Pfefferminzblätter
• 1 Teelöffel für 1 Tasse Wasser als Aufguss, 5 Minuten ziehen lassen, bei akutem Bedarf 1 Tasse trinken.

Blähungen, Magenverstimmung

45 g Kamillenblüten • 10 g Kümmelfrüchte • 5 g Fenchelfrüchte
• 1 Teelöffel für 1 Tasse Wasser als Aufguss, mehrmals täglich 2 Tassen zu sich nehmen.

Die wirksamsten unter den bitteren Heilpflanzen

▶ Amara tonica: Tausendgüldenkraut, Enzian, Bitterklee und Chinarinde

▶ Amara aromatica: Kalmuswurzel, Engelwurz, Benediktenkraut und Wermut

▶ Amara acria: Ingwer und Galgantwurzel

Pfefferminzblätter • Melissenblätter
• 2 Teelöffel mit 1 Tasse Wasser kochend überbrühen, 15 Minuten ziehen lassen, schluckweise 1 Tasse trinken.

Magenübelkeit

Basilikumblätter • Bitterorangenblätter
• 1 Teelöffel für 1 Tasse Wasser als Aufguss, 3 Tassen täglich schluckweise einnehmen.

Übelkeit, Brechreiz

70 g Lindenblüten • 15 g Bitterorangenblätter
• 1 Teelöffel für 1 Tasse als Aufguss, 5 Minuten ziehen lassen, 1 Tasse mit 2 Esslöffeln Zitronensaft schluckweise trinken.

Übelkeit, Brechreiz
Milder im Geschmack

Schafgarbenkraut • Kamillenblüten
• 1 bis 2 Teelöffel für 1 Tasse Wasser als Aufguss, 4 Tassen täglich warm und schluckweise zu sich nehmen.

Entzündungshemmend, mild, krampflösend

Gänsefingerkraut • Melissenblätter • Kamillenblüten
• 1 Teelöffel für 1 Tasse Wasser als Aufguss, 2 bis 3 Tassen täglich trinken.

Bei Krämpfen aller Art, auch Muskelkater

Verdauungsschwäche

Besonders wichtig für die Behandlung von Verdauungstörungen, bei Verdauungsschwäche und Gärungszuständen mit Blähungen sind die bitteren Heilpflanzen, die Sie im Kasten auf Seite 226 aufgelistet finden.

Einige der Heilpflanzen, die verdauungswirksame Bitterstoffe enthalten, wirken auch auf andere Organe. Beispiele hierfür sind die eher bei rheumatische Beschwerden eingesetzte Teufelskralle, die leberwirksame Mariendistel und der nierenwirksame Löwenzahn.

Bittertees werden am besten 15 bis 30 Minuten vor den Mahlzeiten lauwarm bis kalt getrunken. Bei der Anwendung ist Vorsicht geboten: Bittermittel regen die Sekretion von Magensaft und Magensäure an und sollten daher nicht bei bereits übersäuertem und gereiztem Magen und bei Geschwüren angewendet werden. In der Schwangerschaft nur nach Absprache einsetzen.

Mögliche Folgen
Durch eine länger anhaltende Verdauungsschwäche bilden sich einerseits Giftstoffe im Darm, andererseits können die Nährstoffe aus dem Speisebrei nicht ausreichend aufgenommen werden.

Teemischungen bei Verdauungsschwäche

Magen- und darmstärkend

40 g Thymiankraut • 30 g Lavendelblüten
20 g Pfefferminzblätter
● 1 Teelöffel für 1 Tasse Wasser als Aufguss, 2 bis 3 Wochen lang 2 bis 3 Tassen täglich trinken.

Verdauungsfördernd, aromatisch

20 g Pfefferminzblätter • 20 g Thymiankraut • 20 g Lavendelblüten • 10 g Fenchelfrüchte • 10 g Gewürznelkenfrüchte
● 1 Teelöffel auf 1 Tasse Wasser als Aufguss, jeweils nach dem Essen 1 Tasse trinken.

Reizmildernd, bei Völlegefühl und Blähungen

30 g Kamillenblüten • 30 g Pfefferminzblätter • 30 g Süßholzwurzel • 5 g Melissenblätter • 5 g Malvenblüten
● 1 Teelöffel für 1 Tasse Wasser als Aufguss, 10 Minuten ziehen lassen und mehrmals täglich 1 Tasse warmen Tee zwischen den Mahlzeiten trinken.

Magenkräftigend, beruhigend

25 g Süßholzwurzel • 25 g Kamillenblüten • 10 g Melissenblätter • 5 g Pfefferminzblätter • 5 g Tausendgüldenkraut
● 1 Teelöffel mit kochendem Wasser übergießen, 5 Minuten sieden lassen und nach dem Abkühlen durchseihen. 2- bis 3-mal täglich 1 Tasse nach den Mahlzeiten zu sich nehmen.

Bitter, aromatisch

Wermutkraut • Pfefferminzblätter
● 1 Teelöffel der Mischung für 1 Tasse Wasser als Aufguss, 10 Minuten ziehen lassen, 1 Tasse vor dem Essen schluckweise trinken.

Intensiver, bitterer Geschmack

Tausendgüldenkraut • Bitterklee • Kalmuswurzel
● 1 Esslöffel der Mischung auf 1/2 Liter Wasser, 15 Minuten bei geringer Hitze kochen lassen, abseihen und vor den Mahlzeiten 1 Tasse warm trinken.

Sehr bitter

Pomeranzenschalen • Bitterklee • Wermutkraut • Benediktendistel • Tausendgüldenkraut
● 1 Teelöffel der Mischung mit 1 Tasse kochendem Wasser übergießen. Bei Mangel an Magensaft regelmäßig 1 Tasse 1/2 Stunde vor dem Essen trinken.

Kardobenediktenwurzel • Kalmuswurzel
- 2 Teelöffel mit 1 Tasse Wasser kalt übergießen, bis zum Sieden erhitzen, 2-mal täglich 1 Tasse trinken.

Mild und dennoch bitter

25 g Thymiankraut • 15 g Kümmelfrüchte • 15 g Pfefferminzblätter • 15 g Tausendgüldenkraut
- 1 bis 2 Teelöffel für 1 Tasse Wasser als Aufguss, leicht warm 2 bis 3 Tassen täglich trinken.

Magenanregend und -kräftigend

Kümmelfrüchte • Pfefferminzblätter • Melissenblätter Kalmuswurzel
- 1 Teelöffel pro Tasse Wasser als Aufguss, 10 Minuten ziehen lassen, während 2 bis 3 Wochen 2- bis 3-mal täglich 1 Tasse warm zu sich nehmen.

Bei Blähungen und chronischen Magenerkrankungen

30 g Pomeranzenschalen • 20 g Kümmelfrüchte • 15 g Enzianwurzel • 15 g Wermutkraut • 10 g Melissenblätter 10 g Pfefferminzblätter
- 1 bis 2 Teelöffel mit 1 Tasse Wasser erhitzen, kurz aufkochen lassen, abseihen und einige Wochen lang über den Tag verteilt schluckweise 2 bis 3 Tassen trinken.

Allgemein magenstärkend, bitter

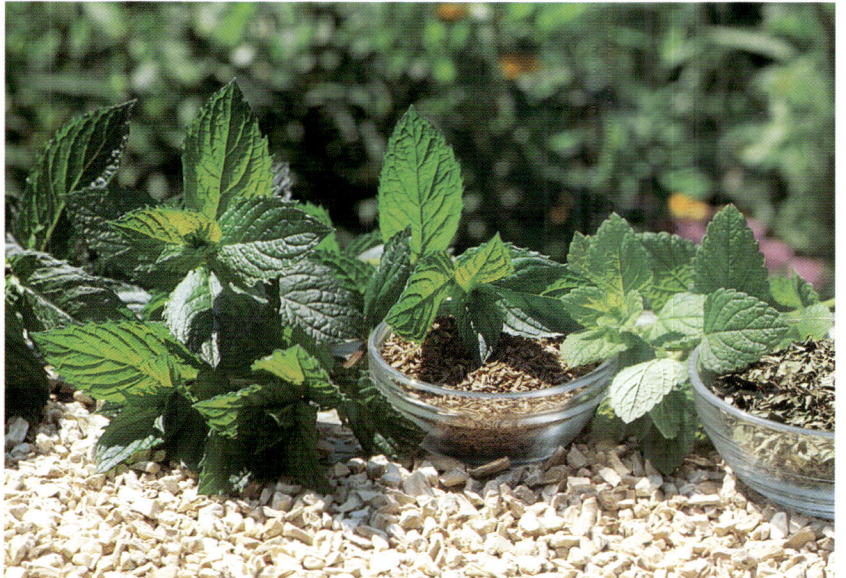

Eine beliebte Teemischung bei länger anhaltenden Beschwerden im Magen- und Darmbereich – Kümmelfrüchte, Kalmuswurzel, Pfefferminz- und Melissenblätter wirken entkrampfend und blähungshemmend.

229

Bei Gärungserscheinungen und Durchfällen	30 g **Wermutkraut** • 30 g **Tausendgüldenkraut** 30 g **Pfefferminzblätter** • 1 Teelöffel für 1 Tasse Wasser als 5-minütiger Aufguss. 1 bis 2 Tassen täglich warm trinken, 2 Wochen lang.
Bei Gärungserscheinungen und Durchfällen	40 g **Bitterkleeblätter** • 30 g **Pfefferminzblätter** • 10 g **Tausendgüldenkraut** • 1 Teelöffel für 1 Tasse Wasser als Aufguss, 5 Minuten ziehen lassen, abseihen und warm schluckweise 1/2 Stunde vor den Mahlzeiten trinken, 2 Wochen lang.
Für die längerfristige Anwendung, bei nervösen Magenreizungen	25 g **Kalmuswurzel** • 25 g **Engelwurz** • 15 g **Melissenblätter** 15 g **Erdbeerblätter** • 2 Teelöffel für 1 Tasse Wasser als Aufguss und 2-mal täglich nach dem Mittag- und Abendessen 1 Tasse trinken, 3 Wochen lang.

Blähungen

Blähende Speisen
Wer häufig unter Blähungen zu leiden hat, sollte nicht nur Kohl und Hülsenfrüchte meiden, sondern auch stark zuckerhaltige Speisen und Weißmehlprodukte. Je nach Ursache ist es sehr verschieden, welche Nahrungsmittel vertragen werden und welche nicht.

Für Blähungen, die oft einhergehen mit Völlegefühl und Krämpfen, sind überwiegend Gärungsprozesse im Dünndarm verantwortlich. Die Ursache ist in der Regel eine allgemeine Verdauungsschwäche, an der Magen und Darm gleichermaßen beteiligt sind. Dieser liegt ein Mangel an Verdauungssäften und Verdauungsenzymen – Fermente genannt – zugrunde, oder der Nahrungsbrei wird zu langsam transportiert. Kohlenhydrate und Zucker werden nicht ausreichend verdaut, so dass sie unter Einwirkung von Bakterien in Gas umgewandelt werden. Schlechte Eiweißverdauung führt zu Fäulnisprozessen.

Ein Beispiel für eine Fermentstörung ist Laktasemangel, unter dem 10 bis 15 Prozent der Bevölkerung in Deutschland leiden. Im Dünndarm kann Milchzucker nicht aufgespalten werden, wodurch es zu Durchfall, Krämpfen und Gasbildung kommt. Auch bei chronischen Darmentzündungen, Gallenblasenleiden und vorübergehend auftretenden, ernährungsbedingten Ursachen kann es zu Blähungen kommen.

Denken Sie daran, bei stärkeren oder wiederkehrenden Beschwerden, den Arzt oder Heilpraktiker aufzusuchen.

Blähungslindernde Heilpflanzen

Die wichtigsten Heilpflanzen zur Bekämpfung übermäßiger Gasbildung sind Kümmel (siehe Seite 219), Fenchel (siehe Seite 217), Anis (siehe Seite 84), Koriander (siehe Seite 219) und Kardamom (siehe Seite 219). Wenn zusätzlich zu den Blähungen eine Schleimhautreizung vorliegt, empfiehlt sich weiterhin die Anwendung von Kamille. Falls Sie Einzeltees bevorzugen, sollten Sie wissen, dass die blähungswidrige Wirkung von Kümmel am stärksten ist und dann über Fenchel und Anis bis hin zu Koriander und Kardamom abnimmt. Sie sollten die Früchte vor dem Aufgießen in einem Mörser gut zerdrücken, dann können die wirksamen ätherischen Öle besser herausgelöst werden. Ein fertig vorbereitetes Teegemisch aus bereits aufgebrochenen Samen – wie es in Apotheke und Reformhaus erhältlich ist – verliert nach einigen Monaten seine Wirksamkeit, weil sein Gehalt an ätherischem Öl abnimmt. Blähungstees trinkt man warm und ungesüßt.

Nicht nur eine Befindlichkeitsstörung
In schweren Fällen können Blähungen sogar zu Atemnot und Herzbeschwerden führen, wenn nämlich der aufgetriebene Bauch auf Herz und Lungen drückt.

Beruhigende und krampflösende Teemischungen

Kümmelfrüchte • Fenchelfrüchte • Anisfrüchte
• 1 Teelöffel für 1 Tasse Wasser als Aufguss, 20 Minuten ziehen lassen und nach jeder Mahlzeit 1 Tasse warm trinken.

Der Klassiker unter den Blähungstees

15 g Pfefferminzblätter • 15 g Melissenblätter • 10 g Kümmelfrüchte • 10 g Fenchelfrüchte
• 1 Teelöffel der Mischung für 1 Tasse Wasser als Aufguss, 15 Minuten ziehen lassen, abseihen und mehrmals täglich 1 Tasse warm zu sich nehmen.

Beruhigend, krampflösend

60 g Kamillenfrüchte • 20 g Kümmelfrüchte • 20 g Fenchelfrüchte
• 1 Teelöffel für 1 Tasse Wasser als Aufguss, mehrmals täglich 1 Tasse.

Bei gereizter Schleimhaut

Kümmelfrüchte • Fenchelfrüchte • Pfefferminzblätter Kamillenblüten
• 1 bis 2 Teelöffel der Mischung für 1 Tasse als Aufguss, 10 Minuten ziehen lassen und schluckweise warm trinken.

»Vierwindetee« nach Professor Weiß

Aromatisch, krampf- und blähungslindernd	**30 g Pfefferminzblätter • 20 g Fenchelfrüchte • 20 g Kamillen- blüten • 15 g Anisfrüchte • 15 g Kümmelfrüchte** ● 1 Esslöffel für 1 Tasse Wasser als Aufguss, 10 Minuten ziehen lassen und mehrmals täglich 1 Tasse warm trinken.
Krampf- und blähungslindernd	**Wahlweise Anis • Fenchel • Koriander oder Kümmel** ● 1 Teelöffel mit 1 Esslöffel Gänsefingerkraut für 1 Tasse als Aufguss, 10 Minuten ziehen lassen und 1 Tasse ungesüßten Tee nach dem Essen schluckweise trinken.
Bei Blähungen und Durchfall	**20 g Pfefferminzblätter • 20 g Sanikelkraut • 20 g Kümmel- früchte • 10 g Fenchelfrüchte** ● 2 Teelöffel für 1 Tasse Wasser als Aufguss, bei akutem Bedarf 2-mal täglich 1 Tasse trinken.
Gegen durch Nervosität verursachte Blähungen	**Kamillenblüten • Pfefferminzblätter • Kümmelfrüchte Baldrianwurzel** ● 2 Teelöffel für 1 Tasse als Aufguss, durchseihen und täglich bis zu 3 Tassen trinken.
Wenn der geblähte Magen »auf das Herz« drückt	**20 g Engelwurz • 20 g Thymiankraut • 20 g Fenchelfrüchte 15 g Weißdornfrüchte • 10 g Melissenblätter • 10 g Pfefferminz- blätter • 10 g Süßholzwurzel** ● 1 Teelöffel für eine Tasse als Aufguss, 2- bis 3-mal täglich 1 Tasse warm trinken.
Im akuten Fall	**40 g Kardamomfrüchte • 40 g Kümmelfrüchte 20 g Fenchelfrüchte** ● 2 Teelöffel für 1 Tasse Wasser als Aufguss, bei akutem Bedarf 1 Tasse trinken.

Durchfall

Bei leichten Durchfällen, die durch einen »verdorbenen Magen« oder Infektionen verursacht wurden sowie bei »Reisedurchfall« hilft eine Reihe bewährter Heilpflanzen. Besonders wirksam sind gerbstoffhaltige Pflanzen, die die entzündeten Darmschleimhäute

Schleimsuppen bei lang anhaltendem Durchfall

Sind die bei Durchfall empfohlenen Tees nicht ausreichend wirksam, emfehlen sich Schleimsuppen zur Einhüllung der entzündeten Schleimhäute. Sie helfen insbesondere gegen chronische oder häufig wiederkehrende Durchfälle, die aber zusätzlich einen Arztbesuch erfordern.

▶ Reisschleim: 2 Esslöffel Naturreis in 1 Liter Wasser solange kochen, bis man den dünnen Schleim absieben kann. Den Schleim in einer Thermoskanne warm halten und stündlich 1/2 Tasse trinken. Zusätzlich sollte man eine Heidelbeerabkochung (siehe Seite 234) anwenden.

▶ Hafer-Kamillen-Schleim: Haferflocken kochen, bis man einen dünnen Schleim erhält. Auf 1 Liter Schleim 2 Esslöffel Kamillenblüten und 2 Esslöffel Hirtentäschelkraut geben, 12 Minuten ziehen lassen und abseihen. In einer Thermoskanne warm halten und stündlich 1/2 Tasse trinken. Haben Sie gleichzeitig krampfartige Beschwerden, ersetzen Sie das Hirtentäschelkraut durch 2 Esslöffel Gänsefingerkraut.

zusammenziehen und verdichten. Die Kamille hat einen allgemein entzündungslindernden Effekt. Sie können sich die für Sie passende Heilpflanze aussuchen und mit Kamille oder Gänsefingerkraut kombinieren oder eine der auf den folgenden Seiten angegebenen Teemischungen verwenden.

In den ersten Tagen Ihrer Beschwerden sollten Sie nichts essen. Wenn Sie ein bis zwei Tage teefasten (nur Tee trinken, nichts essen), bekommt der kranke Körper die benötigte Flüssigkeit und kann gleichzeitig die Erreger bekämpfen. Nach dem Teefasten können Sie Trockenkost wie Zwieback und Salzgebäck zu sich nehmen oder einen Buttermilchtag einlegen.

Gerbstoffhaltige Heilpflanzen

▶ Blutwurz (Ger)

Blutwurz wurde schon in mittelalterlichen Arzneibüchern erwähnt. Sie ist eine der gerbstoffhaltigsten Heilpflanzen – im Wurzelstock befinden sich bis zu 20 Prozent Gerbstoffe – und wirkt bei nahezu allen Durchfallerkrankungen. Mittlerweile haben wissenschaftliche Untersuchungen ergeben, dass einer der Inhaltsstoffe, das Tormentillrot, die Ausbreitung von Bakterien zu hemmen

Zahlreiche Auslöser

Die Ursachen für Durchfälle sind vielfältig. Darminfektionen und Entzündungen durch Bakterien und Viren, Vergiftungen, Nahrungsmittelallergien und Stress sind in erster Linie zu nennen. Bei jeder Form von schwerem Durchfall, bei längerem leichten Durchfall und bei Durchfall von Säuglingen und Kleinkindern ist baldmöglichst fachkundiger Rat einzuholen.

vermag. Am einfachsten ist die Verwendung des Pulvers aus der Apotheke: Mehrmals täglich 1 Messerspitze voll einnehmen. Für den Tee nimmt man 2 Esslöffel der zerkleinerten Wurzel und kocht diese mit 1/2 Liter Wasser 10 Minuten lang, dann 1/2 Stunde ziehen lassen und mehrmals täglich 1 Tasse schluckweise trinken. Empfehlenswert ist die Kombination mit dem entzündungswidrigen Kamillentee: zusätzlich 3-mal täglich 1 Tasse. Durch den hohen Gerbstoffanteil der Blutwurz kann es zu Magenreizungen kommen.

▶ **Brombeerblätter** (Ger, Fla, Äth)

Die gerbstoffhaltigen Brombeerblätter (siehe Seite 46f.) sind ein besonders mildes Durchfallmittel, weshalb sie auch für Kleinkinder und Säuglinge geeignet sind. Für 1 Tasse übergießen Sie 1 Esslöffel mit 1 Tasse kochendem Wasser, 15 Minuten ziehen lassen. Mehrmals täglich 1 Tasse zu sich nehmen. Für Kleinkinder: 1 Teelöffel auf 1 Tasse.

▶ **Eichenrinde**

Die Eichenrinde wird zwar vor allem zur Behandlung von Hautkrankheiten (siehe Seite 125) eingesetzt, aber auch bei Durchfall kann man sie gut verwenden: 1 Teelöffel mit 1 Tasse kaltem Wasser erhitzen und 10 bis 15 Minuten lang kochen. Bei akutem Bedarf 2 Tassen täglich trinken.

▶ **Gänsefingerkraut** (Ger, Bit, Fla)

Gänsefingerkraut (siehe Seite 163) enthält zwar Gerbstoffe, wird aber in der Durchfallbehandlung vor allem wegen seiner angeblich krampflösenden Wirkung eingesetzt. Es sollte zusätzlich zu Tees mit einem höheren Gerbstoffgehalt angewendet werden. Gerne wird Gänsefingerkraut mit Melissenblättern gemischt. Für einen Einzeltee: 1 Teelöffel für 1 Tasse als Aufguss, 2- bis 3-mal täglich 1 Tasse trinken.

▶ **Heidelbeere** (Ger, Fla, Min, Vit)

Getrocknete Heidelbeeren (siehe Seite 207) werden bei verschiedenen Formen von Durchfall verwendet, wohingegen frische Heidelbeeren einen abführenden Effekt haben. Heidelbeeren wirken zusammenziehend und antiseptisch, lindern Brechreiz und nehmen Giftstoffe auf. Sie enthalten Gerbstoffe sowie einen blauen Farbstoff, das Myrthillin, der das Bakterienwachstum hemmt und die Darmschleimhaut schützt. Heidelbeeren eignen sich gut für die

Ein altes Hausmittel
Getrocknete Heidelbeeren können bei leichten Durchfallerkrankungen auch pur gegessen werden. Man sollte jedoch über den Tag verteilt nicht mehr als eine Hand voll verzehren.

Behandlung von Kindern mit einem empfindlichen Darm. Einen Tee bereitet man, indem man 3 Esslöffel getrocknete, leicht gequetschte Beeren mit 1/2 Liter Wasser übergießt, 10 Minuten lang kocht und dann durchseiht. Mehrmals täglich 1 Tasse warm und schluckweise trinken.

▶ **Johannisbeere** (Äth, Ger, Fla, Vitamin C)

Der Saft der Schwarzen Johannisbeere enthält Gerbstoffe und einen dunkelvioletten Farbstoff, der ähnlich wirkt wie die Farbstoffe von Blutwurz und Heidelbeere, wenn auch etwas schwächer. Hilfreich bei chronischen Durchfällen und Durchfällen mit Gärungserscheinungen ist auch der hohe Vitamin-C-Gehalt (500 Milligramm pro Liter) der Schwarzen Johannisbeere. Man sollte mehrmals täglich 1 Glas des Safts löffelweise zu sich nehmen.

Schwarze Johannisbeere
Die heilkräftigen Wirkungen der Schwarzen Johannisbeere sind seit langem bekannt. Schon im 16. Jahrhundert verabreichte man wilde Johannisbeeren bei Gicht. Der Saft hilft auch bei überanstrengter Stimme und Heiserkeit.

Begleitend zu durchfallwirksamen Teemischungen

▶ Zusätzlich zu den Teemischungen gegen Durchfall können Sie den entzündungswidrigen Kamillenblütentee (1 bis 2 Teelöffel für 1 Tasse als Aufguss, 3 Tassen täglich) sowie den blähungslindernden Fencheltee (1 Teelöffel zerstoßene Samen auf 1 Tasse als Aufguss, 2 Tassen täglich) trinken. Ebenso ist Gänsefingerkraut (1 Teelöffel für 1 Tasse als Aufguss, 2 Tassen täglich) zu empfehlen, das gegen Krämpfe hilft.

▶ Luvos Heilerde Ultra (mehrmals täglich 1 Teelöffel in den jeweiligen Tee geben) und die stopfende Kohle (1 Esslöffel in 1 Tasse Tee, mehrmals täglich) saugen Giftstoffe auf.

▶ Bei durchfallkranken Kindern ist Folgendes sehr hilfreich: 1 bis 3 Tage lang ausschließlich frisch geriebene Äpfel (mit Schale und Kernhaus) essen. Das Pektin, ein Bestandteil der Zellwände der Äpfel, bindet Giftstoffe und schützt den gereizten Darm.

▶ Bei schweren Durchfällen müssen unserem Körper unbedingt die durch den Durchfall entzogene Flüssigkeit und die verlorenen Mineralien wieder zugeführt werden. So genannte bilanzierte Trinklösungen mit Natrium und Kalium erhalten Sie in der Apotheke.

▶ Nach einem schweren infektiösen Durchfall sollte die Darmbakterienflora 1 Woche lang aufgebaut werden. Dazu 3-mal täglich nüchtern 1 Esslöffel Sauerkraut- oder Knoblauchsaft einnehmen. Weiterhin 2 Tassen Kamillentee und Sauermilchprodukte mit jeweils 1 Esslöffel Milchzucker trinken bzw. essen.

▶ **Schwarzer** und **Grüner Tee** sind ebenfalls gerbstoffhaltig, wobei man sie mindestens 4 Minuten lang ziehen lassen sollte, damit die Gerbstoffe vollständig herausgelöst werden können.

Das in schwarzem und grünem Tee enthaltene Koffein wirkt gleichzeitig belebend. Man nimmt 1 Teelöffel für 1 Tasse als Aufguss, 15 Minuten ziehen lassen.

Teemischungen gegen Durchfall

Krampflösender, entzündungswidriger Durchfalltee

50 g Blutwurz • 20 g Kamillenblüten • 20 g Gänsefingerkraut 10 g Pfefferminzblätter
● 1 Teelöffel für 1 Tasse als Aufguss, 10 Minuten ziehen lassen, mehrmals täglich 1 Tasse schluckweise trinken.

Krampflösender, entzündungswidriger Durchfalltee

30 g Brombeerblätter • 20 g Walnussblätter • 15 g Schafgarbenkraut • 15 g Sanikelkraut • 15 g Salbeiblätter
● 1 Teelöffel für 1 Tasse Wasser als Aufguss, mehrmals täglich 1 Tasse trinken.

Bei leichtem Durchfall, krampflösend

Gänsefingerkraut • Melissenblätter • Pfefferminzblätter
● 2 Teelöffel für 1 Tasse Wasser als Aufguss, 2 bis 3 Tassen täglich zu sich nehmen.

Therapiebegleitende Kur

Tausendgüldenkraut • Salbeiblätter
● 1 Teelöffel für 1 Tasse als Aufguss, 10 Minuten ziehen lassen, 2- bis 3-mal täglich 1 Tasse trinken, 4 Wochen lang.

Bei akuter Darmentzündung

50 g Eibischwurzel • 50 g Queckenwurzel • 30 g Eichenrinde
● 1 Esslöffel 30 Minuten in 1 Liter Wasser bei geringer Hitze kochen lassen, abseihen. Täglich 3 Tassen zwischen den Mahlzeiten zu sich nehmen.

Zur Heilung gereizter Schleimhäute

Leinsamen • Kamillenblüten • Malvenblüten
● 3 Esslöffel geschroteten Leinsamen in 1/2 Liter Wasser geben und 15 Minuten lang kochen. Den Schleim sehr sorgfältig abfiltern und mit 1 Teelöffel Kamillenblüten und 2 Teelöffeln Malvenblüten übergießen. 10 Minuten ziehen lassen, durchseihen und 3-mal täglich 1 Tasse in kleinen Schlucken trinken.

Verstopfung

Verstopfung ist ein sehr weit verbreitetes Gesundheitsproblem. Viel zu schnell wird zu Abführmitteln gegriffen, so dass diese neben Schmerzmitteln die meistverkauften Medikamente sind. Die langfristige Einnahme von Abführmitteln – gleich ob pflanzlicher oder chemischer Art – hat aber oft schlimme Folgen.

Das Bundesinstitut für Arzneimittel und Medizinprodukte wies am 1. November 1996 auf die Spätfolgen bei längerer Verwendung von Abführmitteln hin und machte darauf aufmerksam, dass Abführmittel nur in wenigen Fällen medizinisch erforderlich seien. Untersuchungen zeigten, dass fast kein Fall von Verstopfung auf anatomische Veränderungen zurückzuführen war. Neben dem Umfang des Darminhalts und dem Dehnungszustand der Darmwandmuskulatur spielen nervöse, hormonelle und chemische Vorgänge in den einzelnen Darmwandschichten eine Rolle bei der Anregung oder Verzögerung der Darmbewegung. Schlackenarme Kost führt beispielsweise zu einer längeren Verweildauer der Nahrung im Darm. Das häufige Unterdrücken des natürlichen Entleerungsreflexes, etwa weil man im Stress ist und keine Zeit hat, führt zu einer Verkrampfung, die Verstopfung zur Folge haben kann. Bewegungsmangel und starkes Übergewicht schwächen die bei der Darmentleerung beteiligten Bauchmuskeln.

Das Bundesinstitut empfiehlt – und dem kann nur beigepflichtet werden – pflanzliche Abführmittel, die die Heilpflanzen Sennesblätter und -früchte, Aloe, Rhabarberwurzel und Faulbaumrinde enthalten, bei Verstopfung höchstens zwei Wochen lang einzunehmen. Sie sollten nicht in der Schwangerschaft, in der Stillzeit und bei Kindern unter zehn Jahren angewendet werden. Ich empfehle, die Begrenzung auf zwei Wochen sogar noch weiter zu verkürzen.

Gewöhnung an Abführmittel

Der Abführmittelmissbrauch ist eine Ursache hartnäckiger Verstopfungen. Der Darm gewöhnt sich an Laxanzien und wird zunehmend bewegungsarm, so dass unser Körper mit einer noch stärkeren Verstopfung reagiert, sobald wir das Mittel absetzen. Auf diese Weise macht man aus einer vorübergehenden Entleerungs-

Krebsrisiko
Chronische Verstopfung bewirkt die Zunahme von Fäulnisbakterien im Darm. Dies erhöht nach Meinung von Wissenschaftlern das Krebsrisiko. Ist die Darmflora intakt, bauen Mikroorganismen und Enzyme schädliche Verbindungen aus denen Krebs fördernde Gifte entstehen könnten, schnell ab.

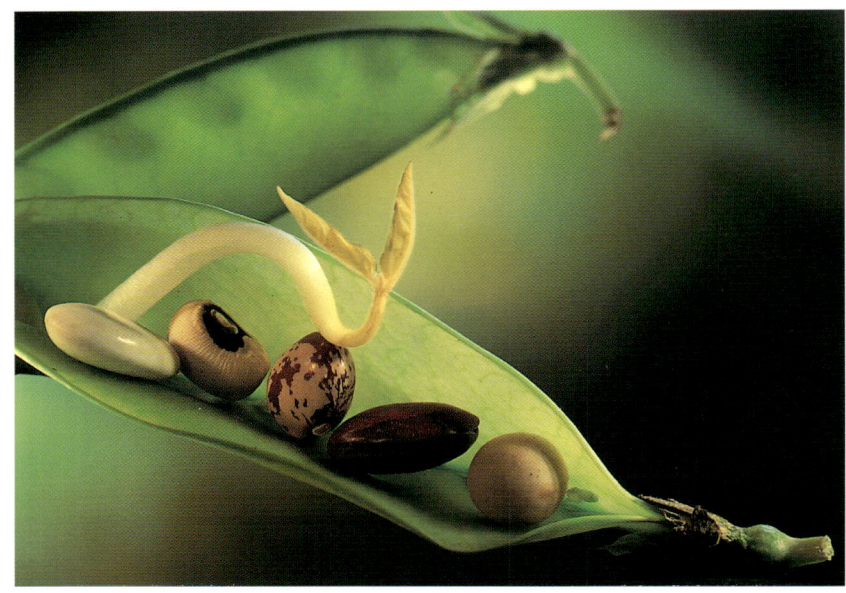

Ballaststoffe beschleunigen den Transport des Nahrungsbreis im Darm. Stellen Sie deshalb auf faserreiche Kost wie Obst, Salat und reichlich Gemüse um.

Osteoporose

Kalziummangel ist eine der Ursachen für Osteoporose, einer Erkrankung des Bewegungsapparats. Betroffen sind in erster Linie Frauen nach den Wechseljahren. Mit abnehmender Knochendichte kommt es zu Verformungen der Wirbelsäule, im Spätstadium zu dem für diese Krankheit typischen Rundrücken aufgrund von Wirbeleinbrüchen.

verzögerung eine chronische Verstopfung. Es kann Wochen dauern, bis sich die natürliche Darmtätigkeit wieder einstellt. Man greift ungeduldig wieder zum Abführmittel, was die Abhängigkeit weiter verstärkt.

Abführmittel, ganz gleich ob pflanzlicher Art oder chemisch hergestellt, wirken auf verschiedene, teils kombinierte Weise: Sie regen die Darmbewegungen an, wirken als »Schmiermittel« oder weichen den Darminhalt auf und erzeugen so ein größeres Stuhlvolumen. Wird die Darmmuskulatur ständig künstlich stimuliert, wirkt sich dies auf unsere Peristaltik- und Entleerungsreflexe aus. Sie ermüden und werden mit der Zeit immer schwächer.

Auch werden dem Körper Flüssigkeit und Mineralien entzogen. Daraufhin tritt insbesondere ein Mangel an Kalium und später auch Kalzium auf, einem wichtigen Zellmineral für die Skelett-, Herz- und Dünndarmmuskulatur. Anfangs fühlt man sich schlapp und müde, später kommt es zu Muskelschwäche und Herz-Kreislauf-Störungen. Jahre andauernder Kalziumverlust führt schließlich zu einer Auslagerung von Kalzium aus den Knochen. Zunächst sind dabei keine Beschwerden zu verspüren, dann treten jedoch Knochenschmerzen und Deformierungen unseres Knochenskeletts ein.

Weiterhin werden bei übermäßigem Abführmittelgebrauch die Nahrungsstoffe schlechter aufgenommen, da sie abgeführt werden, bevor sie völlig verdaut sind. Es drohen Vitamin- und Mineralstoffmangel.

Zudem reizt bei längerem Gebrauch jedes Abführmittel den Darm, es entsteht eine Art innerer Durchfall, wodurch die Dünndarmschleimhaut geschädigt werden kann.

Abhilfe bei Verstopfung

Bei Verstopfung ist die Stuhlmenge zu gering, der Stuhl ist zu trocken und zu hart, so dass es zu Völlegefühl, Blähungen und Krämpfen kommt. Die bei weitem häufigsten Ursachen sind Ernährungsfehler: zu viel Weißmehlprodukte (Weißbrot, weißer Reis, Nudeln, Kuchen), Fleisch und Fett und zu wenig Gemüse, Rohobst und Getreide. Außerdem trinken wir meistens zu wenig. All dies führt zu einer Schwächung des für den Stuhltransport notwendigen Dehnungsreizes auf die Darmmuskulatur, der insbesondere durch unverdauliche Substanzen (Ballaststoffe) ausgelöst wird. Oft fehlt auch die ausreichende körperliche Bewegung.

Bei chronischer Verstopfung hilft deshalb auf lange Sicht nur eine Umstellung der Ernährung (mehr Ballaststoffe, mehr trinken) und mehr Bewegung, um die Verdauungstätigkeit in Schwung zu bringen. Lernen Sie auch, auf Ihren Körper zu hören und unterdrücken Sie nicht den Drang, den Darm zu entleeren. Es kann notwendig sein, den Entleerungsreflex neu zu erlernen. Suchen Sie dazu am besten gleich nach dem Frühstück die Toilette auf, auch wenn Sie keinen »inneren Drang« verspüren. Häufig stellt sich nach einigen Tagen als Folge solcher Übungen oder durch einfache Hilfen wie den Genuss lauwarmen Wassers der natürliche Reflex wieder ein. Weiterhin empfiehlt sich, die Darmflora aufzubauen, besonders, wenn Sie häufig mit Antibiotika behandelt wurden. Fragen Sie einen Arzt oder Heilpraktiker nach den verschiedenen Möglichkeiten.

Wenn Sie längere Zeit Abführmittel verwendet haben, sollten Sie sich langsam entwöhnen, obige Tips beherzigen und auf einfache Verdauungshilfen zurückgreifen. In hartnäckigen Fällen ist aber unbedingt fachkundige Hilfe in Anspruch zu nehmen.

Ballaststoffe
Für eine gesunde Darmtätigkeit sollten täglich mindestens 30 bis 40 Gramm Ballaststoffe verzehrt werden. Diese quellen im Darm auf und durch den mechanischen Reiz wird die Darmtätigkeit aktiviert. Leider nehmen die meisten von uns nicht einmal die Hälfte der empfohlenen Ballaststoffmenge zu sich.

Einfache Verdauungshilfen

- Es ist sehr wichtig, viel zu trinken, etwa 2 Liter Tee oder Wasser täglich. Außerdem sollte die Nahrung besonders ballaststoffreich sein: Gemüse, Salate, Obst, Getreide. Meiden Sie allerdings blähende Lebensmittel wie Kohl und Hülsenfrüchte. Zum Frühstück können Sie beispielsweise Vollkornmüsli mit Sauermilch oder Joghurt essen.
- Eine unkomplizierte Hilfe ist es, ein Glas lauwarmes Wasser morgens nüchtern zu trinken.
- Ungeschälte Äpfel sind ein natürliches Stuhlregulierungsmittel von denen man morgens 1 bis 2 Stück nüchtern essen sollte.
- Mehrmals täglich 1 kleine Portion Sauerkraut essen.
- Einfach aber wirkungsvoll gegen Darmträgheit sind Dörrpflaumen und Feigen. Abends je nach Bedarf 5 bis 10 Dörrpflaumen und 1 getrocknete Feige mit so viel Wasser übergießen, dass sie bedeckt sind, dann über Nacht stehen lassen und morgens vor dem Frühstück die Flüssigkeit trinken und die Früchte essen. Die Wirkung tritt meistens nach 2 bis 3 Stunden ein.
- Mild wirkt ein Verdauungsdrink morgens vor dem Frühstück und abends vor dem Schlafengehen: 1 Glas Mineralwasser, dazu 1 kleines Glas Pflaumensaft und 1 bis 2 Esslöffel Milchzucker, der die Darmbakterien beeinflusst und Wasser im Darm bindet. Zusätzlich kann man 1 bis 2 Esslöffel Kefir oder Buttermilch trinken.
- Junge Brennnesselblätter in Milch gekocht und morgens auf nüchternen Magen getrunken, helfen auch sehr gut, den Darm in Bewegung zu bringen.
- 1 kleine Zwiebel und 1 zerdrückte Knoblauchzehe mit 2 Esslöffeln Weizenschrot in 1/4 Liter Wasser kochen und fein geschnittene Petersilie sowie 1 Esslöffel reines Olivenöl zugeben. Als Morgensuppe essen.
- Ausgepresste Säfte von Trauben, Orangen oder anderen Früchten und Gemüsen wirken nicht abführend, sie sind sogar stopfend. Um einen abführenden Effekt zu erhalten, muss man die Früchte ganz mit ihren verdauungsanregenden Schalen essen. Wenn Sie gleichzeitig an entzündlichen Verdauungsbeschwerden leiden, nehmen Sie das Obst in pürierter Form zu sich. Auf diese Weise führen Sie sich die Ballaststoffe in schonenderer Form zu.

Darmmassage

Auch eine Darmmassage regt die Peristaltik an. Mit leichten Streichbewegungen wird auf dem Bauch im Uhrzeigersinn ein großer Kreis beschrieben. Dadurch bewegt sich der Darm besser und die Verdauung wird angeregt.

Worauf bei Ballaststoffzufuhr zu achten ist

Wenn Sie Verstopfung begegnen wollen, indem Sie verstärkt Ballaststoffe zu sich nehmen, ist zu bedenken, dass Pflanzenfasern nicht immer gut vertragen werden. Sie verursachen Gärungszustände, die zu Gasauftreibung und Blähungen führen können. Gehen Sie behutsam vor, gewöhnen Sie Ihren Körper in kleinen Schritten an vermehrte Roh- und Faserkost.

Nachteil der heute vielgepriesenen Rohkost ist nämlich ihre Gärfreudigkeit. Bei übermäßigem Genuss belastet sie die Verdauung über das individuell bekömmliche Maß hinaus. Besonders gilt dies für abends gegessene und schlecht zerkaute Rohkost. Trinken Sie bei vermehrter Ballaststoffzufuhr begleitend einen blähungswidrigen Tee.

Verdauungsfördernde Heilpflanzen

Die folgenden Heilpflanzen und Teerezepte sollten nur kurzzeitig, ein bis zwei Tage, eingesetzt werden, um eine vorübergehende akute Verstopfung ohne organische Ursache zu beheben, bei denen einfache Hilfen gegen Verstopfung nicht ausreichen. Ist nach dieser Zeit kein Erfolg zu verzeichnen, suchen Sie einen Arzt oder Heilpraktiker auf.

▶ **Faulbaumrinde** (Gly, Ger)
1 Teelöffel Faulbaumrinde mit 1 Tasse Wasser kalt ansetzen, 12 Stunden lang unter gelegentlichem Umrühren ziehen lassen, abseihen und abends vor dem Schlafengehen 1 Tasse warm trinken. Verwendet wird die abgelagerte Rinde, die etwas milder als Sennes wirkt. Frische Rinde ist stark reizend und unter Umständen brechreizerregend.
Nicht bei Darmverschluss oder -entzündung anwenden, ebenso wenig in der Schwangerschaft und Stillzeit, bei Kindern unter 12 Jahren und wenn ein Kaliummangel vorliegt.

▶ **Schlehdornblüten** (Fla, Ger)
Schlehdornblüten sind ein mildes Abführmittel, bei dem man keine Nebenwirkungen befürchten muss, solange man sich an die angegebene Dosierung hält: 1 bis 2 Teelöffel der Blüten mit 1 Tasse Wasser übergießen, bis zum Sieden erhitzen, dann abseihen. Jeweils morgens und abends 1 Tasse trinken.

Natürlicher Helfer
Milchzucker ist ein wertvoller Helfer bei Darmträgheit. Vor allem naturbelassene Joghurts versorgen den Darm mit natürlichem Milchzucker und Milchsäurebakterien. Eine weitere Möglichkeit ist reinen Milchzucker aus dem Reformhaus oder der Apotheke verschiedenen Speisen unterzumischen.

Darmwanddehnung zur Förderung der Entleerung

▶ Leinsamen: Die aufquellende Wirkung des stark schleimhaltigen Leinsamens soll bei Verstopfung erst im Darm zur Wirkung kommen und nicht vorher, wie bei der Linderung von Sodbrennen und Gastritis (siehe Seite 224f.). Nehmen Sie den Leinsamen daher mit reichlich Flüssigkeit ein, damit er im Darm gut quellen kann. Bei Bedarf 2- bis 3-mal täglich 1 bis 2 Esslöffel zerstoßenen Leinsamen auf 1 bis 2 Tassen Wasser. Kommt die Verdauung wieder in Gang, was manchmal einige Tage dauern kann, auch an den darauffolgenden Tagen 1 Esslöffel einnehmen, in Apfelmus oder im Müsli, mit Quark oder Milch. Sie sollten sich aber nicht an Leinsamen gewöhnen und ihn bei Verengungen im Magen-Darm-Bereich nur nach ärztlicher Rücksprache anwenden.

▶ Flohsamen, von denen man 10 bis 15 Gramm für 1 bis 2 Tassen Wasser verwenden sollte, haben ähnlich wie Leinsamen einen regulierenden Einfluss auf die Darmmuskulatur. Sie wirken auch lindernd auf gereizte Darmschleimhäute. Nicht ohne Absprache bei Verengungen im Magen-Darm-Bereich einsetzen.

Teeklassiker
Auch eine Mischung zu gleichen Teilen aus Kümmelfrüchten, Pfefferminzblättern, Fenchelfrüchten und Faulbaumrinde lindert Verdauungsprobleme: 1 bis 2 Teelöffel für 1 Tasse Wasser als Aufguss, 15 Minuten ziehen lassen. Abends und bei Bedarf auch am nächsten Morgen 1 Tasse davon trinken.

▶ **Sennesblätter und -früchte** (Gly)

Sennesblätter und -früchte sind das gebräuchlichste unter den pflanzlichen Abführmitteln, wobei die Früchte etwas milder sind als die Blätter. Man übergießt 1 Teelöffel der Blätter mit 1 Tasse kaltem Wasser und lässt sie unter gelegentlichem Umrühren 24 Stunden lang stehen. Dadurch gelangen weniger Harze, die Bauchschmerzen verursachen können, in die Lösung. Morgens oder abends 1 Tasse trinken. Die Wirkung tritt nach 6 bis 8 Stunden ein. Sennes sollte nicht angewendet werden bei Darmverschluss, akut und chronisch-entzündlichen Darmerkrankungen, Bauchschmerzen, in der Schwangerschaft und Stillzeit und bei Kindern unter 12 Jahren. Selten kann es zu krampfartigen Magen-Darm-Schmerzen kommen. Denken Sie wie bei allen abführenden Heilpflanzen daran, dass hoher Kaliumverlust droht.

▶ **Holunderbeeren**

Die getrockneten Beeren des Holunderstrauchs wirken nicht nur beruhigend, sondern auch mild abführend. Man übergießt 1 Teelöffel Holunderbeeren mit 1 Tasse kaltem Wasser und lässt sie über Nacht stehen. Anschließend zum Kochen bringen, abkühlen lassen und abseihen. Morgens und abends 1 Tasse trinken.

Abführende und blähungswidrige Teemischungen

15 g Faulbaumrinde • 10 g Kümmelfrüchte • 10 g Kamillenblüten • 5 g Tausendgüldenkraut

• 1 Teelöffel der Mischung mit 1 Tasse kaltem Wasser übergießen
und 12 Stunden lang ziehen lassen. Abseihen und abends vor dem
Schlafengehen den Tee leicht erwärmen. 1 Tasse davon in kleinen
Schlucken zu sich nehmen.

**Krampflösend,
entzündungswidrig**

15 g Pfefferminzblätter • 15 g Sennesblätter • 10 g Kümmelfrüchte • 10 g Fenchelfrüchte

• 1 bis 2 Teelöffel der Mischung für 1 Tasse Wasser als Aufguss,
20 Minuten ziehen lassen, abends und bei Bedarf auch morgens
1 Tasse trinken.

**Bei Verstopfung mit
Blähungen und
Völlegefühl**

30 g Pfefferminzblätter • 30 g Faulbaumrinde • 20 g Kümmelfrüchte • 20 g Sennesblätter

• 1 bis 2 Teelöffel für 1 Tasse Wasser als Aufguss, 15 Minuten ziehen lassen, abends und bei Bedarf noch einmal morgens 1 Tasse
trinken. Wie bei der vorhergehenden Mischung sorgen Pfefferminzblätter für die geschmackliche Abrundung.

**Gegen hartnäckige
Verstopfung**

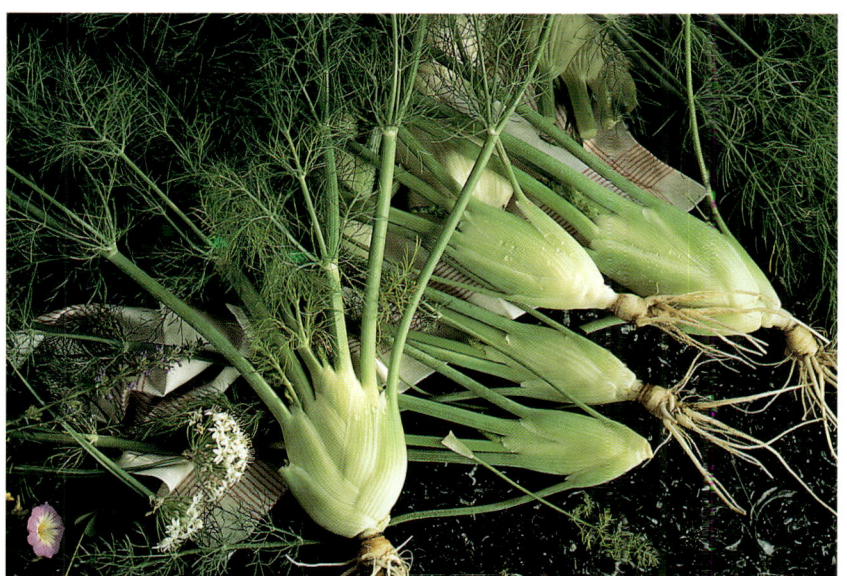

*Fenchel ist für seine verdauungs-
fördernde Wirkung berühmt.
Besonders gut geeignet ist Fencheltee für Babys.*

Erforschen Sie die heimische Flora, und Sie werden erstaunt sein, wie viel Heilkraft in oft unscheinbaren Pflanzen steckt. Ob Sie nun von einem kleinen Sonntagsspaziergang ein paar Kräuter mit nach Hause bringen oder sich gezielt auf die Suche nach Heilpflanzen

Heilpflanzen in Natur und Garten

begeben, Sie können ein neues Gefühl für die Natur entwickeln. Grundlage für den sinnvollen Einsatz von selbst gesammelten Kräutern sind jedoch einige solide botanische Grundkenntnisse. Schließen Sie sich Gleichgesinnten, beispielsweise im Rahmen von Kräuterwanderungen wie sie von verschiedenen Veranstaltern angeboten werden, an. Auch ein selbst angelegter Kräutergarten kann Ihnen viel Freude schenken.

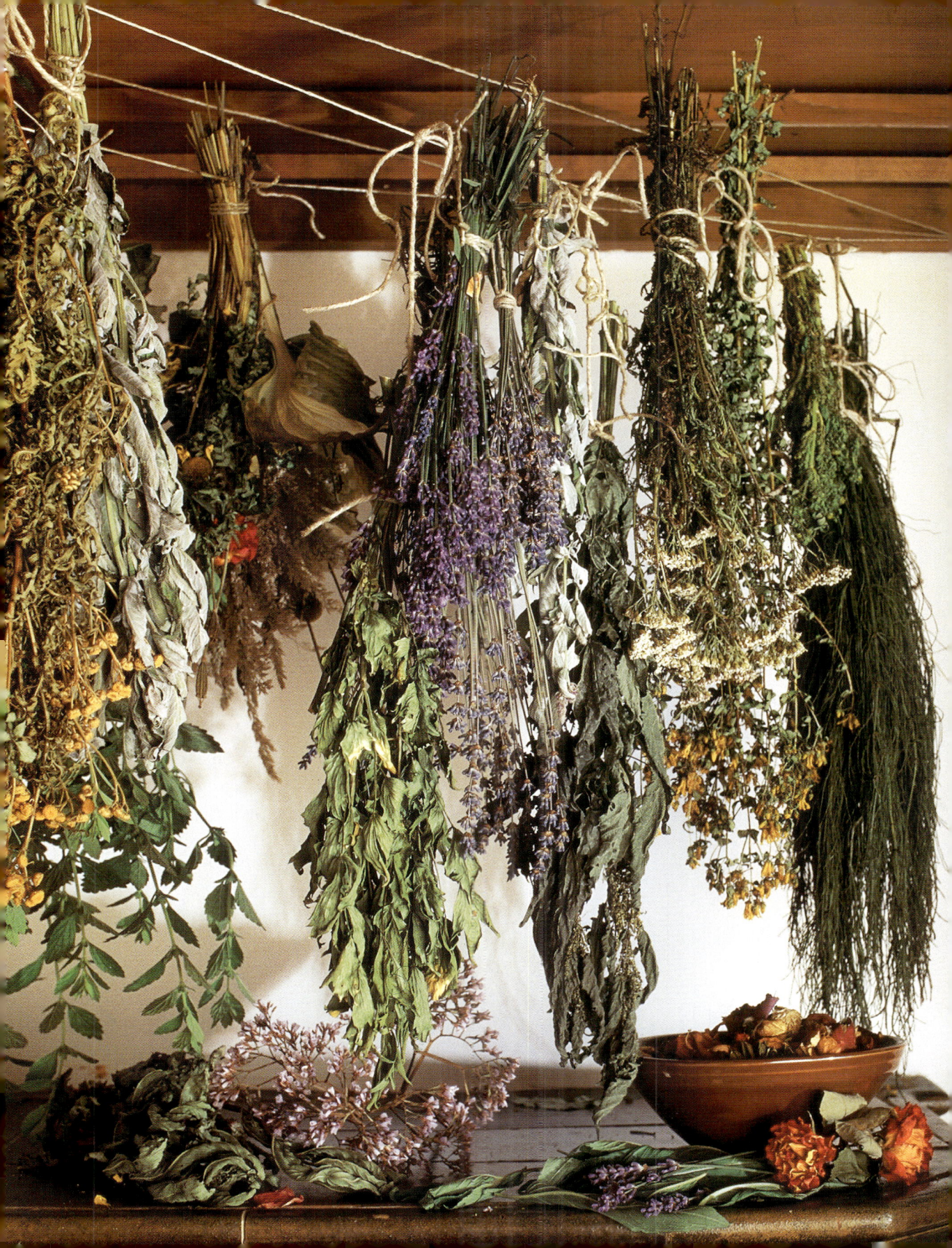

Heilpflanzen sammeln

Reise durch die Pflanzenwelt

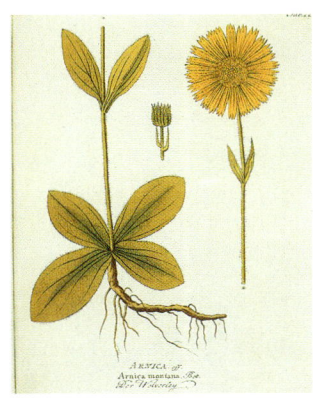

Seit Jahrhunderten begeistern Kräuterbücher mit genauen Pflanzenbeschreibungen, Rezepten und naturgetreuen Abbildungen die Menschen.

Wenn Sie gerne die heimische Pflanzenwelt erforschen und dabei selbst Ihre Heilpflanzen sammeln, ist das von großem Vorteil. Sie haben direkten Einfluss darauf, wo Sie sammeln und können sich besonders nährstoffreiche Böden aussuchen. Haben Sie jedoch nicht die erforderliche Ausdauer beim Sammeln oder mangelt es Ihnen an Pflanzenkenntnis und nötiger Sorgfalt bei der Verarbeitung, besorgen Sie sich die Heilpflanzen im Fachgeschäft oder in der Apotheke.

Sich kundig machen

Vorsicht, Verwechslungen!
Viele Heilpflanzen können leicht mit Giftpflanzen verwechselt werden. Vergleichen Sie deshalb Ihre Kräuter in allen Details sehr genau mit der entsprechenden Abbildung in Ihrem Kräuterbuch. In Zweifelsfällen ist unbedingt vom Sammeln der Pflanze abzusehen.

Um einen ersten Einblick zu bekommen, können Sie an einem der zahlreichen Kräutersammelkurse teilnehmen, die von Volkshochschulen oder einschlägigen Vereinen angeboten werden. Oder man nimmt ein gutes Kräuterbuch mit genauen Abbildungen und detaillierten Standortbeschreibungen mit auf die Suche. Auch geben örtliche Florakarten genau an, welche Pflanzen in Ihrem Revier heimisch sind. Beachten Sie, in welchen Monaten die Heilpflanzen den besten Wirkstoffgehalt haben (siehe Seite 252ff.) und welcher Pflanzenteil die meisten Wirkstoffe besitzt.

Erkennen Sie eine gesuchte Pflanze nicht zweifelsfrei, sollten Sie sie nicht mitnehmen. Viele Pflanzen ähneln einander, sind aber von völlig verschiedener Wirkung. Giftige Heilpflanzen sollten Sie auf den ersten Blick erkennen können. Machen Sie sich mit den Pflanzen vertraut, die unter Naturschutz stehen und nicht gesammelt werden dürfen. Sie können Heilpflanzen auch auf dem Balkon oder im Garten anbauen. Die Beschäftigung mit dem Thema, das sich Aufhalten in freier Natur, können sehr befriedigend sein. Auch auf diese Weise gelangt man zu innerer Ausgeglichenheit.

Schonen Sie die Natur

Ernten Sie nur diejenigen Pflanzen, die Sie wirklich brauchen. Achten Sie darauf, ob Pflanzen geschützt sind, wie z. B. Enzian. Von manchen Pflanzen, wie der Schlüsselblume, dürfen nur bestimmte Teile gepflückt werden.

Es gibt genug Heilpflanzen mit vergleichbaren Wirkungen. Weiterhin können Sie, um Stämme und Äste von Bäumen oder Stäuchern zu schonen, Holz- und Rindenteile von kleineren Zweigen sammeln

Richtig sammeln

Der geeignete Ort

Sie sollten möglichst auf freiem, unberührtem Gebiet und in ausreichender Entfernung von Straßenrändern und kultiviertem Land, das eventuell chemisch behandelt wurde, sammeln – also nicht neben bewirtschafteten Feldern und an Waldrändern, die an solche Felder angrenzen sowie in der Nähe von Industrieanlagen. Pflanzen, die im Wald, am Waldrand oder auf Streuobstwiesen wachsen, dürfen wegen möglichem Befall mit Fuchsbandwurmeiern nicht roh verzehrt werden.

Die beste Zeit

Die günstigsten Sammelzeiten für die meisten Heilpflanzen sind Frühling und Sommer, kurz vor der Blüte. Blüten direkt nach dem Aufblühen, Rinden im Frühling während des Steigens des Safts, Wurzeln und Rhizome im Herbst sammeln. Suchen Sie die Blüten und Blätter an einem sonnigen Vormittag, nachdem der Tau getrocknet ist. Wurzeln lassen sich nach einem Regen leichter unbeschädigt ausgraben. Mehrere Stunden starker Sonneneinstrahlung vermindern den Anteil ätherischer Öle in den Blüten, da sie in der Luft verdunsten.

Die Wetterlage beim Sammeln sollte stabil und trocken sein. Nach einer Trockenperiode befinden sich weniger Wirkstoffe in den Pflanzen, nach mehreren Regentagen enthält die Pflanze sehr viel Feuchtigkeit.

Vor dem Trocknen

Schütteln Sie zu Hause die Zweige einmal heftig aus, damit versteckte Insekten herausfallen können. Beschädigte Blätter müssen sorgsam entfernt werden. Nach Möglichkeit nicht waschen. In Gegenden mit hoher Luftverschmutzung ist es ratsam, unter einem weichfließenden Wasserstrahl die Kräuter kurz zu reinigen. Anschließend ausschütteln und sanft mit Küchenkrepp abtupfen.

Die geeignete Jahreszeit zum Sammeln der entsprechenden Heilpflanzen erfahren Sie aus dem Sammelkalender (siehe Seite 252ff). Allerdings müssen Sie auch immer den Entwicklungsstand der Natur beobachten. Nicht in jedem April beispielsweise sind die Pflanzen gleich weit entwickelt. Nach einem langen, strengen Winter erfolgt das »Erwachen« der Natur später, so dass eine Pflanze vielleicht nicht in den ersten Apriltagen, sondern erst Mitte Mai blüht. Kommt das Frühjahr spät oder ist der Sommer nass und kühl, verzögert sich die Samenreife.

Die Art und Weise des Sammelns

Drücken oder quetschen Sie die Pflanzen nicht. Pflücken Sie besonders Blüten sorgsam und vorsichtig, da sie an den Druckstellen leicht verderben. Die Pflanzen sollten bereits beim Sammeln locker gelagert werden. Blätter und Kraut sind am besten mit einem Messer oder einer Schere abzuschneiden, damit nicht die Pflanze samt Wurzel aus dem Boden gerissen wird. Wurzeln gräbt man mit einer Hacke oder einem Spaten großzügig aus, um sie nicht zu beschädigen, und reinigt sie dann von der anhaftenden Erde. Verwenden Sie einen Korb oder ein anderes luftiges Gefäß für den

Sammelausrüstung
Schneiden Sie die Heilpflanzen nach Vorschrift ihres Kräuterbuchs mit einem scharf geschliffenen Messer oder einer Schere. Für Wurzeln verwendet man eine Hacke.

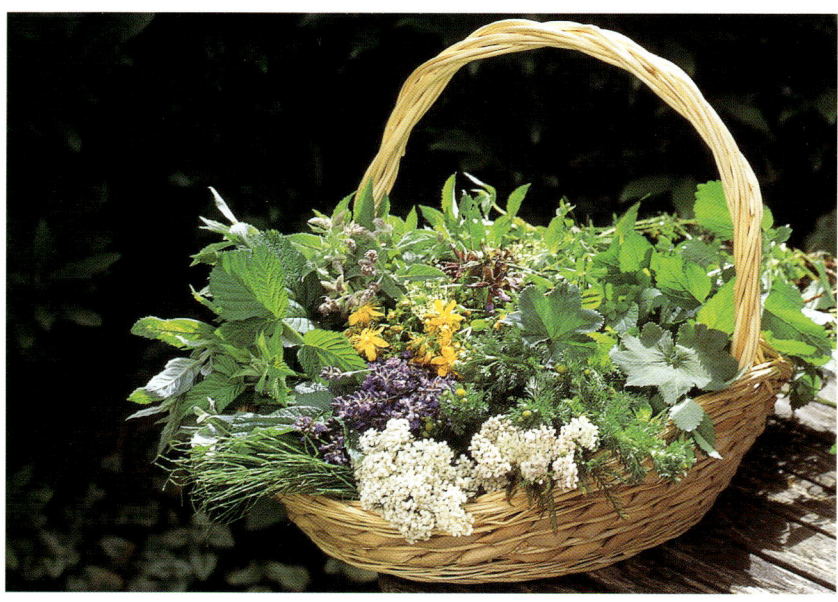

Jedes Kraut erreicht zu einer bestimmten Jahreszeit den Höhepunkt seiner Reife. Achten Sie beim Pflücken darauf, dass im Korb die empfindlichen Blätter und Blüten nicht zerdrückt werden.

Transport Ihrer Pflanzen. Nehmen Sie mehrere Körbe mit, wenn Sie gleichzeitig zarte Blüten und schwere Wurzeln suchen wollen.

Welche Pflanzen sammeln?

Sammeln Sie nur gesunde und kräftige Pflanzen. Bei der Suche von Blüten achten Sie darauf, dass diese sich bereits voll entwickelt haben. Sammeln Sie ganze intakte Pflanzen, nicht einfach bereits verblühte Pflanzenteile wegschneiden. Es ist dringend davon abzuraten, Pflanzen zu sammeln, die Spuren von Pilz- oder Schädlingsbefall aufweisen, krank zu sein scheinen oder von Tieren angefressen wurden.

Pflanzen trocknen

Die gesammelten Pflanzen sollten möglichst rasch getrocknet werden. Breiten Sie sie dazu an einem windgeschützten, luftigen, trockenen und schattigen Platz im Freien auf einer sauberen Unterlage einzeln aus. Wer diese Möglichkeit nicht hat, kann sie auch in einem luftigen Raum trocknen. Während der Trocknung empfiehlt es sich, die Heilpflanzen öfter umzudrehen und die feucht gewordenen Unterlagen auszuwechseln. Nicht in der prallen Sonne trocknen, denn dabei zerstören Sie wertvolle Inhaltsstoffe wie die ätherischen Öle. Ganze Pflanzen kann man auch in Bündeln aufhängen. Wurzeln sind vor dem Trocknen in Wasser einzutauchen und mit einer feinen Bürste von der Erde zu reinigen. Dicke Wurzeln in mehrere Streifen schneiden. Blüten von holzigen Stängelteilen befreien.

Die Trocknungszeiten sind unterschiedlich: Blüten müssten im Sommer nach fünf Tagen trocken sein, Wurzeln nach zwei Wochen. Im Herbst kann sich die Trocknungszeit auf das Doppelte verlängern. Blätter sind spröde und brüchig, wenn Sie trocken sind, Blüten knistrig, Stiele brüchig und unbiegsam. Rinden und Wurzeln sollten in getrocknetem Zustand leicht zerspringen.

Wenn Sie nicht genug Platz haben, können Sie Kräuter zur Not auch im Backofen trocknen, aber nicht über 35 °C, da sonst die Inhaltsstoffe zu sehr leiden.

Auf die Wetterlage achten
Weil Pflanzen bei Regen viel Feuchtigkeit speichern, ist es nicht angebracht, sie unmittelbar nach Niederschlägen zu sammeln. Wurzeln dagegen kann man jederzeit und unabhängig von der Wetterlage ausgraben.

Schonend aufbewahren

Nach dem Trocknen brechen Sie die Pflanzen in kleine Teile oder zerkleinern sie durch Zerreiben. Bewahren Sie sie bis zum Gebrauch in einem gut verschließbaren, dunklen Glas- oder Keramikgefäß auf, damit sie vor Licht- und Sonneneinstrahlung, Feuchtigkeit sowie Staub geschützt sind.

Ein Tip
Bei trockenen Samenkörnern empfiehlt es sich vor der Aufbewahrung, kleinste dürre Pflanzenreste einfach wegzublasen.

Übersicht behalten

Versehen Sie die Gefäße mit einem Klebeetikett. Vermerken Sie darauf die Bezeichnung der Pflanze und das Sammeldatum. Trockene und zerkleinerte Heilkräuter sind oft nur noch schwer voneinander unterscheidbar. Blätter und Blüten halten sich ein Jahr, Wurzeln und Rinden ein bis zwei Jahre. Der Gehalt an Inhaltsstoffen vermindert sich durch die Lagerzeit.

Der persönliche Weg

Weil nicht jeder die Zeit und die Möglichkeit, vielleicht auch nicht immer die Lust und die Energie dazu hat, seine Pflanzen selbst zu sammeln und zu verarbeiten, sei noch einmal darauf hingewiesen, dass noch kein Pflanzenkundiger vom Himmel gefallen ist. Viele Kräuterinteressierte haben damit angefangen, auf Sonntagsspazier-

Das ist wichtig beim Sammeln

▶ Wissen, welche Heilkräuter unter Naturschutz stehen

▶ Giftige Pflanzen erkennen können

▶ Sammelplatz prüfen

▶ Trockene, beständige Wetterlage abwarten

▶ Den Entwicklungsstand der Natur beobachten

▶ Gutes Handwerkszeug mitnehmen (Messer, Spaten, Körbe)

▶ Sorgsam pflücken, schneiden und ausgraben

▶ Luftig transportieren

▶ Nur gesunde Pflanzen sammeln

▶ Alsbald trocknen

▶ Richtig lagern

gängen einzelne, ihnen geläufige Pflanzen mit nach Hause zu nehmen und zu trocknen. Sie haben Spaß an der Sache bekommen und nach und nach ihre Kenntnisse erweitert und ausgebaut. Und im Lauf der Jahre sind sie zu Experten geworden, die wissen, wo welche Pflanzen zu welcher Zeit wachsen und wie diese behandelt werden wollen. Und sie haben auch herausbekommen, welche der daraus bereiteten Tees ihnen bei welchen Beschwerden am besten bekommen. Auch das kann individuell ja sehr verschieden sein, und auch diese Erfahrungen brauchen ihre Zeit.

Für andere war der eigene Garten der Anfang. Viele Heilpflanzen haben in unseren Hausgärten ihren festen Platz. Die dort lange unerwünschte Brennnessel beispielsweise wird nicht mehr verbannt, weil sie wertvolle heilkräftige Wirkungen hat. Das Gleiche gilt für den Löwenzahn, der für Liebhaber naturnaher Gärten schon längst viel mehr ist als ein verunstaltendes Element im englischen Rasen. Viele heilkräftige Pflanzen wie Basilikum, Bohnenkraut und Borretsch, Kerbel, Lavendel und Liebstöckel, Majoran und Pfefferminze, Rosmarin, Salbei und Thymian sind in der Kräuterecke im Garten zu Hause. Sonnen- und Ringelblume, Stiefmütterchen und Gänseblümchen schmücken Blumenbeet und Wiese. Es zeigt sich: Wer sich im eigenen oder im Garten von Nachbarn oder Freunden umschaut, kann sich schon hier mit einer »Grundausstattung« an Heilpflanzen versorgen.

Standortpläne anlegen

Für alle, deren Interesse am Selbstsammeln in der freien Natur durch dieses Buch geweckt werden konnte und die nicht mit einem eigenen Garten gesegnet sind, noch ein guter Tip: Es ist hilfreich zu notieren, an welchem Standort und zu welchem Zeitpunkt welche Pflanzen gefunden wurden. Auf diese Weise kann im Lauf der Zeit so etwas wie eine persönliche Florakarte entstehen. Vielleicht finden Sie Gleichgesinnte, die dies ebenfalls tun, und mit denen Sie sich darüber austauschen können.

Zum Glück brauchen auch die, denen der Gedanke an eine »Heilkräuterselbstversorgung« noch immer fern liegt, nicht zu verzagen. Schließlich gibt es ja auch noch die Apotheke.

Heilkräuter aus dem »Minigarten«
Auch wenn Sie keinen Garten haben, einige Heilpflanzen gedeihen hervorragend auf Balkon oder Fensterbrett. Kräuter wie Salbei, Thymian, Rosmarin und Lavendel sind problemlos in Töpfen zu ziehen.

Heilpflanzensammelkalender

Die geeignete Sammelzeit häufig in diesem Buch erwähnter Heilpflanzen ist in folgender Tabelle aufgeführt. Von den aufgelisteten Pflanzen werden die angegebenen Teile gesammelt: B = Beeren, Bl = Blätter, Blü = Blüten, F = Früchte, K = ganzes Kraut, Kn = Knospen, R = Rinde, W = Wurzel, w Blü = weibliche Blüten

Heilpflanze	Teil	Januar	Februar	März	April	Mai	Juni	Juli	August	September	Oktober	November	Dezember
Alant	W									●	●	●	
Andorn, Weißer	K					●	●						
Arnika	Blü							●					
Augentrost	K						●	●	●	●			
Bärlauch	K			●	●								
Baldrian	W									●	●		
Beifuß	K							●	●				
Benediktenkraut	K				●	●	●	●					
Bibernelle	W			●	●	●				●	●	●	
Birke	Bl				●	●							
Blutwurz	W			●	●	●							
Bohnenkraut	K							●	●	●			
Brennnessel	K					●	●	●	●				
Brombeere	Bl								●	●	●		
Bruchkraut	K						●	●	●	●			
Edelkastanie	Bl			●									

Heilpflanze	Teil	Januar	Februar	März	April	Mai	Juni	Juli	August	September	Oktober	November	Dezember
Eiche	R			●	●								
Engelwurz	W			●	●					●			
Erdrauch	K						●	●					
Fenchel	F								●	●			
Frauenmantel	K			●	●	●	●	●					
Gänseblümchen	Blü			●	●	●	●	●	●	●			
Gänsefingerkraut	K			●	●	●	●	●	●	●			
Goldrute	K							●	●				
Hauhechel	W									●	●		
Heidekraut	K							●	●				
Heidelbeere	F								●	●			
Himbeere	Bl					●	●						
Hirtentäschelkraut	K			●	●	●	●	●	●	●			
Holunder	Blü				●	●	●						
Hopfen	w Blü									●			
Johanniskraut	K							●	●				
Kamille	Blü					●	●						
Kapuzinerkresse	K					●	●	●	●	●			
Klette	W		●	●									
Königskerze	Blü						●	●	●	●			
Kümmel	F							●	●	●			

Heilpflanze	Teil	Januar	Februar	März	April	Mai	Juni	Juli	August	September	Oktober	November	Dezember
Lavendel	Blü							●					
Linde	Blü						●						
Löwenzahn	K		●	●	●								
Löwenzahn	W		●	●	●								
Lungenkraut	K		●	●									
Mädesüß	Blü						●	●	●				
Mädesüß	K			●	●								
Malve, Wilde	Bl				●	●							
Malve, Wilde	Blü							●	●				
Mannstreu	K		●	●	●				●	●	●		
Mariendistel	F								●				
Meisterwurz	W								●	●			
Melisse	Bl					●	●	●	●				
Mistel	K		●	●									
Odermennig	K								●	●			
Pappel	Kn		●	●	●								
Pfefferminze	Bl				●								
Quecke	W		●	●									
Ringelblume	Blü							●	●	●			
Rosmarin	Bl				●	●							
Rosskastanie	Bl		●	●	●								

Heilpflanze	Teil	Januar	Februar	März	April	Mai	Juni	Juli	August	September	Oktober	November	Dezember
Rosskastanie	Blü			●	●	●							
Salbei	Bl					●	●	●					
Schachtelhalm	K						●	●	●	●			
Schafgarbe	K					●	●	●	●	●			
Schlehdorn	Blü			●	●								
Seifenkraut	K						●	●	●	●			
Spitzwegerich	K				●	●	●	●	●	●			
Stein-/Honigklee	K						●	●	●				
Stiefmütterchen	K					●	●	●	●				
Taubnessel, Weiße	Blü					●	●	●	●				
Thymian	K							●	●				
Veilchen	K			●	●								
Veilchen	W			●	●								
Waldmeister	K					●	●						
Walnuss	Bl						●						
Wasserdost	K							●	●				
Wegwarte	K							●					
Weide	R			●	●	●							
Weißdorn	Bl				●	●							
Weißdorn	Blü					●	●						
Wermut	K							●	●				

© 1998 Südwest Verlag GmbH in der Verlagshaus Goethestraße GmbH & Co. KG, München

2. Auflage

Redaktion
Anja Romaus
Christine Waßmann
Dagmar Rinker

Projektleitung
Stephanie Wenzel

Redaktionsleitung
Dr. med. Christiane Lentz

Bildredaktion
Ute Schoenenburg

Illustration
Nada Gotovac, München

Umschlaggestaltung
Till Eiden

Layout
Wolfgang Lehner

Satz/DTP
Mihriye Yücel

Produktion
Manfred Metzger

Druck/Bindung
Legoprint, Trento

Printed in Italy
Gedruckt auf chlor- und säurearmem Papier

ISBN 3-517-07500-0

Über den Autor

Wolfgang Möhring ist ausgebildeter Naturheilpraktiker und Leiter einer Kung-Fu-Schule. Seine langjährige Erfahrung in der Naturheilkunde sowie in der Ausübung fernöstlicher Kampfkünste, verbunden mit dem Studium wirksamer Antistressstrategien, machen ihn zu einem Experten auf dem Gebiet der vorbeugenden Gesundheitsberatung und einer umfassenden Harmonisierung des Menschen.

Hinweis

Das vorliegende Buch ist sorgfältig erarbeitet worden. Dennoch erfolgen alle Angaben ohne Gewähr. Weder Autor noch Verlag können für eventuelle Nachteile oder Schäden, die aus den im Buch gemachten praktischen Hinweisen resultieren, eine Haftung übernehmen.

Literaturverzeichnis

Au, Franziska von: Hausrezepte gegen alle Krankheiten. Südwest Verlag. München 1996

Bircher-Rey, Hedy: Wie ernähre ich mich richtig im Säuren-Basen-Gleichgewicht. Humata Verlag. Bern 1990

Braun, Hans: Heilpflanzenlexikon für Ärzte und Apotheker. Gustav Fischer Verlag. Stuttgart 1994

Delaveau, P./ Lorrain, M./ Mortier, F./ Rivolier, C./ Rivolier, J./ Schweitzer, A. R.: Geheimnisse und Heilkräfte der Pflanzen. Verlag Das Beste. Stuttgart 1996

Kraus, L./ Carstens, J.: Heilpflanzen. Trias Verlag. Stuttgart 1993

Leung, Albert Y.: Chinesische Heilkräuter. Diederichs Verlag. München 1995

Messegue, Maurice: Das Messegue Heilkräuterlexikon. Bertelsmann. Gütersloh 1986

Pahlow, Mannfried: Das große Buch der Heilpflanzen. Gräfe und Unzer Verlag. München 1996

Rauch, Erich: Blut- und Säfte-Reinigung. Karl F. Haug Verlag. Heidelberg 1985

Weiß, Rudolf F.: Lehrbuch der Phythotherapie. Hippokrates-Verlag. Stuttgart 1991

Wichtl, Max: Teedrogen und Phytopharmaka. Wissenschaftliche Verlagsgesellschaft. Stuttgart 1997

Zimmermann, Walter: Praktische Phythotherapie. Sonntag Verlag. Stuttgart 1994

Bildnachweis

Alle Bilder stammen von Claudia Rehm, Stockdorf außer:
Bilderberg, Hamburg: 78 (Eberhard Grames), 123 (Frieder Blickle); Mauritius, Mittenwald: U4/Einklinker, 243 (Rosenfeld), 104 (Poehlmann); Nature + Science, Vaduz (CH): 50 (Warren), 216 (Kooimann); Südwest Verlag, München: 30, 52, 147, 168, 174 (Michael Nagy), 97, 165, 209, 213, 238 (Karl Newedel), 246 (Archiv); Superbild, Grünwald: Titelbild li. (H. Schmidbauer); The Image Bank, München: Titelbild re. (Britt Erlanson); Tony Stone, München: 10 (Steve Taylor), 62 (Ken Scott), 124 (Myron), 186 (Paul Harris); Wildlife, Hamburg: 11 (Synatzschke), 22 (Klaus Kiuntke), 24, 86, 184 (D. Harms), 81 (O. Diez), 181 (Peter Hartmann)

Register